AF561816

HYGIÈNE

DE LA

PREMIÈRE ENFANCE

OUVRAGES DE L'AUTEUR.

TRAITÉ PRATIQUE DES MALADIES DES NOUVEAU-NÉS, DES ENFANTS A LA MAMELLE ET DE LA SECONDE ENFANCE. *Quatrième édition*, corrigée et considérablement augmentée. Paris, 1862, 1 vol. in-8 de 1024 pages, avec 46 figures. *Ouvrage couronné par l'Institut de France.*

NOUVEAUX ÉLÉMENTS DE PATHOLOGIE GÉNÉRALE ET DE SÉMÉIOLOGIE. Paris, 1857, 1 vol. in-8 de VIII-1060 pages, avec figures d'anatomie pathologique générale.

DE L'ÉTAT NERVEUX AIGU ET CHRONIQUE OU NERVOSISME, appelé névropathie aiguë cérébro-pneumogastrique, diathèse nerveuse, fièvre nerveuse, cachexie nerveuse, névropathie protéiforme, névrospasmie et confondu avec les vapeurs, la surexcitabilité nerveuse, l'hystéricisme, l'hystérie, l'hypochondrie, l'anémie, la gastralgie, etc., *professé à la Faculté de médecine en* 1857, *et lu à l'Académie impériale de médecine, en* 1858. Paris, 1860, 1 vol. in-8 de XII-348 pages.

TRAITÉ DES SIGNES DE LA MORT, et des moyens de prévenir les enterrements prématurés. Paris, 1849, 1 vol. grand in-18, VI-408 pages. *Ouvrage couronné par l'Institut de France.*

LA VIE ET SES ATTRIBUTS, dans leurs rapports avec la philosophie, l'histoire naturelle et la médecine. Paris, 1862, 1 vol. in-18, 340 pages.

HISTOIRE DE LA MÉDECINE ET DES DOCTRINES MÉDICALES. Paris, 1864, 1 vol. in-8 de 540 pages.

DU DIAGNOSTIC DES MALADIES DU SYSTÈME NERVEUX PAR L'OPHTHALMOSCOPIE. Paris, 1865, 1 vol. in-8 avec atlas de 24 planches chromolithographiées.

DICTIONNAIRE DE THÉRAPEUTIQUE MÉDICALE ET CHIRURGICALE, par Bouchut et Després. Paris, 1865, 1 vol. in-8 de 1600 pages à 2 colonnes avec 500 figures.

Paris. — Imprimerie de E. MARTINET, rue Mignon, 2.

HYGIÈNE

DE LA

PREMIÈRE ENFANCE

COMPRENANT

LA NAISSANCE, L'ALLAITEMENT
LE SEVRAGE ET LES SOINS CORPORELS
LE CHANGEMENT DE NOURRICE
LES MALADIES ET LA MORTALITÉ DU NOUVEAU-NÉ

PAR

E. BOUCHUT

Médecin de l'hôpital des Enfants malades
Professeur agrégé de la Faculté de médecine de Paris
Chevalier de la Légion d'honneur
de Saint-Maurice et Saint-Lazare, d'Isabelle-la-Catholique
Membre de la Société anatomique, de la Société de médecine pratique
de la Société de biologie, de la Société médicale de Dresde, etc.

CINQUIÈME ÉDITION

REVUE ET AUGMENTÉE

Avec 49 figures intercalées dans le texte

PARIS

J.-B. BAILLIÈRE ET FILS

LIBRAIRES DE L'ACADÉMIE IMPÉRIALE DE MÉDECINE

Rue Hautefeuille, 19

1866

PRÉFACE

Ce traité d'*hygiène de la première enfance* arrive aujourd'hui à sa cinquième édition. Les trois premières ont été publiées en 1845, 1852 et 1855 en même temps que le *Traité pratique des maladies du nouveau-né et des enfants à la mamelle* dont elles ont été détachées, et la quatrième a paru en 1862. C'est un succès dont je m'honore, car il n'est dû qu'à l'utilité du livre et au soin que j'ai apporté à le tenir au courant des progrès de la science.

Aujourd'hui des additions considérables font de ce livre un ouvrage entièrement nouveau. Il renferme tout ce qui est relatif à la constitution et à l'hygiène des petits enfants, et il sera, je l'espère au moins, le guide du médecin à ses débuts dans la carrière médicale lorsqu'il aura à diriger l'allaitement du nouveau-né. Ce sera aussi celui des jeunes mères dont le cœur se laisse facilement entraîner à toutes les pratiques d'un empirisme dangereux, et dont l'inexpérience a besoin de recevoir les conseils éclairés de la science. On n'invente rien en matière d'hygiène, même lorsqu'il s'agit de l'art, un peu trop dédaigné, d'élever les petits enfants, et les emprunts que j'ai faits à Galien le prouvent clairement. Il faut avoir élevé un nourrisson et il faut être en famille pour comprendre les embarras et les perplexités que causent un petit être qui, sans être malade, crie et s'agite sans pouvoir être calmé, dont les fonctions se font bien en apparence, mais dont l'alimentation et le régime laissent à désirer. Le père et la mère, qui ont eu à souffrir des cris inexplicables d'un jeune enfant et des difficultés inhérentes à son éducation physique comprendront aisément le but et l'importance de cet ouvrage, que j'ai divisé en six parties : 1° la *naissance*, 2° l'*allaitement*, 3° le *sevrage et les soins corporels*, 4° le *changement de nourrice*, 5° les *maladies et la mortalité du nouveau-né*, 6° l'*éducation physique de la seconde enfance*.

Les principes d'éducation physique que je vais développer dans ce *Traité d'hygiène* sont ceux qui devraient inspirer l'homme dans la procréation et dans la conservation d'une descendance saine, vigoureuse et intelligente. Empruntés à l'étude de la vie commune, ils ont pour base l'observation de la nature et de ses besoins. Dans le mariage, ils serviront *à éviter la manifestation des penchants, des vices, des difformités et des maladies héréditaires*, et, dans la grossesse, ce sont aussi ceux auxquels la femme enceinte doit obéir *pour conduire heureusement à terme le fruit renfermé dans son sein.* Je parlerai ensuite des conditions que doit avoir une mère désireuse de nourrir ses enfants, des règles qui président au *choix d'une bonne nourrice*, des principes à suivre pour *diriger l'allaitement maternel* ou l'*allaitement des nourrices*, pour diriger le *régime*, pour opérer le *sevrage* et pour faire ce qui concerne la *toilette* et les *soins corporels ;* enfin, pour apprécier l'*influence réciproque que les maladies de la nourrice et celles de l'enfant peuvent exercer sur ces deux êtres que réunit la vie de la mamelle.*

Vient ensuite l'exposition des *lois de la mortalité de la première enfance*, soit pour la société en général et pour les enfants de la classe laborieuse envoyés en nourrice, soit pour les enfants trouvés ou abandonnés qu'on dépose à l'hospice avec l'espérance de ne jamais plus les revoir. On sait, en effet, que sur 1000 de ces abandonnés, il y en a 250 qui atteignent l'âge de douze ans, ce qui donne une mortalité de 75 pour 100 dans cette courte période de l'existence. Cela est profondément triste, car de pareils faits peuvent être considérés *comme une légalisation de l'infanticide*. Comment l'administration n'empêche-t-elle pas une pareille destruction de l'enfance ? Il faut le dire, car elle n'est pas aussi coupable qu'on pourrait le croire : d'abord il lui manque des ressources suffisantes pour payer de bonnes nourrices, et ensuite elle ignore les lois de l'hygiène du premier âge.

La dernière partie est relative aux principes d'*éducation physique de la seconde enfance*, lorsqu'après le sevrage les forces du nouvel être doivent être l'objet d'une direction nouvelle, et à cette occasion j'ai dû parler des frictions, du massage, des bains de mer et de rivière chez les enfants, de l'hydrothérapie et enfin des différents exercices du corps qui constituent la gymnastique.

Puisse ce petit livre porter la lumière dans les ténèbres où vivent tant de jeunes mères, tant de médecins, et j'ajouterai la plupart des administrations hospitalières qui se chargent d'élever les enfants !

E. BOUCHUT.

14 mai 1866.

HYGIÈNE

DE LA

PREMIÈRE ENFANCE

CONSIDÉRATIONS GÉNÉRALES.

Nous voyons chaque jour des hommes, fort habiles dans l'art d'élever des animaux domestiques, qui peuvent à volonté, pour ainsi dire, en améliorer la race et surtout la constitution, dans le but d'obtenir de ces animaux des produits aussi nombreux que variés, et des services qu'ils seraient incapables de remplir sans une préparation spéciale. On dispose ceux-ci pour le trait et la course, ceux-là pour la chasse et les combats, d'autres pour le travail, le lait et la chair qu'ils fournissent; les hommes même, poussés par la spéculation, se dressent au pugilat, se font coureurs à volonté : et tous ces résultats si variés, si divers, s'obtiennent par une modification lente et profonde de l'organisme sous l'influence du *régime*, de l'*exercice*, du *lieu d'habitation*, et de toutes les circonstances qu'une hygiène bien entendue sait toujours mettre à profit.

Une fois produites, ces modifications se transmettent par *hérédité* à des générations nouvelles, et elles sont le point de départ de races ou de variétés plus ou moins curieuses.

En présence de ces faits, bien susceptibles de démontrer toute l'influence exercée par l'éducation ou par l'hygiène sur l'homme et sur les animaux, on se demande s'il est possible que l'espèce humaine soit assez peu soucieuse de sa conservation pour ne point mettre en usage à son égard les moyens qu'elle emploie pour la conservation et l'amélioration des races animales. On est étonné de ne pas voir l'art d'élever les enfants cultivé d'une manière toute spéciale, de même qu'on s'occupe de l'art d'élever les animaux domestiques. On est surpris enfin de voir combien l'hygiène de l'enfant est peu connue, et combien les préceptes relatifs à son éducation sont négligés par les médecins qui, chaque jour cependant, sont consultés par de jeunes mères sur la manière de diriger les habitudes d'un nouveau-né.

L'éducation physique des enfants est donc un sujet d'étude bien intéressant pour le médecin. Il ne faut pas s'illusionner. Dans le choix réciproque de la personne des époux réside l'avenir des générations, sous le double rapport de la vigueur physique et morale. C'est au berceau qu'il faut prendre l'homme pour en faire un citoyen robuste et vigoureux, et pour modifier sa constitution, si, par hasard, elle est viciée dans son origine. C'est dans l'enfance, enfin, que l'observation sévère des lois de l'hygiène est nécessaire, soit pour conserver la santé, soit pour la réaliser, lorsqu'une maladie vient à en interrompre le cours. La connaissance de ces lois est d'autant plus importante qu'on a souvent à combattre dans le monde pour détruire de vieilles erreurs sur la manière d'élever les enfants. Comment, dès lors, le faire avec succès, si l'on ne possède pas une connaissance approfondie du sujet.

La médecine des enfants repose presque tout entière sur leur hygiène, et moins on leur donne de médicaments, mieux on réussit à les guérir. Il suffit souvent de régler un régime pour faire disparaître quelques accidents morbides que l'on voudrait en vain combattre par l'usage des moyens thérapeutiques. Ainsi, plus d'une fois, en réglant d'une manière convenable les heures de l'allaitement chez les enfants, j'ai fait cesser les vomissements, la diarrhée verte, qui résultaient d'une alimentation trop abondante, et provenaient de ce qu'on leur donnait trop souvent à teter. C'est par suite d'un mauvais régime que la nutrition de quelques enfants est tellement altérée, que leurs poumons deviennent *tuberculeux*, ou que leurs os se ramollissent en produisant le *rachitisme*. Dans beaucoup de circonstances, des influences analogues agissent de même pour la production d'autres maladies, telles que la scrofule, le carreau, la chlorose, etc. (1).

La connaissance des préceptes relatifs au mariage pour le choix d'époux exempts de difformités ou de maladies héréditaires, ainsi que la recherche des lois de l'éducation physique des enfants, sont donc indispensables au médecin qui veut apprendre à guérir les maladies du premier âge. C'est l'introduction nécessaire à la pathologie de l'enfance, et aucun médecin ne peut se dispenser de ces études. Dans ce travail, divisé en six parties, je parlerai :

1° Des lois de la procréation dans leurs rapports avec la constitution physique et morale de l'enfance, c'est-à-dire de l'*hérédité naturelle et morbide*.

2° Des soins à prendre par les femmes pendant la grossesse.

3° Des soins à donner aux enfants après la naissance.

4° De l'allaitement.

(1) E. Bouchut, *Traité pratique des maladies des nouveau-nés, des enfants à la mamelle et de la seconde enfance*, 4e édition. Paris, 1862, p. 951, 970 et suiv.

5° Du lait en général.

6° Du lait de femme.

7° Des nourrices.

8° De l'allaitement artificiel au petit pot et au biberon.

9° De l'allaitement par un animal.

10° Du sevrage.

11° De la dentition.

12° Des habitudes, de l'exercice, du sommeil et du coucher.

13° Des vêtements.

14° De la toilette, des soins du corps et des bains.

15° De l'allaitement par une nourrice malade.

16° Du changement de nourrice.

17° De quelques maladies du nouveau-né et des enfants à la mamelle.

18° De l'influence des maladies de l'enfant sur la santé des nourrices.

19° Des lois de la mortalité des enfants.

20° De l'éducation physique de la seconde enfance.

PREMIÈRE PARTIE

LA NAISSANCE

PREMIÈRE PARTIE

LA NAISSANCE.

Cette première partie comprendra : 1° les *lois de la procréation* dans leurs rapports avec la constitution physique et morale de l'enfance, c'est-à-dire tout ce qui est relatif à l'hérédité naturelle et morbide ; 2° les *soins à prendre par les femmes pendant la grossesse* pour la constitution de l'enfant et pour préparer la mère à nourrir, et 3° les *soins à donner aux enfants après la naissance.*

LIVRE PREMIER

DES LOIS DE LA PROCRÉATION DANS LEURS RAPPORTS AVEC LA CONSTITUTION PHYSIQUE ET MORALE DE L'ENFANCE, OU DE L'HÉRÉDITÉ NATURELLE ET MORBIDE.

« Pour connaître l'eau, disent les Persans, il faut remonter à la source. » C'est aussi une idée de même ordre qui a inspiré le proverbe : *Tel arbre, tel fruit.* En effet, dans un verger, il y a des fruits de même espèce qui sont constamment verreux ou pierreux, et tous, sous le rapport de leur volume, de leur saveur, de leurs noyaux ou de leurs pepins, sont sous la dépendance absolue de la tige qui les a portés.

Il n'y a pas d'éleveur, quelle que soit son ignorance, qui ne sache que le choix des sujets destinés à l'accouplement est le principe de la conservation et de l'amélioration des races animales.

Seul, intelligent et perfectible au milieu de cette belle nature si féconde d'enseignements, l'homme semble ignorer pour lui que la loi est la même pour tous les êtres vivants, et que sa race peut être aisément corrompue, viciée ou perdue par le mariage avec un être immoral, ou difforme ou malade. Ignorance, légèreté ou intérêt, ambition ou vanité, peu importe; mais il est certain qu'il ne prend aucun souci de son alliance, ni de sa postérité. Pour satisfaire son amour-propre ou sa cupidité, il néglige de faire pour sa famille et pour lui ce qu'il réalise avec tant de soins dans l'accouplement des races animales. Oubliant toute considération de moralité et imprudent à l'excès, il livre au hasard l'acte de sa vie qui devrait être tout particulièrement l'objet d'une attention spéciale, et il fait à l'aventure souche nouvelle de vices, de vertus, de maladies ou de difformités. « *D'un phlegmatique naît un phlegmatique ; d'un bilieux, un bilieux ; d'un phthisique, un phthisique* », a dit Hippocrate (1), et l'expérience de tous les bons observateurs a consacré la justesse de cet aphorisme du génie grec.

De l'hérédité dépend en grande partie la constitution physique et morale de l'enfance. C'est là qu'il faut chercher la cause des *difformités* et de la *faiblesse native ;* des *altérations du sang* et des *humeurs ;* du *lymphatisme* et des *dartres ;* des *maladies nerveuses*, de la *tuberculose*, de toutes les *diathèses*, enfin d'*une mortalité exceptionnelle* dans certaines familles qui ne peuvent élever aucun de leurs enfants.

Qu'est-ce donc que l'hérédité, et quelles en sont les lois ?

L'hérédité est la force naturelle du maintien des espèces et de la variété des individus par l'acte générateur.

Née de l'impression communiquée au germe par la fécondation de la mère, c'est une *impression générative* ou *séminale* (2) ; de sa nature dépend en partie le degré de force et de santé du nouvel être pour l'avenir. Dans l'œuf, avant d'arriver au jour et par le seul fait de la fécondation qui lui imprime la vie, l'homme est prédestiné à une or-

(1) Hippocrate, *OEuvres complètes*, trad. Littré. Paris, 1849, t. VI, p. 365.

(2) Voy. E. Bouchut, *Nouveaux éléments de pathologie générale*. Paris, 1857, p. 60.

ganisation spéciale, à des formes extérieures et intérieures déterminées par la résultante des forces paternelles et maternelles un instant réunies. En recevant la vie, l'ovule, cet atome imperceptible de matière *amorphe*, sans aucune apparence de tissu et par conséquent sans propriétés organiques, commence à se transformer suivant les lois de la *promorphose* (1), et se bâtit selon *ses forces naturelles* et d'après l'influence du régime et du climat, les organes qui doivent lui servir d'instrument dans sa courte existence. Tant mieux si la force d'impulsion est solide, car ce qu'elle engendre vient solide comme elle, avec tous ses défauts et toutes ses qualités. Les forces et les aptitudes des races, des constitutions, des tempéraments, des idiosyncrasies, etc., se croisent dans la génération et forment des résultats variés qui entraînent la matière, l'asservissent à des lois déterminées susceptibles d'en faire l'enveloppe d'êtres vivaces ou débiles, nerveux, sanguins ou lymphatiques, d'hommes intelligents, moraux, ou d'êtres idiots et dégradés.

Mais si l'hérédité est la loi des espèces éternelles et immuables, elle n'est heureusement pas la loi de l'individu qui, s'il peut être semblable à

(1) Force qui dirige et maintient la forme des êtres vivants, malgré la rénovation continuelle de leur substance. (E. Bouchut, *La vie et ses attributs*, Paris, 1862, p. 145.)

ses parents, peut aussi en différer, sous l'influence de conditions spéciales déterminées par la science. M. Lucas l'a démontré dans un livre des plus remarquables (1). A l'*hérédité*, *principe du semblable* dans les êtres vivants, la nature oppose l'*innéité*, *principe du divers*, et c'est ainsi qu'elle détruit d'elle-même la source des biens et des maux engendrés par la génération.

Comme la fortune qui tourne et change ses favoris, l'amour dissémine ses biens et varie la qualité de ses produits. Par la disparition du droit d'aînesse, l'hérédité de la fortune a disparu en France pour faire place à son innéité qu'engendrent toujours le mérite, le travail et la conduite. Il en est ainsi de l'intelligence, du cœur, de la bonne et de la mauvaise santé, qui se divisent entre tous les enfants d'une même famille, mais où, dans chacun, l'innéité peut détruire ce qui est bon ou améliorer ce qui est mauvais.

A part l'antagonisme si variable de l'innéité et de l'hérédité, les lois de la transmission héréditaire sont faciles à déterminer.

Il y a une *hérédité directe* qui se manifeste du père et de la mère à leurs enfants, et une *hérédité indirecte* qui a pour origine : 1° les grands pa-

(1) Lucas, *Traité philosophique et physiologique de l'hérédité naturelle*. Paris, 1847-1850.

rents, c'est-à-dire le grand-père et la grand'mère, c'est ce qu'on appelle l'*atavisme ;* 2° les collatéraux, oncles et tantes ; 3° un conjoint antérieur absent qui, dans une première fécondation de la mère, a laissé l'empreinte de sa personne. Ainsi :

Hérédité directe.	Paternelle. Maternelle.
Hérédité indirecte.	Atavique par le grand-père et par la grand'-mère. Collatérale par l'oncle et la tante. Par l'influence d'un conjoint antérieur.

Telles sont les formes sous lesquelles il y a lieu d'envisager l'hérédité paternelle et maternelle.

CHAPITRE PREMIER.

DE L'HÉRÉDITÉ NORMALE.

C'est une vérité banale, dans son évidence, que l'influence des *impressions séminales* sur la *promorphose* des êtres, c'est-à-dire sur le principe qui règle fatalement la forme intérieure ou extérieure qu'ils doivent prendre. Celle-ci est la première qui tombe sous les sens ; c'est aussi la plus facile à constater. « Tous les animaux, dit Frédéric Cuvier, ont une très-grande ressemblance avec ceux qui leur ont donné la vie. » Chez l'homme, la ressemblance des enfants à leurs parents est quelquefois poussée à un point qui confond la pensée, et chez les jumeaux qui expriment la résultante d'une même impression générative, cette ressemblance est telle, qu'il est souvent impossible, même aux parents, de distinguer leurs enfants l'un de l'autre. La ressemblance est tantôt générale et tantôt bornée à quelques parties ; chez l'homme, elle s'observe dans la tête, le tronc, les membres et les poils, mais il n'en est aucune où elle se retrouve plus clairement qu'au visage. La forme, l'expression, la couleur, la beauté, se transmettent comme des caractères distinctifs des races et même des familles lorsqu'elles peuvent s'allier entre elles. Chose bien curieuse et qui atteste l'existence et l'influence de cette force prémorphique qui joue un si grand rôle chez l'homme, la ressemblance n'apparaît pas toujours dès les premières années de la vie, mais plus tard et lorsque les enfants touchent à l'âge où les traits des parents offraient le même caractère. Quelquefois même cette ressemblance peut n'exister qu'un instant et ne faire que glisser sur les visages (1). C'est ainsi qu'on a vu quelquefois les fils ressembler pendant quelque temps à leur mère, puis, par une sorte de métamorphose assez rapide, acquérir tous les caractères extérieurs de leur père.

(1) Piorry, *De l'hérédité dans les maladies*. Thèse pour le professorat. Paris, 1840.

Il y a des familles où l'on observe la transmission héréditaire d'un seul caractère extérieur qui sert de signe distinctif à la consanguinité. Ici c'est le nez aquilin, comme dans la famille des Bourbons; ailleurs le nez retroussé, de grosses lèvres, la saillie des mâchoires, l'allongement des dents chez les Anglaises; le tablier des Hottentotes, le prolongement caudal du sacrum dans la tribu des Niams-Niams; la couleur des yeux et de la peau, les taches en fer de lance, les envies, etc. Chez d'autres, c'est l'élévation de la taille. M. Piorry en a rapporté un exemple, et M. Surennaud (1) cite le fait d'un homme de 6 pieds 6 pouces, pesant 462 livres anglaises, dont le père avait 6 pieds 3 pouces, la mère 6 pieds, et les frères ou sœurs une taille à peu près semblable. Dans certaines familles que j'ai connues, c'est la tête qui est constamment petite relativement au reste du corps, et ailleurs on voit une très-grosse tête sur un petit buste. Il en est de même de la finesse des mains et de la petitesse des pieds, signe recherché de distinction, de la longueur des jambes, de la largeur exagérée du bassin et des épaules, qui sont autant de modifications extérieures, transmissibles par l'impression générative. Toutes les anomalies ou vices de conformation, et les véritables mons-

(1) Thèse citée.

truosités peuvent se transmettre par hérédité : le bec-de-lièvre, les déviations de la colonne vertébrale, l'hypospadias, l'albinisme, le développement incomplet d'un membre, l'absence de doigts ou de phalanges, l'absence d'ongles ou orteils, etc. M. Surennaud a observé un exemple très-curieux de cette dernière anomalie. « Un jeune enfant que la mère ne croyait qu'à huit mois, bien que la marche du travail ait été très-régulière et très-rapide même, présentait toutes les apparences d'un enfant à terme, sauf les ongles des pieds, dont il n'existait pas de traces. La sage-femme, interrogée pour savoir si l'enfant avait chance de vivre et s'il était bien à terme, ne savait trop que répondre en voyant ce développement si incomplet des ongles, lorsque le père vint trancher la difficulté en montrant ses pieds, dont les quatre derniers orteils étaient presque complétement dépourvus d'ongles, et cela depuis sa naissance. »

A l'intérieur du corps se transmet également par hérédité la disposition des parties profondes, qui est si souvent la cause matérielle de la conformation extérieure. Rien de plus manifeste que l'influence des impressions génératives sur les anomalies de développement du système osseux, sur les proportions en tous sens du crâne, du thorax, du bassin, des membres, etc. Il y a des familles où l'on observe d'une manière constante une augmentation ou une diminution du nombre des vertèbres, des doigts et des dents. Tous les auteurs rapportent des exemples d'individus sexdigitaires de père en fils ; les faits de diminution du nombre des doigts sont infiniment plus rares. Roux a opéré d'un bec-de-lièvre double un enfant n'ayant que trois doigts à chaque main, et dont le père, jadis opéré d'un double bec-de-lièvre, n'avait également que des mains à trois doigts. Ces anomalies héréditaires du système osseux sont si bien connues, que les éleveurs anglais de Durham en ont tiré parti pour faire reproduire à volonté les animaux de boucherie avec de très-petits os recouverts de masses charnues considérables dans les parties les plus goûtées des amateurs. On peut, à l'exemple de Bakewell, Fowler, Pajet, Princeps, transporter d'une race à une autre, ou d'un individu à ses produits, telle ou telle proportion de membre ou de partie. Ayant précisé le caractère physique à transmettre, on unit les mâles et les femelles qui le présentent au plus haut degré possible de développement, et, à défaut d'individus étrangers, on peut allier les rares produits où ils se propagent avec les pères ou mères, frères ou sœurs. C'est la propagation suivie *dans le même sang*. Des résultats semblables, des conformations différentes, et des monstruosités de tout le corps ou de chacune de ses parties, ont été obtenus par ce procédé, chez des pigeons et des souris, par le docteur Daunecy, et sur des poules et des chiens par John Sebright.

Dans l'espèce humaine, ainsi que le fait remarquer M. Lucas, les choses se passent de la même manière; et il n'est pas rare de voir se perpétuer l'étroitesse du bassin chez les femmes, la largeur d'épaules et de la tête chez l'homme, la longueur des membres, etc., circonstances très-importantes au point de vue de la parturition. J'ai connu une dame relativement bien conformée, dont le mari était fort large des épaules, et qui eut ses deux premiers enfants tellement volumineux des épaules et de la tête, qu'il fallut les sacrifier dans le sein de la mère pour les en arracher. A sa troisième couche, elle fut mise à un traitement débilitant qui amoindrit le fœtus et permit l'accouchement naturel.

Les systèmes nerveux, circulatoire, digestif et musculaire subissent, dans leur développement et leur disposition, l'impression générative au plus haut degré, et les variétés de forme ou de fonctions se transmettent souvent des parents à leurs enfants. Gall indique la transmission héréditaire d'une grande masse de cerveau, du volume et de la forme de ses circonvolutions. Corvisart signale dans quelques cas celle de l'hypertrophie du cœur avec dilatation des vaisseaux, et ailleurs la transmission d'une disposition inverse, dans laquelle le calibre des vaisseaux est, au contraire, fort diminué. M. Piorry mentionne un fait de l'hérédité de la varicocèle sur trois générations successives. Des observations analogues ont été faites sur le diamètre des ouvertures naturelles du bas-ventre, à l'ombilic, à l'anneau inguinal et crural, et sur l'hérédité des hernies congénitales. Enfin il n'y a pas jusqu'aux diverses nuances de coloration qu'on rencontre dans les tissus profonds de l'économie et dans les membranes muqueuses qui ne puissent se propager des parents aux produits, aussi positivement que les caractères de la couleur externe de la peau, des cheveux, des poils, etc.; seulement, comme le remarque M. Lucas, ces diverses colorations, soit internes, soit externes, ne se rencontrent pas toujours sur les produits dans les mêmes tissus qu'elles affectaient chez les parents; souvent on voit une sorte de transposition de l'intérieur à l'extérieur, ou réciproquement. Ainsi les agriculteurs savent très-bien que pour avoir une laine parfaitement blanche, il faut non-seulement écarter du troupeau les brebis et les béliers tachetés sur la laine ou sur la peau, mais encore ceux qui le sont sur la langue et sur la voûte palatine; il suffit, en effet, qu'un bélier ait une tache noire sur la langue pour produire des agneaux tachés de noir sur le dos ou partout ailleurs.

C'est qu'en effet la ressemblance interne peut être complète et la ressemblance externe nulle, ou, réciproquement, la ressemblance interne nulle et l'externe complète ; elles peuvent être partielles l'une et l'autre, et n'affecter ni les mêmes éléments ni les mêmes points ; l'une peut être complète et l'autre partielle ; elles peuvent être nulles toutes deux.

L'impression séminale, manifeste sur une ou plusieurs parties extérieures ou intérieures du nouvel être, n'est pas limitée à ces parties ; elle étend son influence sur tout l'individu. C'est elle qui favorise la transmission héréditaire de la prédominance d'un appareil d'organes ou seulement de la susceptibilité spéciale d'un tissu, de manière à caractériser l'hérédité des constitutions, des tempéraments et des idiosyncrasies. M. Lucas rapporte tous ces phénomènes à l'*hérédité des fluides*. Pourquoi cette distinction ? Est-ce que la composition différente des liquides, dans les divers tempéraments et dans chaque idiosyncrasie, est distincte de la composition des solides et de l'impression prémorphique générative ? Assurément non. Ce sont autant d'effets variés de la cause simple dont j'invoque l'influence, et il n'y a pas lieu d'étendre son action à l'altération exclusive des liquides, si ce n'est dans un sens figuré. Il faut lui rapporter la prédominance d'action de l'appareil circulatoire et la pureté héréditaire du sang, d'où dépendent le tempérament sanguin, la force de la constitution, la pléthore et ses conséquences. Elle est la cause, non pas unique, mais principale de la reproduction et de la multiplication des tempéraments nerveux, bilieux et lymphatiques, et de leurs prédispositions morbifiques particulières. Toutes les idiosyncrasies dont je parlerai plus loin sont en grande partie sous sa dépendance. Chacun sait que les enfants nés de parents bien portants et de race vigoureuse jouissent d'une constitution robuste qui résiste aux mêmes causes de maladies auxquelles succombent les enfants de parents chétifs et faibles. La longévité est héréditaire, et bien qu'une foule de causes, telles que la misère, les professions, les climats, etc., puissent l'abréger, il est incontestable que, placés dans des milieux et des circonstances analogues, les individus nés de parents à longue vie ont les mêmes chances de parvenir à un âge avancé. Rush dit n'avoir pas connu d'octogénaire dans la famille duquel il n'y eût des exemples fréquents de longévité. Réciproquement, il y a des familles où l'on meurt jeune, et dans lesquelles l'organisation délicate ne peut lutter longtemps contre les causes de destruction qui nous entourent. Dans la famille Turgot, on ne dépassait guère l'âge de cinquante ans, et l'homme qui en a fait la célébrité, voyant approcher cette époque fatale, malgré toute l'apparence d'une bonne santé et d'une grande vigueur de tempérament, fit un jour observer qu'il était temps pour lui de mettre ordre à ses affaires et d'achever un travail qu'il avait commencé, parce que l'âge de durée dans sa famille était près de finir ; il mourut en effet à cinquante-trois ans. « Tout atteste, dit M. Lucas, que la macrobie tient à une puissance intime de la vitalité, puisque ces individus privilégiés l'apportent en naissant avec la vie. Cette vitalité est si particulière et si profondément empreinte dans leur nature, qu'elle s'y caractérise dans tous les attributs de l'organisation. Elle donne à la plupart une sorte d'immunité contre les maladies. C'est la vie tout entière avec ses dons et toutes ses facultés qui persiste chez eux ; leurs fonctions sensoriales, leurs fonctions affectives, leurs fonctions mentales, leurs fonctions motrices, leurs fonctions sexuelles, tout s'accomplit dans ces organisations avec une énergie, une régularité, une persistance incompréhensibles. » J'ai déjà dit que la croissance exagérée pouvait être héréditaire, mais ce n'est pas tout ; dans certains cas, c'est à un âge déterminé qu'elle se manifeste, soit prématurément, à la seconde dentition, soit, au contraire, d'une façon tardive, longtemps après la puberté, et alors cette croissance irrégulière et rapide devient souvent l'origine d'accidents graves et du développement des maladies chroniques.

La fécondité et même la durée du travail se transmettent héréditairement dans quelques familles. « Il n'est pas rare, dit Cazeaux (1), de voir le travail offrir toujours les mêmes caractères pendant trois ou quatre générations successives, et la mère, la fille et les petites-filles se faire remarquer par la lenteur ou la rapidité de leurs accouchements. » Quant à la fécondité, c'est un fait bien établi par de nombreuses observations de grossesses gémellaires chez les femmes d'une même famille. La plus curieuse de toutes est celle d'Osiander, relative à une femme qui, en onze couches, avait mis au monde trente-deux enfants; elle était née elle-même avec trois autres jumeaux, et la mère avait eu trente-huit enfants.

La nature morale de l'homme, ses penchants, ses défauts, ses qualités et ses vices, se transmettent encore plus sûrement par la génération que sa conformation physique extérieure ou inférieure. Pour être moins appréciable, le fait n'en est pas moins certain, et, si la transmission n'est

(1) Cazeaux, *Traité de l'art des accouchements*, 7e édition. Paris, 1865.

pas nécessairement constante et peut être empêchée par le croisement, l'éducation morale ou religieuse, elle n'est pas moins établie sur des preuves irréfragables. C'est sans doute un malheur de voir l'opinion rendre le fils responsable des fautes de son père ; mais il n'en saurait être différemment, l'expérience de l'humanité est là ; il y a des familles où le penchant à l'ivresse, au jeu, à la luxure, au vol et au meurtre, est très-manifestement héréditaire ; et les exceptions à cette loi sont peu nombreuses. Que des romanciers fassent de ces exceptions une règle et tentent de réhabiliter au théâtre ou dans les livres de malheureux parias sur lesquels pèse une honte de famille, je le comprends, mais le succès de cette œuvre est impossible. Noblesse oblige ; la gloire du père couvre sa descendance, et c'est justice. Que sa honte rejaillisse sur sa postérité ! Comme le dit Plutarque, les êtres produits par génération ne ressemblent point aux productions de l'art. Une fois terminées, celles-ci n'appartiennent plus à l'ouvrier ; faites *par lui*, elles ne sont pas *de lui ;* au contraire, ce qui est engendré provient de la substance même de l'être générateur, tellement qu'il tient de lui quelque chose qui est très-justement puni ou récompensé pour lui, car ce quelque chose est lui.

CHAPITRE II.

DE L'HÉRÉDITÉ MORBIDE.

Pour être moins évidente que l'hérédité normale, l'hérédité morbifique n'est pas moins sûrement établie dans la science. Elle n'a été contestée que par des observateurs systématiques ou malintentionnés. Mais à côté des observations d'Hippocrate et de toute l'antiquité, si l'on joint celles de Pujol (1), de Portal (2), de Sersiron, de Girou de Buzareingues, de M. Piorry, et surtout celles de M. Lucas, il est évident qu'il se fait une transmission héréditaire d'un grand nombre de maladies de l'homme.

De l'impression séminale physiologique capable de perpétuer la vitalité d'un être, son moral, sa longévité, sa croissance, sa couleur, sa forme, ses vices de conformation, son tempérament, ses idiosyncrasies, sa constitution, à l'impression générative morbifique, il n'y a qu'une bien petite distance, et, pour ceux qui ont lu ce que je viens de dire dans les pages précédentes, cette distance est nulle. Le fait est le même dans l'état physiologique et pathologique. Ce que l'on

(1) Pujol, *Essais sur les maladies héréditaires*. Paris, 1790.

(2) Portal, *Considérations sur la nature et le traitement des maladies héréditaires ou de famille*. Paris, 1808.

sait du premier préjuge la question pour l'autre. Au reste, il n'y a rien à préjuger ici, car des milliers d'observations prouvent l'existence des maladies héréditaires, et je n'essayerai pas de démontrer à nouveau ce qui est déjà parfaitement établi.

1° *Maladies des organes des sens.* — Si l'on observe ce qui se passe dans les organes des sens, on voit que leur disposition, leurs qualités et leurs défauts, se transmettent ordinairement aux enfants. Je connais un exemple de strabisme à la quatrième génération, et, chose curieuse, le dernier enfant est né sans difformité des yeux. Ce n'est qu'à l'âge de six ans que le strabisme s'est produit en quelque sorte d'une manière subite, du jour au lendemain. La science est remplie de faits semblables. La myopie et la presbytie sont héréditaires, et, à cet égard, mes observations confirment celles des auteurs. Il en est de même de l'héméralopie, de la nyctalopie, de l'amaurose, d'après Portal, Beer, Demours, et même de la cataracte, d'après Richter, qui a opéré une malade dont le père, l'aïeul et le fils eurent cette maladie. M. Th. Maunoir (1) l'a observée sur sa femme, son fils, son grand-père, l'oncle, la tante et plusieurs cousins du côté paternel. On rapporte qu'à Lille un homme affecté de cataracte eut une série d'enfants

(1) Maunoir, *Essai sur quelques points de l'histoire de la cataracte* (*Mém. de la Soc. d'observation*, t. 1, p. 79).

qui offrirent la même lésion dès leur enfance. Roux a opéré les trois frères nés d'un père ayant eu la cataracte, et le quatrième enfant fut atteint un peu plus tard. M. le professeur Nélaton a publié un fait semblable observé chez une malade affectée de cataracte, et qui avait connu onze membres de sa famille atteints de la même altération du cristallin.

En pareille matière, ce n'est pas le nombre des faits qui entraîne la conviction, c'est leur nature. Ceux que je rapporte ont une signification telle, qu'elle peut se passer de l'autorité du nombre.

Un certain nombre d'observations prouvent la transmission héréditaire possible de la surdité et de la surdi-mutité ; mais ici, comme dans tout ce qui est relatif aux impressions génératives, il n'y a rien de constant, de fixe et d'absolu.

2° *Maladies de la peau.* — La sensibilité exagérée de la peau ou son anesthésie sont manifestement héréditaires, moins cependant que ne le sont les maladies cutanées produites par le vice ou la diathèse herpétique. Celles-ci présentes, passées ou à venir, guéries ou non, ont la plus grande tendance à se reproduire par la génération. Ce n'est peut-être pas dans les hôpitaux ni par de vagues renseignements qu'on arrive à se former une conviction à cet égard ; c'est dans la ville et par les rapports intimes de confiance qu'on peut se créer dans les familles que cette question tant débattue trouve une solution affirmative. Chacun nie, par ignorance ou par vanité, les différentes maladies de peau telles que herpès, gourmes de la tête, du visage et des oreilles, les eczémas des orifices muqueux, etc., qu'il a eu à subir. Il faut suivre le développement des générations dans leur foyer, pour les voir sans paraître les regarder, pour les bien connaître sans faire d'enquête officielle. Alors on sait vite à quoi s'en tenir sur la pureté du sang des familles ; et la moindre expérience, à cet égard, vaut mieux que les détestables statistiques faites dans les hôpitaux sur des renseignements erronés. Il n'est personne qui n'ait pu s'assurer très-souvent de la transmission héréditaire des maladies herpétiques. Pour mon compte, j'en ai vu bien des exemples. Je connais des blépharites ciliaires chez la grand'mère, la fille et le petit-fils ; des gourmes de la tête et du visage sur les membres de trois générations ; des lichens sur trois générations également ; une ichthyose chez le père et les enfants. Tous les dermatologistes ont publié des faits de ce genre, et ici encore c'est moins le nombre que la qualité des faits qui doit être appréciée. Alibert (1) a vu des

(1) Alibert, *Monographie des dermatoses, ou Précis des maladies de la peau*, Paris, 1835, et *Dictionnaire des sciences médicales*, art. Ichthyose, Paris, 1818, t. XXIII, p. 369.

cas de psoriasis héréditaire. J'en dirai autant de l'éléphantiasis (1) du purpura hæmorrhagica, dont je connais un exemple; de l'ichthyose, ainsi qu'on peut le voir sur les mâles de la famille Lambert, observée par Étienne Geoffroy Saint-Hilaire (2). « A l'exception du visage, de la plante des mains et des pieds, tout le corps de cet individu était revêtu d'excroissances cornées, bruissant l'une contre l'autre au frottement de la main. Édouard Lambert eut six garçons, qui tous, ainsi que lui, dès l'âge de six semaines, présentèrent la même singularité. Le seul qui survécut la transmit comme son père *à tous ses garçons*, et cette transmission, marchant de mâle en mâle, s'est ainsi continuée chez la famille des Lambert *pendant cinq générations*, » à ce point qu'un esprit trop complaisant voulut essayer de croire qu'il assistait à la formation d'une nouvelle race dans l'espèce humaine.

Sauf les maladies cutanées parasitaires, toutes les autres, qui résultent d'un vice du sang et de la diathèse herpétique, sont susceptibles de se transmettre par l'impression générative, au pro-

(1) Annesley, *Researches into the causes, nature and treatment of the more prevalent India diseases*. London, 1828.

(2) Et. Geoffroy Saint-Hilaire, *Bulletin de la Société philomathique*, n° 67, et Is. Geoffroy Saint-Hilaire, *Histoire générale des anomalies*, Paris, 1832, t. I, p. 344.

duit de la conception. Seulement l'impétigo du père ne correspond pas inévitablement à l'impétigo de l'enfant; il produira ici un eczéma, ailleurs un lichen, etc. J'admets l'hérédité de la diathèse plutôt que l'hérédité de l'affection locale, qui cependant se montre quelquefois, témoin le fait d'ichthyose dont je viens de parler.

3° *Maladies du sang.* — Les maladies du sang et des liquides, leurs altérations diverses, en rapport avec autant de manières d'être de l'organisme, sont souvent des maladies de famille, et n'ont d'autre origine que l'impression générative. *D'un phlegmatique naît un phlegmatique; d'un bilieux, un bilieux*, dit Hippocrate (1); nous avons changé bien des choses en médecine, mais nous ne changerons jamais cette vérité-là. Pourquoi la *pléthore*, l'*aglobulie* de la chlorose, la *défibrination* du purpura, le podagrisme, le lymphatisme, le syphilisme, etc., s'observent-ils sur les générations successives d'une même famille, si ce n'est par suite de l'impulsion primordiale viciée transmise au germe, lequel rend un peu plus tard ce qu'on lui a donné? Semblable au signe qu'on touche sur le cadran d'un télégraphe électrique et qui se reproduit sur l'autre cadran par l'impulsion d'un agent invisible, l'empreinte viciée du pro-

(1) Hippocrate, *De la maladie sacrée* (*OEuvres complètes*, trad. Littré, Paris, 1849, t. VI, p. 3[illegible]5).

créateur reparaît avec le même caractère dans la nature de l'être procréé. Les uns, nés de pléthoriques, sont pléthoriques eux-mêmes, et prédisposés au développement des maladies inflammatoires; les autres, nés de parents dont le sang appauvri en fibrine leur cause des hémorrhagies fréquentes, ont eux-mêmes une véritable prédisposition aux ecchymoses et aux hémorrhagies. J'ai déjà cité l'exemple d'une dame morte d'un purpura hæmorrhagica, et dont la fille, âgée de cinquante ans, m'a présenté la même affection. Frédéric Hoffmann, Hufeland, Roche et Sanson (1), ont rapporté des exemples d'hémorrhagie héréditaire. Rien n'est plus vrai pour l'épistaxis, pour l'hémoptysie, l'hématurie des pays chauds, les hémorrhoïdes, etc. Mais, pour ne parler ici que des hémorrhagies qui ont l'altération héréditaire et primitive du sang pour cause, ce qui a lieu dans l'hémorrhaphilie, je citerai surtout les exemples d'individus qui, pour la moindre cause, ont des épanchements ou des écoulements de sang peu en rapport avec l'altération des solides. Souvent alors la maladie présente au début les formes de l'arthrite et du rhumatisme. Un homme succomba à une double hémorrhagie, sur dix-sept petits-enfants et arrière-petits-enfants qu'eut cet homme,

(1) Roche et Sanson, *Nouveaux éléments de pathologie médico-chirurgicale*, 4e édition. Paris, 1844, t. II, p. 2.

cinq moururent d'hémorrhagie, pour des blessures insignifiantes, et tous les autres furent sujets à des hémorrhagies spontanées, mortelles pour plusieurs d'entre eux (1).

Une femme, établie en Amérique, près de Plymouth, transmit à tous ses enfants une telle disposition aux hémorrhagies, que non-seulement les égratignures ont pu déterminer des pertes de sang considérables, mais encore que la guérison de ces plaies n'a jamais pu être obtenue d'une manière durable chez certains membres de cette famille. Les mâles seuls étaient sujets à cette hémorrhagie, en même temps qu'ils avaient un rhumatisme articulaire (2).

Le père de la famille E. P..., arrivé à l'âge de quatre-vingt-six ans, eut douze enfants, cinq fils et sept filles; parmi eux, quatre enfants, trois fils et une fille, moururent d'hémorrhagie. La plus jeune des filles, qui n'avait jamais présenté de symptômes de cette prédisposition, se marie à un vigoureux garçon; elle en a six enfants, quatre garçons et deux filles : trois des garçons périssent d'hémorrhagie.

4° *Maladies constitutionnelles.* — Le *rhumatisme*, le *lymphatisme*, le *podagrisme*, le *biliosisme*, la *glycohémie*, etc., sont également des

(1) Piorry, *loc. cit.*
(2) Piorry, *loc. cit.*

états morbides héréditaires, qui constituent des prédispositions morbifiques d'autant plus fâcheuses, que les maladies ayant de pareils vices du sang et des humeurs pour nature sont généralement fort graves. M. Piorry a nié l'hérédité du vice rhumatismal, par la raison toute simple qu'il ne considère pas le rhumatisme comme une diathèse, mais comme une maladie toute locale. Je ne partage pas cette manière de voir, et à l'état aigu, comme à l'état chronique, je considère, avec toute l'antiquité et avec Chomel, Requin, M. Grisolle, etc., le rhumatisme comme une affection générale, c'est-à-dire une altération du sang ayant pour détermination morbide le système fibro-séreux en général. Une foule d'observations établissent la réalité de sa transmission héréditaire.

Le *podagrisme*, et la goutte, la gravelle ou l'apoplexie, qui en sont les conséquences, est généralement considéré comme une disposition héréditaire. La statistique favorable de Scudamore sur ce point n'ajoute rien au *consensus* de ce fait antérieurement établi et confirmé ultérieurement par les observations de tous. Seulement de nos jours la science a précisé davantage les conditions de cette transmission par la découverte de la diathèse urique. En effet, chez les goutteux, le sang renferme une notable quantité d'acide urique, cause de gravelle et des incrustations précoces des artères cérébrales qui disposent à l'apoplexie. Voilà pourquoi on peut dire que le podagrisme, en se transmettant par génération, produit, soit la goutte, soit la gravelle, soit enfin l'apoplexie ou plusieurs de ces états morbides réunis ensemble chez la même personne. Dans les maladies diathésiques héréditaires, il ne faut pas chercher la preuve de l'hérédité dans une manifestation extérieure identique, car on s'exposerait à passer à côté de la vérité ; il faut, à l'exemple de Barthez, la chercher dans toutes les maladies de même nature, quelque différentes qu'elles soient dans leur forme et dans leur siége, pourvu qu'on puisse les rapporter à un principe commun. Or, c'est là ce qu'on est conduit à faire pour la gravelle et la goutte, dues à la diathèse urique du podagrisme.

Il en faut dire autant du *syphilisme*. Nulle part ailleurs, quoi qu'en aient dit plusieurs médecins, n'éclate avec autant de puissance la réalité de l'influence des impressions générales sur l'avenir du produit de la conception. La doctrine exclusive de quelques syphiliographes sur la contamination des enfants au passage de la vulve, dans le cas de syphilis héréditaire, n'est plus soutenable. Elle est abandonnée même de son inventeur, qui s'est vu obligé de revenir à la doctrine ancienne de l'hérédité de la syphilis par infection primitive du germe au moment de la fécondation. En effet, soit par le père, soit par la mère, l'ovule vicié par le syphilisme peut périr au bout de quelques mois, amener ces avortements dont on empêche le retour par l'emploi du mercure; ou bien, au contraire, il se développe régulièrement, et, à la naissance, c'est un enfant tantôt couvert de syphilides cutanées ou viscérales, tantôt sain en apparence, mais destiné à être prochainement victime de la diathèse syphilitique qu'il apporte avec lui. Depuis quelques années, les faits de ce genre se sont multipliés, et, malgré les dénégations les plus systématiques, la vérité s'est fait jour; les observations de M. Paul Dubois, de M. Depaul, et celles que j'ai publiées (1), sont acceptées de la majorité des médecins. Ici encore le syphilisme, comme la goutte et la scrofule, se montre comme un protée avec des apparences toutes différentes chez les individus, de sorte que, si l'on ne sait par quel lien de nature rattacher ces lésions différentes que la même cause produit, on s'expose, comme je l'ai vu, à méconnaître la réalité de l'action héréditaire dans la production de ces accidents.

La part de l'impression séminale, dans la production du *scrofulisme*, n'est pas contestée. On s'accorde généralement pour reconnaître l'hé-

(1) Bouchut, *Traité pratique des maladies des nouveau-nés, des enfants à la mamelle et de la première enfance*, 4e édition. Paris, 1862.

rédité de la scrofule, et s'il y a des dissentiments sur quelques points de détail, c'est uniquement parce qu'on n'a pas su rapporter au scrofulisme une foule de lésions qui en dépendent. Il en résulte alors qu'on ne trouve pas l'hérédité de la diathèse là où elle existe. Le scrofulisme est la prédisposition morbifique la plus générale et la plus fâcheuse des climats froids et tempérés. Il faut lui rapporter les tuberculisations pulmonaire, cérébrale, mésentérique, ganglionnaire et séreuse, les scrofulides osseuses, muqueuses et cutanées. Elle est très-certainement, et plus certainement qu'aucune autre, transmise par l'impression générative.

Si, à l'exemple de M. Lebert (1), en cela plus anatomiste que médecin, on sépare les tubercules de la scrofule, alors on trouve que la *phthisie pulmonaire* n'est pas produite par l'hérédité ; mais si, faisant justice de cette erreur, on réunit par leur nature identique ces lésions différentes par la forme, on voit que la phthisie pulmonaire, comme toutes les tuberculisations organiques, se rencontre chez des sujets dont les parents ont eu des tuberculisations dans le poumon, dans d'autres tissus, ou des scrofulides osseuses, muqueuses ou cutanées de différentes espèces. Je note avec soin,

(1) Lebert, *Traité des maladies scrofuleuses et tuberculeuses*. Paris, 1849, p. 96.

depuis plusieurs années, dans la ville ou dans les hôpitaux, et principalement dans mon service de l'hôpital des Enfants malades, ce qui est relatif à la question de l'hérédité, et, bien que mes renseignements soient des plus difficiles à recueillir, j'ai trouvé, dans la grande majorité des cas, chez les ascendants et collatéraux, des phthisiques, des tuberculeux mésentériques, cérébraux, ganglionnaires et autres, des scrofulides des os, des muqueuses et de la peau. Réciproquement, dans les cas de scrofulides cutanées ou osseuses, on trouve chez les parents des maladies de même nature ou des tuberculisations viscérales quelconques.

Le *cancérisme* ou nosogarnie cancéreuse, fibroplastique, épithéliale, etc., se transmet souvent dans les familles par voie d'hérédité, mais d'une manière moins constante que le scrofulisme.

En comprenant sous cette désignation l'aptitude au développement du vrai cancer squirrheux, encéphaloïde et mélanique ; des tumeurs épithéliales, des tumeurs fibro-plastiques, chondroïdes, etc., maladies diathésiques caractérisées par la production d'éléments destructeurs presque impossibles à déraciner et qui reviennent dès qu'on les enlève, sur la même place ou dans les ganglions lymphatiques voisins et dans les viscères, jusqu'à ce qu'ils aient tué le malade, je maintiens rapprochées des affections jusqu'ici connues sous le nom de *cancer*, et qu'on voudrait à tort séparer les unes des autres. En effet, elles existent séparées sur un même sujet, et, d'après M. Velpeau, elles se succèdent dans le même endroit sur la même personne; leur caractère de répullulation et de généralisation est le même; c'est donc une seule et même maladie quant à sa nature, bien qu'elle soit différente dans sa forme extérieure; et, de même que le scrofulisme engendre le tubercule, l'abcès froid et la dermatose, le cancérisme produit les *nosorganies cancéreuses, épithéliale*, *fibro-plastique*, etc.

Une fois ces notions établies, je reviens à l'hérédité du cancer, qu'il faut rechercher au point de vue de la transmission diathésique, et non pas comme transmissibilité du cancer d'un organe sur l'organe de même nom chez les descendants de la famille. Alors on trouve dans les auteurs, et en clinique, de nombreuses observations qui établissent la nature héréditaire du cancérisme.

Bayle et Cayol rapportent avoir vu trois cancérés dans une famille de cinq personnes.

Une mère, ayant un carcinome de la face, eut un fils qui mourut d'un cancer de l'estomac.

Napoléon est mort, comme son père, d'un cancer de l'estomac.

M. Lhéritier a cité les observations d'un homme mort d'une affection cancéreuse de l'estomac; son père était mort de la même maladie; puis celle d'une sage-femme morte avec sa mère et sa sœur de la même affection, ayant aussi l'estomac pour siége. M. Piorry rapporte le fait d'une femme de soixante-six ans morte de cancer de l'utérus, dont le fils eut un sarcocèle, et celui d'une femme ayant une tumeur ulcérée de la cuisse gauche, dont le fils a tous les symptômes du cancer de l'estomac. M. Velpeau a cité des faits du même genre à l'Académie de médecine (1); j'en ai observé plusieurs, et j'ajouterai, tout le monde en a vu, car ils ne sont pas rares. Ils me paraissent suffisants pour établir la transmission héréditaire possible du cancer. Seulement, et toute la difficulté est là, dans quelle proportion s'observe cette hérédité? Il est impossible de le dire. Aucune statistique satisfaisante n'a été publiée sur ce point. Je repousse absolument celles qui ont été faites d'après les observations prises dans les hôpitaux, je les déclare fausses et mensongères, ne croyant pas qu'on puisse se fier aux renseignements incomplets de malades pauvres et ignorants, dont la famille dispersée est souvent morte à l'hôpital de maladies dont ils ignorent la nature et le nom. J'ai l'expérience de ces recherches, et je sais à quoi m'en tenir sur leur inutilité. Une statistique

(1) Velpeau, *Bulletin de l'Académie de médecine*. Paris, 1854-1855, t. XX.

médicale, ainsi faite sur les ouï-dire de l'ignorance, peut bien avoir l'apparence de la vérité; mais, pour les esprits justes, elle n'est qu'un manteau de l'erreur.

5° *Maladies vermineuses.* — La *maladie vermineuse*, ou du moins l'aptitude à son développement, est considérée comme héréditaire par Hippocrate, Bremser (1), Rosen, etc., et je suis assez disposé à accepter la réalité du fait, moins sur mes observations personnelles que d'après celles des auteurs et d'après les expériences faites sur les animaux par Dupuy. Le fait que je vais rapporter est tellement curieux qu'à lui seul il vaut une démonstration, et il atteste l'hérédité d'une maladie vermineuse *venant du mâle.*

Une truie fut couverte par un mâle qu'on fit venir d'une ferme où la ladrerie régnait, et dès ce moment les animaux qui naquirent de cette femelle furent plus ou moins affectés de cette maladie. Un petit fut tué à l'âge de six semaines; il présenta des cysticerques dans le foie et dans les muscles. On sacrifia les animaux issus de cet accouplement; depuis cette époque, aucun porc ne fut infecté de ladrerie. Les animaux provenant de l'ancienne race, quoique soumis aux mêmes influences d'habitation et de nourriture que ceux de

(1) Bremser, *Traité des vers intestinaux*. Paris, 1837.

la dernière race, n'ont pas été affectés de cysticerques.

6° *Maladies organiques du cœur.* — Elles sont moins que d'autres susceptibles d'être transmises par génération ; cependant elles se transmettent avec le rhumatisme, qui en est souvent la cause. Tous les médecins sont d'accord à cet égard, mais en acceptant comme réelle, avec Corvisart et Portal, l'influence de cette action, il faut dire que les exemples cités en sa faveur ne sont pas très-nombreux.

7° *Maladies du larynx, des bronches et des poumons.* — Elles sont très-souvent héréditaires dans les familles, et, de même qu'on voit s'y transmettre le timbre, l'harmonie ou la dureté de la voix, on y observe des maladies semblables dans l'appareil respiratoire. Ici c'est le croup, fait rare ; ailleurs une laryngite, une bronchite, un emphysème, une pneumonie, une phthisie tuberculeuse, un asthme, etc., qui se montrent sur les membres d'une famille et sur leurs descendants. Toutefois une circonstance importante à connaître rend en partie compte de cette prédisposition morbifique ; je veux parler du scrofulisme que transmet l'hérédité, et qui par lui-même dispose aux bronchites, aux laryngites, à la phthisie héréditaires, etc. Pour ceux qui ne voient dans nos maladies que des lésions organiques, et qui ne s'occupent pas de leur nature, il en résulte que la bronchite semble une maladie héréditaire. C'est une erreur qu'il importe de rectifier. La bronchite n'est souvent qu'une manifestation du scrofulisme, et c'est à ce titre, préférablement à celui de phlegmasie des bronches, qu'elle peut se transmettre par génération. Dans les circonstances où il n'en est pas ainsi, on pourrait peut-être invoquer d'autres causes analogues; ainsi le croup ou la pneumonie, que l'on signale quelquefois comme des maladies héréditaires, sont évidemment la conséquence de la pléthore et de la force de constitution, qui, elles, se transmettent manifestement par hérédité. Il ne faut donc pas prendre le change sur la question de l'hérédité des maladies organiques ayant pour substratum les *solides*, car elles sont très-souvent la conséquence de diathèses qui sont toutes des affections héréditaires.

Le catarrhe pulmonaire, l'emphysème pulmonaire et l'asthme, qui s'observent si communément ensemble, sont, de l'aveu de tous les médecins, des maladies transmissibles par hérédité. Laennec, Louis, Jackson, ont porté cette démonstration jusqu'à l'évidence, en réunissant à la qualité des faits l'autorité du nombre, qui ajoute beaucoup à leur importance.

8° *Maladies des voies digestives.* — Les *maladies des voies digestives* et des organes annexés s'observent souvent chez les membres d'une même famille, et paraissent quelquefois soumises à l'influence de l'hérédité.

Comme le dit M. Oudet, quand on a suivi quelques familles, on remarque que les *dents* se ressemblent dans les générations successives sous le rapport de leur forme et de leur arrangement. Elles se carient très-vite chez ceux dont les parents ont présenté la même altération.

Les *hernies*, la *dyspepsie*, les *maladies du foie* et des *reins*, la *gravelle* et la *néphrite calculeuse* se rencontrent très-souvent chez des personnes dont les ascendants directs ou collatéraux ont souffert des mêmes accidents.

9° *Maladies du système nerveux.* — Dans le système nerveux, le médecin retrouve autant que dans les maladies des liquides et dans les diathèses, l'influence de l'impression générative fécondante pour la perpétuité du développement des maladies. Là encore il constate, non d'une manière certaine, puisque cela n'existe à l'égard d'aucune maladie, mais il constate quelquefois chez le nouvel être une prédisposition morbifique spéciale et susceptible de reproduire, à un instant donné, et sous l'influence de causes très-légères, la maladie observée chez les parents.

L'hémorrhagie cérébrale, en rapport avec l'état pléthorique ; l'encéphalite et la méningite, engendrées par le scrofulisme; l'hystérie, l'épilepsie, l'aliénation mentale, l'éclampsie des enfants, les spasmes, les névralgies, etc., sont autant de maladies dans lesquelles il est impossible de méconnaître l'influence de l'impression générative par le ferment séminal. Que d'exemples n'ai-je pas vus pour ajouter à l'innombrable quantité de ceux qui ont été publiés par les auteurs ! Ainsi j'ai cité (1) l'observation d'une femme hystérique à vingt ans, qui eut cinq enfants; le premier mourut à deux mois après une convulsion de sept heures, venue pendant qu'il était au sein; le second mourut à onze mois d'une longue maladie d'entrailles, et eut souvent des convulsions; le troisième mourut à vingt-trois mois d'une convulsion pendant une otorrhée; le quatrième mourut à trois ans d'une fièvre cérébrale avec convulsions; le cinquième enfin, âgé de six mois, encore vivant, avait déjà eu trois fois des mouvements convulsifs très-violents.

Une autre femme, Jeanne Bois, ayant eu des convulsions très-fréquentes jusqu'à l'âge de sept ans, conserva une paralysie du buccinateur avec déviation de la bouche. Six de ses frères ou sœurs sont morts de convulsions. Quatre ont vécu et ont eu des convulsions dans leur enfance. Cette femme

(1) Bouchut, *Traité des maladies des nouveau-nés et de la seconde enfance*, 4e édit. Paris, 1862, p. 141.

a eu dix enfants en quinze ans. Le premier est mort à trois ans avec des convulsions ; le second a péri à huit mois, en quelques heures, par des convulsions. Il en a été de même du troisième, du quatrième, du septième et du neuvième. Quatre d'entre eux, le cinquième, le sixième, le huitième et le dixième ont eu aussi des convulsions et des maladies; mais ils ont survécu, l'un avec une contraction passagère du bras, l'autre avec un tic de la paupière supérieure, et les deux derniers sans maladies consécutives.

J'ai vu, à ma consultation de l'hôpital Sainte-Eugénie, une femme de trente-huit ans, nommée Dufour, qui, à sa huitième couche, eut une antéversion utérine, suivie pendant deux ans de convulsions quotidiennes très fréquentes et très-prolongées. Devenue enceinte, les attaques continuèrent pendant les deux premiers mois de la grossesse et disparurent. Son enfant, au deuxième jour de la naissance, fut pris de convulsions, et il en eut sept à huit par jour pendant deux mois à trois mois.

L'*épilepsie* est considérée à juste titre comme héréditaire depuis Hippocrate (1) jusqu'à nos jours. C'était la conviction formelle de Boerhaave, et Fr. Hoffmann a dit : « Neque est nullus mor-

(1) Hippocrate, *De la maladie sacrée* (*OEuvres complètes*, trad. par Littré. Paris, 1849, t. VI, p. 350).

» bus magis gentilius et qui tam facile a parenti- » bus in liberos devolvitur quam epilepsia. » Stahl, Sydenham, Frank, Esquirol (1), Georget (2), Bouchet et Cazauvielh (3), Beau (4), MM. Moreau (de Tours) (5), etc., ont fait des observations analogues.

L'*aliénation mentale* jouit du même fâcheux privilége que l'épilepsie, sous le rapport de la transmission par hérédité. Esquirol a publié l'histoire d'une dame qui devint aliénée à vingt-cinq ans, après une couche; sa fille perdit la raison au même âge et dans la même circonstance. Dans une même famille, le père, le fils et le petit-fils se sont suicidés vers la cinquantième année. C'est par centaines qu'il faut désormais compter les faits de ce genre, et Georget, Ferrus, MM. J. P. Falret (6), Foville, etc., aliénistes de profession, en les acceptant comme vrais, leur ont donné une importance considérable. Sur 9366 cas d'aliéna-

(1) Esquirol, *Des maladies mentales*. Paris, 1838.

(2) Georget, *De la physiologie du système nerveux*. Paris, 1821.

(3) Bouchet et Cazauvielh, *Archives générales de médecine*, 1826, t. IX, p. 510, et t. X, p. 5.

(4) Beau, *Recherches statistiques pour servir à l'histoire de l'épilepsie et de l'hystérie* (*Arch. gén. de méd.*, juillet 1836, 2e sér., t. XI).

(5) Moreau (de Tours), *De l'étiologie de l'épilepsie* (*Mémoires de l'Académie de médecine*. Paris, 1854, t. XXVIII, p. 16).

(6) Falret, *Des maladies mentales*. Paris, 1864, p. XLV.

tion dont je fais le relevé (1), il y en a eu 1309 dans lesquels la maladie était héréditaire. Malheureusement les faits sur lesquels repose cette statistique ont été recueillis par une douzaine de médecins, et j'ignore comment ils ont procédé. C'est là une de ces statistiques, comme il y en a tant en médecine, qui couvrent d'une rigoureuse apparence de vérité des résultats incertains et souvent erronés. Quoi qu'il en soit, si la proportion exacte des cas d'aliénation mentale héréditaire n'est pas connue, le fait en lui-même reste en dehors de toute discussion, et l'expérience de chacun est là pour lui prêter appui en cas de besoin.

Je pourrais multiplier ces faits à l'infini, sans leur donner plus d'autorité, et ce que je viens de dire suffit pour démontrer l'influence réelle de l'*impression générative* par le *ferment séminal*, c'est-à-dire de la *génération* dans la prédisposition et le développement des vices de conformation, des altérations humorales, des maladies organiques et des diathèses.

(1) Piorry, *loc. cit.*

CHAPITRE III.

DES VARIATIONS DE L'HÉRÉDITÉ NATURELLE ET MORBIFIQUE. THÉORIE DU PHÉNOMÈNE.

Après avoir établi et mis hors de toute par tant d'observations exactes et précises, le fait de l'hérédité normale et morbide, on peut se demander quelle en est la cause, comment il se produit et quelles sont les circonstances qui le modifient et le détruisent.

Plusieurs hypothèses se présentent à l'esprit désireux de pénétrer la cause de l'hérédité physiologique et pathologique. Est-ce une *impression* produite par l'action du *ferment séminal* et subie par l'ovule constituant une sorte de résultante du ferment séminal et ovulaire combinés (1), ou bien est-ce quelque chose de spécifique comme *un virus en nature, — un vice humoral, — une disposition organique facile à découvrir au micros-*

(1) « FERMENT : Substance produisant la fermentation par simple contact, sans que ses éléments entrent pour rien eux-mêmes dans ce phénomène. » (Littré et Robin, *Dictionnaire de médecine*. 12e édition. Paris, 1865, p. 585.)

« FERMENTATION : Réaction spontanée qui s'opère dans un produit d'origine organique par la seule présence d'une autre substance (*ferment*) qui n'emprunte ni ne cède rien au corps qu'elle décompose. » (Littré et Robin, *Dictionnaire de médecine*. 12e édition. Paris, 1865, p. 585.)

cope, un germe inconnu, quelque chose de matériel enfin, qui passe de la semence du mal à l'ovule, ou qui se développe dans l'ovule lui-même? Il est difficile de le dire, car on ne peut affirmer la matérialisation d'un phénomène aussi extraordinaire que l'hérédité à longue échéance des maladies, et vouloir enfermer dans le germe amorphe un virus, un vice humoral ou une disposition organique quelconque, c'est pousser l'anatomie pathologique à l'absurde. Encore s'il n'y avait qu'une hérédité maternelle, pourrait-on croire que la femme viciée fournit un germe vicié pouvant garder son empreinte; mais il y a une hérédité paternelle, et ici, en raison de la part minime et incompréhensible accordée à l'homme dans l'acte de la fécondation, il est absolument impossible de matérialiser son influence séminale, et de faire passer, de chez lui au germe de la femelle, à l'état de matière pondérable, les virus et les vices organiques dont il est affecté. Il y a enfin l'hérédité des grands parents; et pour celle-là, surtout du côté de l'homme, il faut en convenir, la transmission directe de quelque chose de matériel au germe est encore plus impossible, puisqu'ils n'ont en rien participé à sa fécondation. D'autre part, l'hérédité n'a pas lieu seulement pour les maladies virulentes, humorales et organiques, on l'observe pour de simples vices de conformation, pour la structure intérieure ou extérieure des individus, et pour leurs dispositions morales. Or, peut-on supposer, de la part du père, la transmission de quelque chose de matériel à un ovule pour lui faire plus tard une hernie, une varicocèle, un sixième doigt, ou pour le façonner à la ressemblance paternelle, et quelquefois à celle d'un aïeul? Assurément non; et, à force de vouloir prouver que toutes les maladies sont la conséquence d'altérations organiques appréciables, on arrive au point où je viens de conduire cette doctrine, c'est-à-dire à l'absurde. Les maladies héréditaires, comme les différentes conformations physiques, ne sont pas le résultat de la transmission d'un germe matériel, qui supposerait une matière transmise, et ces maladies ne sont pas primitivement des altérations de la texture du corps, mais, si elles ne sont point d'abord une altération matérielle de l'ovule, elles ne peuvent être constituées que par un trouble dynamique, c'est-à dire par une modification de la force qui met en mouvement ses molécules, préside au maintien et à la conservation du corps vivant. A mon avis, *ce sont des impressions séminales transformées.*

Je reviens ainsi à la première hypothèse que j'ai formée pour l'explication des causes de l'hérédité. Ne pouvant, à l'aide d'aucun agent pondérable, expliquer à l'œuvre la *promorphose* humaine et les altérations qu'elle peut subir par suite des vices d'organisation et de conformation des parents, je m'attache au fait expérimental que j'ai fait connaître (1), et dont l'existence ne peut être contestée. Une double impression générative a lieu dans la fécondation, par suite de l'action du ferment séminal sur l'ovule renfermant en lui-même une parcelle du ferment vital inclus dans toutes les molécules de l'organisme maternel; à la suite de cette impression se développe un être bien ou mal conformé, fort ou faible, d'un sang pur ou vicié, atteint plus tard de goutte, de syphilis, de scrofules, de dartres, d'aliénation mentale, comme ses parents, et j'attribue à cette impulsion primitive l'origine de l'aptitude au développement ultérieur des maladies de famille. Entre cette impression séminale et les aptitudes morbifiques le rapport est assez constant pour être transformé en loi; cela suffit pour y voir une cause expérimentale formelle, dont il ne reste plus qu'à déterminer les conditions de manifestation à l'aide de l'expérience. De cette manière, on est dispensé de recourir à l'invention de germes matériels imaginaires, dont il serait difficile, d'une part, de prouver l'existence et ensuite de faire comprendre le passage des parents aux enfants.

(1) E. Bouchut. *Histoire de la médecine et des doctrines médicales*. Paris, 1864. In-8, t. I, p. 485 et 493.

De l'*impression séminale* sort la vie et avec elle la *promorphose de la matière*, distincte selon les races, les espèces, les variétés des êtres vivants, et chez l'homme selon ses variétés, son tempérament, ses vices organiques et ses diathèses. « *En effet, la liqueur séminale provient de toutes les parties du corps, saine des parties saines, altérée des parties malades*, » dit Hippocrate (1). Elle produit chez les enfants, soit une maladie héréditaire, mortelle avant la naissance ou constatée à ce moment, et ailleurs des maladies héréditaires à longue échéance qui ne doivent paraître qu'au bout de plusieurs jours, de plusieurs mois, et même de plusieurs années ; il en est qui ne se montrent qu'à l'âge de cinquante ou soixante ans.

La syphilis héréditaire tue souvent les enfants dans le sein de leur mère, et provoque l'avortement.

La même syphilis héréditaire apparaît quinze jours, six mois, trois ans après la naissance.

La scrofule se montre au bout de plusieurs mois et de plusieurs années.

C'est dans la période moyenne de la vie que viennent les coliques néphrétiques, l'aliénation mentale, la goutte, etc., etc.

(1) Hippocrate, *Des airs, des eaux et des lieux* (Œuvres complètes, trad. Littré. Paris, 1840, t. II, p. 60) et *De la maladie sacrée* (*Ibidem*. Paris, 1849, t. VI, p. 365).

A la vieillesse enfin appartient l'apoplexie cérébrale héréditaire.

L'*impression séminale*, envisagée comme cause prédisposante morbifique, produit donc au moins autant d'aptitudes morbides et d'idiosyncrasies que de maladies confirmées. En effet, ce qu'elle laisse au sein des êtres y peut sommeiller vingt, trente ou quarante ans, ne jamais éclore, si les circonstances extérieures s'y opposent, et, pendant ce laps de temps, il n'y a évidemment qu'une aptitude morbide et point de maladie. Cet état diathésique, latent pendant de longues années, ajoute encore à ce qu'il y a de merveilleux dans la transmission héréditaire de la forme des organes et des maladies. Pourquoi un enfant n'arrive-t-il à ressembler à son père qu'à vingt ans, et pourquoi n'est-il aliéné comme sa mère qu'à trente? Ce sont autant de questions insolubles, et il faut se contenter d'établir le fait de l'aptitude héréditaire, préalable au développement des maladies de famille.

L'impression séminale est d'autant plus certainement suivie d'effets morbides, que les parents sont plus avancés en âge, et les maladies héréditaires se développent souvent à la même époque de la vie que chez leurs auteurs.

Quelques personnes ont dit que les enfants n'héritaient point des maladies de leurs père et mère quand ils étaient conçus avant le développement de ces maladies chez leurs générateurs. Cela n'est pas exact en général. Ainsi j'ai vu des parents perdre leurs enfants et leurs petits-enfants de phthisie ou de maladies scrofuleuses, sans qu'on en soupçonnât l'origine héréditaire, lorsque plus tard la mère, prise d'hémoptysie à soixante-cinq ans, mourait en quelques mois d'une maladie de poitrine. J'ai connu un colosse, le concierge de la Charité de Paris, haut de six pieds, et lourd de plus de 100 kilogrammes, qui perdit ses deux filles de phthisie pulmonaire à vingt-cinq et trente ans, et qui mourut après elles d'hémoptysie et de phthisie tuberculeuse. Je cite ces faits, qui me sont personnels, pour appuyer tous ceux qui sont dans la mémoire de chaque médecin. Les enfants ont plus de chances pour échapper aux maladies transmissibles par l'impression générative lorsqu'ils sont conçus avant le développement de la maladie chez leurs parents, et qu'on peut considérer le mal comme accidentel et acquis par la débauche. Il est évident que le podagrisme acquis par les excès de table après la naissance d'un enfant ne peut influer sur sa santé, ni le prédisposer au développement de cette diathèse.

On a beaucoup discuté pour savoir laquelle des deux impressions génératives, paternelle ou maternelle, avait le plus de force pour donner l'impression régulière ou viciée à l'ovule ; mais les théories exclusives sur ce point ne peuvent résister à l'autorité des observations particulières. La part du père et de la mère est sans doute variable, mais elle est également certaine : la proportion seule diffère et n'a pu encore être déterminée par aucun observateur.

Voici les règles que l'on pourrait établir à cet égard (1) :

« 1° Dans l'ordre régulier de transmission séminale, toutes les maladies exclusives au sexe mâle seront généralement propagées par les pères aux seuls produits mâles ; toutes les maladies exclusives au sexe femelle seront généralement propagées par les mères aux seuls produits femelles.

» 2° Toutes les maladies communes aux deux sexes, mais qui, de leur nature, prédominent dans le sexe mâle ou dans le sexe femelle, seront généralement, dans le premier cas, plus fréquemment transmissibles aux mâles, et, dans le second, plus fréquemment transmissibles aux femelles.

» 3° Les maladies communes et d'une fréquence égale entre les deux sexes seront également et indistinctement transmises aux produits des deux sexes, à moins peut-être que les pères ne transmettent de préférence aux mâles celles qui

(1) P. Lucas, *Traité de l'hérédité dans les états de santé et de maladie*. Paris, 1847.

proviennent nativement des pères, et les mères aux femelles celles qui proviennent nativement des mères. »

Si telles sont les règles, il faut savoir qu'elles souffrent des exceptions et qu'on ne doit les considérer que comme un *ordre régulier de transport séminal* n'ayant rien d'absolu dans leurs effets.

Ainsi, la première règle offre deux exceptions : 1° le *transport anormal des caractères sexuels* ou *hermaphrodisme*, et, 2° l'*hérédité en retour*, ou *atavisme*, lorsqu'un des parents sert de conducteur latent aux maladies d'un sexe qui n'est pas le sien : exemple, l'hypospadias passant de l'aïeul au petit-fils par la fille.

Dans les deux autres règles, il y a aussi des exceptions terminées par les mœurs, l'éducation, les habitudes, le temps, les lieux, les climats, etc., qui peuvent changer le mode de transmission séminale d'affections communes au père et à la mère. L'aliénation, la phthisie, plus fréquentes dans un pays chez la femme que chez l'homme, sont ailleurs, au contraire, plus communes chez l'homme (1). Enfin, à côté de ces exceptions, dans la production régulière des maladies par le transport séminal, existent celles dont on ne peut jamais découvrir la cause, et qui sont le résultat des perturbations de l'adultère.

(1) P. Lucas, t. II, p. 844.

CHAPITRE IV.

DES FORMES DE L'HÉRÉDITÉ.

L'hérédité naturelle des formes, de la ressemblance, de la configuration intérieure des qualités morales, et l'hérédité des difformités, des vices ou des maladies, peuvent être *directes* et provenir directement du père ou de la mère.

Un enfant naît avec la syphilis, parce que son père est ou a été affecté de la maladie et s'est marié sans être guéri; mais le mal peut également provenir de la mère, ce qui est infiniment plus rare. Il en est de même des gourmes et des maladies de peau de l'enfance, des convulsions, de l'épilepsie, de la scrofule, de la susceptibilité des muqueuses pulmonaire ou intestinale, des ophthalmies, des difformités, etc. On en trouve ordinairement l'origine chez le père ou chez la mère. C'est absolument la même chose chez l'adulte pour les diathèses goutteuse et rhumatismale, pour la gravelle, pour l'apoplexie, etc.; et ce n'est pas sans raison qu'on dit quelquefois : tel père, tel fils. — Au physique et au moral, c'est un axiome d'une incontestable vérité.

L'hérédité est *indirecte* quand elle ne provient pas du père ni de la mère. Il y en a plusieurs sortes, celle des aïeux, celle des collatéraux et celle d'un conjoint antérieur.

L'hérédité est indirecte quand l'impression séminale d'où elle résulte traverse une génération d'une *façon latente*, en l'épargnant, et se fait sentir alors de l'aïeul sur les petits-enfants. Elle semble se perdre pendant vingt ou trente ans, mais elle reparaît tout à coup sur une génération nouvelle. Quel mystère et quelle incompréhensible merveille de la vie. On lui donne le nom d'*atavisme*.

L'impression séminale d'où sort la première descendance laisse chez elle une aptitude à certaines difformités ou à des maladies qui ne pourront éclore qu'à la génération suivante. Ici les enfants ne ressemblent pas à leurs parents, mais à leurs grands parents. Je connais une jeune personne de vingt ans qui est le portrait vivant de son grand-père et qui a eu comme lui un eczéma du dos de la main. Cette jeune personne ne ressemble en rien à son père et à sa mère. C'est cette condition qui ramène quelquefois des enfants blancs chez des mulâtres ou même chez des nègres qui ont des blancs dans leurs aïeux.

Il y a une hérédité indirecte qui se révèle par la présence de la difformité du vice ou de la maladie héréditaire chez les parents *collatéraux* rapprochés, tels que les oncles et les tantes, les grands-oncles et les grandes-tantes, les cousins. Dans ce cas d'hérédité *collatérale*, les ressemblances physiques et morales, les monstruosités et les maladies d'une génération nouvelle se retrouvent dans les collatéraux, mais non chez le père ou chez la mère.

Dans une dernière forme de l'hérédité indirecte, et c'est la plus curieuse de toutes, la transmission héréditaire de la forme extérieure ou intérieure, des vices et des maladies, se fait par une seule fécondation pour plusieurs générations successives.

En 1740, Charles Bonnet démontrait que, chez certains insectes, une seule fécondation pouvait imprégner la femelle de façon à lui permettre de donner le jour à plusieurs générations successives sans un nouvel aide du mâle. Les pucerons sont vivipares et ils ont en un an neuf générations de quatre-vingt-dix à quatre-vingt-quinze pucerons femelles. Chaque femelle naît féconde et apporte avec elle l'imprégnation qui doit reproduire la vie et les formes de son espèce. Il en est de la huitième comme de la première et sans accouplement jusqu'à la neuvième descendance, les pucerons toujours femelles engendrent de nouvelles femelles également fécondes. Alors, vers l'automne, tout change, la dernière génération se compose de mâles et de femelles. Celles-ci pondent des œufs que fécondent les mâles et qui résistent tout l'hiver pour éclore au printemps. De ces œufs femelles naissent des pucerons femelles fécondés, qui recommencent la série des neuf générations dont je viens parler.

Un semblable phénomène s'observe sur la chenille du papillon, *paquet de feuilles sèches*, dont le papillon séquestré avec soin à sa naissance, se met à pondre des œufs d'où sortiront des chenilles (Bernouilli) semblables à celles d'où était sorti le papillon. Il en est de même du papillon *phalène des sapins* (Pallas); de la *Paludina vivipara* dans les mollusques, et c'est ce qu'on voit chez les *abeilles* qui, par une seule fécondation, pondent des œufs fécondés durant toute l'année qui suit l'accouplement. (Réaumur.)

Sur de grands animaux et chez l'homme il se passe quelque chose de semblable. Une première imprégnation laisse dans la femelle une telle empreinte et une telle modification de l'impressibilité que, dans une fécondation suivante, par un autre mâle, le produit peut au physique et au moral ressembler au premier père.

Dans l'accouplement de l'âne et de la jument donnant lieu à un *métis*, la mère, ainsi que l'ont démontré Van Helmont et Haller, reçoit de l'âne une modification telle que, dans un accouplement ultérieur avec un cheval de sa race, elle peut donner encore naissance à un être qui aura les oreilles de son aïeul.

Le zèbre, uni à la jument, donne un produit zébré ; mais à une seconde fécondation de la mère par un étalon, on a quelquefois encore un produit zébré comme le premier père. Home, Meckel, Stark, Harvey, ont démontré le fait par de nombreuses expériences.

Une chienne de race, accouplée avec une vilaine bête, est complétement perdue, car dans ses générations ultérieures avec un chien de même sang elle aura toujours parmi ses petits un ou plusieurs rejetons ayant la robe ou la conformation du premier père.

Il en est de même dans l'accouplement du cochon et du sanglier. Toujours dans les générations ultérieures entre les deux animaux de même espèce il y a des petits qui sont la représentation plus ou moins complète de l'aïeul.

Chez l'homme enfin, et c'est là un des faits les plus importants de l'histoire de l'hérédité, un de ceux qui devraient le plus faire réfléchir à l'occasion du mariage, il se passe quelque chose de semblable, bien que ce ne soit pas chose toujours facile à constater.

La femme n'est pas l'égale de l'homme dans l'acte de la procréation. En outre des dangers et des douleurs de la gestation, sa part est toute différente, et la fécondation est souvent pour elle une sorte d'inoculation du sang et des humeurs de celui qui l'a imprégnée. En se donnant à un homme pour être la mère de ses enfants, elle devient en partie, et sous certains rapports, semblable à cet homme. Non-seulement elle est alors à lui, mais aussi elle est *lui*, et ce n'est pas sans raison ni par métaphore qu'il l'appelle *sa moitié*. Vraiment esclave de la nature, en cédant à ses vœux, elle s'imprègne d'un sang nouveau, celui de son mari, qui, s'il peut être pur, peut être corrompu de différentes manières, et alors elle est fatalement souillée pour la vie dans sa personne et dans sa descendance. Quelle différence avec la part faite à l'autre sexe!

On sait que des veuves ayant eu un enfant ont quelquefois d'un second mariage d'autres enfants qui ressemblent au premier mari et qui peuvent en avoir les difformités, les vices ou les maladies. Pareille chose s'observe souvent en cas d'adultère, lorsque le bâtard ressemble au mari putatif; ce qui a fait dire assez justement : « Filium ex adultera excusare matrem a culpa. »

C'est peut-être ainsi que se transmettent à quelques femmes certaines maladies diathésiques de leur mari, telles que le scrofulisme, la syphilis, l'herpétisme, etc. Il n'est pas rare, en effet, de voir mourir de phthisie des femmes mariées sans examen et trop légèrement à un mari phthisique dont elles ont eu un enfant. Un homme se croit guéri de la syphilis, parce qu'il n'a plus rien d'appréciable, mais il se marie à une jeune fille qu'il empoisonne sans le vouloir et sans le savoir, et dont il a des enfants syphilitiques. Ainsi se transmet aussi l'herpétisme, caractérisé par certaines maladies de la peau, qui, du père, passent aux enfants, et peuvent se manifester chez la mère. Tous ces faits commandent la réserve, mais ils n'ont rien d'impossible, et l'on ne saurait les mettre en doute. Si quelques-uns sont contestables, il y en a d'autres qui ne le sont pas, et du moment qu'une fécondation peut faire naître un produit dont les formes extérieures, les aptitudes et les maladies d'un conjoint qui n'est plus, il faut que l'organisme maternel, modifié ou corrompu par une première fécondation, ait conservé le principe des vices organiques du premier père. C'est là ce que je voulais établir.

L'hérédité varie la forme de ses manifestations sans changer de nature : c'est l'hérédité de métamorphose. — L'hérédité morbide a une double expression, soit qu'elle transmette au produit une maladie semblable à celle des parents, soit, au contraire, qu'elle engendre une maladie de forme différente tant par le siége que par ses lésions anatomiques. Dans le premier cas, l'hérédité a lieu par *similitude*, et, dans l'autre, il y a *hérédité par métamorphose.* La nature du mal restant la même, il peut y avoir dans sa transmission séminale une modification ou un changement de forme qui le rend méconnaissable pour ceux qui, n'étant pas prévenus, ou n'ayant pas l'intelligence nécessaire, ne comprennent rien aux phénomènes soumis à leur observation.

Sans doute, la goutte articulaire peut se transmettre à l'état de goutte articulaire; les dartres, la syphilis, le nervosisme, le cancer, la scrofule, la phthisie, le rhumatisme, peuvent offrir, dans la descendance, une forme semblable à celle des parents; mais combien de fois les choses ne sont-elles pas différentes. Ainsi la dartre cutanée peut donner lieu à une dartre héréditaire intérieure sur les muqueuses, ce qui n'est plus la dartre, au moins en apparence. La syphilis du père, ordinairement extérieure, donne souvent lieu à une syphilis viscérale du thymus, des poumons et du foie chez les enfants; elle peut même, d'après quelques médecins, et pour Ricord (1), se transformer en scrofule; la phthisie pulmonaire peut se transmettre et se métamorphoser en tumeur blanche, en carie vertébrale, en écrouelles, en carreau, etc., ou réciproquement, la tumeur blanche, les écrouelles, etc., des parents engendrer la phthisie granuleuse ou

(1) Ricord, *Lettres sur la syphilis*. 32e lettre. 3e édition. Paris, 1863, p. 388.

tuberculeuse chez les enfants. Il en est de même de l'état nerveux ou nervosisme (1), et des névroses. L'épilepsie, l'hystérie, la folie, les convulsions, etc., sont très-manifestement héréditaires, tantôt sous la même forme, mais bien plus souvent encore sous une forme différente. On voit sans cesse l'épilepsie, l'hystérie, donner lieu à la folie chez les enfants et réciproquement. En conséquence, nier l'hérédité des maladies diathésiques et leur passage aux enfants, parce qu'on ne voit pas identiquement chez eux la même espèce morbide que chez leurs auteurs, c'est commettre une grave erreur et rétrécir les horizons de la science aux proportions de son esprit. Dira-t-on que la phthisie pulmonaire d'un enfant ne lui est pas transmise par hérédité, parce que ses parents, sans phthisie pulmonaire, n'ont eu que des écrouelles, ou une tumeur blanche, ou une carie vertébrale? Soutiendra-t-on qu'une femme qui meurt d'un cancer au sein n'a pas reçu la maladie de son père qui est mort d'un cancer à l'estomac, ou de sa mère qui aurait succombé à une maladie cancéreuse de la matrice? Évidemment ce sont aujourd'hui des doctrines impossibles à défendre, et quand on étudie ce qui se rattache à la transmission séminale des

(1) E. Bouchut, *De l'état nerveux, aigu et chronique, ou nervosisme*. Paris, 1860, p. 77.

maladies, il faut tenir encore plus compte de la nature du mal qui se transmet que de la forme sous laquelle il est transmis.

L'hérédité est combattue en nous par l'innéité. — Partout la nature a placé le remède à côté du mal. Quoique nous soyons, dit M. Lucas, sous la fatalité et sous le destin d'une vie antérieure, celle de nos pères dans le type de leur état spécifique, dans le concours d'influences qui les ont formés, du temps où ils vivaient, des lieux, du genre d'existence, du degré de développement, du mode d'exercice de leurs facultés, de leurs actions, de leurs erreurs, de leurs souffrances et de leur mort, nous pouvons nous affranchir de ce destin de la vie humaine.

L'*innéité* qui, sous l'influence d'une foule de causes, crée des difformités, des vices et des maladies que transmet ensuite l'*hérédité*, agit de même sur les aptitudes et sur les maladies héréditaires, pour ramener l'être vicieux, difforme ou malade à son état normal. Elle lutte contre les effets terribles et destructifs de l'hérédité s'ils étaient constants.

Ainsi l'hérédité, suivie dans la succession des portées d'un même couple, montre :

1° Qu'elle atteint, sans distinction de sexe, tous les produits : la surdité, l'idiotie, la polydactylie, la phthisie, etc. ;

2° Qu'elle atteint, sans distinction de sexe, une partie des produits; cela a été observé sur les mêmes affections;

3° Qu'elle atteint et épargne tour à tour les produits sans distinction de sexe : exemples, le spina bifida, le nanisme, le géantisme, la surdi-mutité, etc., alternent avec des produits normaux (Burdach, Puybonnieux); sur huit enfants, M. Lucas a vu quatre nains alterner avec ceux qui avaient toute leur taille, et Isidore-Geoffroy Saint-Hilaire (1) cite l'exemple de deux albinos venus entre plusieurs individus bien conformés;

4° Qu'elle atteint et épargne tour à tour les deux sexes; Puybonnieux (2) a vu des sourds-muets entremêlés dans une même famille, mais non sur le même sexe, d'abord sur une fille, ensuite sur un garçon, et ainsi de suite;

5° Qu'elle atteint constamment et exclusivement la totalité ou seulement une partie des produits d'un *seul sexe;* on a vu ainsi l'icthyose et l'hémorraphilie n'atteindre que les garçons, ou, ailleurs, les filles.

Ces lacunes de l'hérédité, en apparence incompréhensibles, dépendent de la dualité des lois de la procréation signalées par Lucas, l'*innéité* et

(1) Geoffroy Saint-Hilaire, *Histoire générale et particulière des anomalies*. Paris, 1832, t. I.

(2) Puybonnieux, *Mutisme et surdité*. Paris, 1846.

l'*hérédité;* de la dualité des générateurs, et enfin de la pluralité des formules séminales.

L'hérédité est sans cesse neutralisée par une force contraire, qui tend à ramener l'état normal des individus. De leur antagonisme résultent les lacunes dont je viens de parler, et les omissions d'action de l'une résultent de l'action séminale de l'autre.

Ailleurs, ce n'est pas l'innéité qui est la cause des lacunes de l'hérédité, c'est la dualité des générateurs, dont l'un l'emporte en action séminale sur l'autre. Exemple : Un père est héméralope, mais la mère ne l'est pas, et elle transmet ses yeux à deux enfants sur cinq.

Plus loin enfin, s'il y a lacune dans la transmission héréditaire, c'est qu'il y a substitution d'action séminale, et que l'influence de l'aïeul ou du bisaïeul l'emporte sur l'action des ascendants directs.

Il ne faut pas croire que le hasard soit l'unique cause du type de l'intermittence des lois de l'hérédité. Comme l'a dit Fontenelle : *Le hasard est un ordre de causes qu'on ne connaît pas*, et M. Lucas a montré que ces intermittences avaient souvent une raison d'être parfaitement déterminée.

Si le phénomène héréditaire ou inné rentre par sa nature ou par son origine dans l'ordre des phénomènes de la sexualité, il frappe sur le sexe de même nom, d'où les alternatives de transmission et de développement en rapport avec celles qui se produisent dans le sexe des enfants. S'il en épargne, la loi d'innéité et l'hérédité en retour, ou *atavisme*, l'expliquent.

Si le phénomène est, par sa nature ou par son origine, indépendant de la sexualité, il épargne et atteint indifféremment les deux sexes, et les alternatives d'innéité ou d'hérédité de ce phénomène tiennent à l'action de ces deux lois ou à l'entrecroisement d'action des procréateurs.

Dans tous ces cas, il y a évidemment un rapport de cause à effet, règle démontrée, loi générale, et par conséquent nul hasard.

C'est donc avec raison que M. Lucas a pu dire : « Quand on voit que ni toutes les parties, ni les » mêmes parties des individus, ni toujours tous » les êtres d'une génération, ni toujours tous les » sexes, ni toujours les mêmes sexes, ni toujours » la suite de générations, ne sont atteints par l'*in-* » *néité* ou par l'*hérédité*, et que des éléments, des » organes, des fonctions de l'individu, des mem- » bres, des sexes de la même portée, de la même » génération et des générations entières échap- » pent, on est obligé de reconnaître dans ces ré- » sultats un fait *conservateur*, constant, univer- » sel, qui n'est point le hasard et qui atteste une

» *finalité* dépendante de l'ordre préétabli par la » raison première.

» Sans ces intermittences, l'*innéité* et l'*hérédité* » multipliant leurs désordres, la même partie, le » même organe dans tous les produits, mille fois » altérés, créaient des monstres mourant avant » l'âge ; les mêmes lois atteignant les mêmes sexes » dans des myriades de cas, atteignaient la repro- » duction, et, en cas d'épidémie, la génération » arrivait à manquer de mâles ou de femelles ; les » mêmes lois atteignant les deux sexes, la géné- » ration manquait de tous les deux, d'où ressort » que la génération atteinte amène l'extinction de » l'espèce.

» Tout est donc prévu pour l'ordre, la durée et » le maintien de l'œuvre de la vie, malgré les » accidents qui la menacent. »

CHAPITRE V.

DE LA DURÉE DE L'HÉRÉDITÉ.

Ici, nous laisserons parler Lucas dont l'analyse philosophique restera sur ce point comme le plus remarquable monument de pathologie générale de notre époque.

La *durée de l'hérédité* a aussi ses règles, et l'on ne peut la déterminer qu'en la comparant à celle de l'*innéité*.

L'*innéité* n'a pas de succession possible puisque c'est la force qui crée la diversité des caractères et des maladies dans l'individu. Elle commence et finit avec chaque génération, et c'est ensuite l'hérédité qui en perpétue les effets.

L'*hérédité*, au contraire, n'a pas de limites en elle-même. C'est la force de transmission séminale et ses règles de durée sont celles des caractères qu'elle propage.

Transmet-elle un *caractère spécifique*, permanent, immuable, alors sa durée est indéfinie comme celle des espèces.

Transmet-elle un *caractère individuel*, transitoire, variable comme l'individu, alors elle a une durée variable.

L'hérédité de tout *caractère spécifique* des espèces et des variétés primordiales est donc *permanente*. Ainsi en est-il de l'hérédité des races humaines et de leur couleur blanche, noire, brune, rouge et jaune, de l'hérédité des races du bœuf, du chien, et de l'hérédité de la bosse du bison, du chameau, du dromadaire, etc.

L'hérédité de tout *caractère du type individuel* tend au contraire toujours à s'éteindre et a une durée limitée. Elle tend à s'éteindre d'abord par l'action de l'*innéité*, puis par la *dualité d'action des procréateurs*, par la force qui résulte *des influences d'âge*, de *lieu*, de *climat*, de *temps*, d'*état physique et moral* des parents; enfin, par l'*action du grand nombre sur le petit nombre*. Ici, comme partout, se manifeste la toute-puissance cachée des masses, et il n'y a pas de caractère individuel qui, soumis à l'action séminale, ne soit condamnée à s'éteindre par la loi du plus fort à laquelle ne résiste aucun de ces caractères, sans cesse divisé par des générations successives. Il lutte par le croisement avec des fractions de lui-même de plus en plus minimes, contre des unités de plus en plus grand nombre de types différents, et il est absorbé.

C'est l'affaire de plusieurs générations, et l'expérience prouve que la durée des familles nobles n'a jamais été au delà de six à douze générations, bien que jadis on ne reculât devant aucun moyen légal (substitution, divorce, mariages multiples, légitimation d'enfants naturels) pour assurer la perpétuité des noms. En supprimant les mariages entre consanguins, les familles se croisent avec d'autres, et dans leur lutte contre l'*invincible effort de l'action du grand nombre*, elles ne tardent pas à disparaître. Ainsi disparaissent par des générations méthodiques et successives les nègres alliés à la race blanche et les blancs perdus au milieu d'une race nègre.

La durée de l'hérédité est encore limitée par la nature même de chaque caractère transmissible;

et, à cet égard, il y a d'énormes différences dans la durée de leur propagation. Ainsi, les caractères du type individuel *innés* et formés par la génération tendent à se maintenir longtemps, et ne disparaissent que par la seule puissance du croisement : exemples l'héméralopie, la surdi-mutité, la polydactylie, etc., etc. Au contraire, les caractères du type individuel *acquis* ont infiniment moins de persistance. Nés d'un accident, de l'alimentation, de l'exercice des organes, de l'éducation, du climat, des temps, des lieux, ils disparaissent à la longue avec le concours des circonstances qui les ont formés ; comme l'a dit Buffon dans cette majesté de style qui lui est propre : « Elles ne sont » que des possessions usurpées pour un temps sur » la nature, mais qu'elle a chargé la main sûre » des siècles de lui rendre. »

Il n'y a donc rien de fatal dans l'hérédité normale ou morbifique, et la transmission séminale des maladies, si fréquente qu'elle soit, peut être entravée par un grand nombre de causes, et notamment par l'antagonisme des deux lois primordiales de la procréation : l'*innéité* et l'*hérédité*. Opposées dans leur essence, elles ne se combattent que pour mieux atteindre leur but, et, en les comparant, comme l'a fait M. Lucas, dans leur marche parallèle, on voit que leur durée est toute différente.

« Dans le *type spécifique ;* par le fait, l'*innéité* passe et l'*hérédité* reste.

» Dans le *type individuel ;* c'est à la longue l'*innéité* qui reste et l'*hérédité* qui passe.

» En effet, dans l'espèce, le *divers* se produit pour un temps à titre d'accident temporaire, qu'une force irrésistible anéantit et ramène au *semblable*, tandis que dans l'individu, c'est le *semblable* qui est transitoire et qui est l'accident qu'une force irrésistible ramène au *divers*.

» En voyant ainsi, l'*innéité* principe du *divers* être transitoire sous le *type spécifique* et l'*hérédité*, principe du *semblable*, être transitoire sous le *type individuel*, il devient évident que, dans leur absolu, l'*hérédité est en soi la loi de l'espèce*, tandis que l'*innéité est en soi la loi de l'individu.*

» Sous cette dualité des lois de la procréation se retrouvent donc, comme incarnation vivante, les deux grands principes de l'*éternelle fixité des espèces*, et celui de l'*éternelle mutabilité des individus.* Elles en sont l'expression séminale et nous en expliquent la perpétuité dans la succession des êtres, à travers les lieux et les siècles. »

CHAPITRE VI.

DU TRAITEMENT DE L'HÉRÉDITÉ.

Quelque difficile que soit la tâche d'arrêter la propagation des maladies héréditaires, elle n'est pas impossible. Le plus important était d'abord de déterminer les lois qui président à cette transmission séminale, ainsi que les circonstances d'âge, de climat, de temps et de personne qui peuvent la modifier. Une fois ce point de départ vraiment scientifique établi, on comprend que dans le mariage l'homme puisse faire pour sa descendance ce qu'il réalise avec tant de succès chez les animaux dont il améliore la race, dont il change les produits et dont il modifie les instincts. C'est là une question de temps et de persévérance. Le fait n'est pas au-dessus de la portée humaine ; mais il exige, dans son accomplissement, une puissance d'action que l'homme isolé n'a pas et que la société seule possède, car seule elle a le droit de s'armer contre elle-même. Le traitement de l'hérédité morbide est à la fois une question d'hygiène privée et publique, et si chacun peut agir librement pour se défendre dans certains cas, il faudrait pouvoir être aidé par des prescriptions obligatoires pour tous. C'est une question encore plus sociale qu'individuelle, et si l'on voulait la résoudre avec avantage, il faudrait que des lois capables de faire réagir l'hérédité contre elle-même pussent dans le mariage diriger le cours des générations. Mais c'est là un de ces rêves scientifiques dont on ne parle que comme d'une attrayante utopie impossible à réaliser, dans le monde moderne. La protection due à la conservation des races est un bonheur des animaux que ne connaît pas l'homme. Le temps n'est plus où, comme chez les Hindous, on pouvait déclarer des incapacités physiques de mariage et frapper de nullité tout mariage où on les aurait dissimulées. Ainsi, on trouve dans l'ancien code des Hindous cette stance :

« Si un homme donne en mariage une fille ayant quelque défaut, *sans en prévenir*, l'époux peut annuler l'acte du méchant qui lui a donné cette jeune fille (1). »

De pareilles lois ne sont plus possibles, et l'humanité chrétienne s'offenserait d'être traitée comme un troupeau dont les instincts sont réglés par une volonté étrangère. Elle a recouvré sa liberté physique en détruisant presque partout l'esclavage; elle a déjà beaucoup fait pour sa liberté morale et pour l'émancipation de la pensée, comment pourrait-elle revenir à réglementer physi-

(1) *Lois de Manou*, lib. IX, st. 73.

quement le mariage par le choix légal des époux ?

Au prix de sa santé, de sa vie et de sa postérité, l'homme des temps modernes est libre de ses actes et de sa personne. Tant pis si la passion et l'intérêt l'aveuglent, mais il n'a rien à attendre que de lui-même dans le mariage. Sans autre protection que celle de la science, il ne doit compter que sur lui-même pour fonder une race forte, intelligente et vivace. Que chacun, suffisamment éclairé, fasse son devoir, et au lieu de dépérir par des alliances corruptrices du sang et meurtrières de la race, l'humanité pourra encore résister longtemps à toutes les influences destructives que créent les temps, les lieux et la civilisation.

Il y a deux choses à faire dans le traitement des maladies héréditaires : 1° en prévenir le développement ; 2° en réprimer la manifestation.

I. *Prophylaxie des maladies héréditaires.* — Si la science ne peut suspendre l'action de cette force naturelle d'où résulte l'hérédité, elle peut du moins en transformer les actes, et dans ce but diriger les circonstances de l'union des sexes par où elle s'opère.

Il faut exclure du mariage librement consenti tous les membres de la famille, quel que soit leur état de santé, car rien n'est préjudiciable à la race comme les unions entre consanguins. Suivies pendant plusieurs générations, elles sont à la longue la cause de l'abâtardissement des individus, de leur stérilité, de leurs infirmités, de leurs maladies et de leur mort de plus en plus rapprochée de la naissance.

Il faut exclure tous les individus atteints *personnellement* de maladies, d'anomalies, de difformités et de vices héréditairement transmissibles, ou ayant ces vices, ces difformités et ces maladies dans leurs ascendants directs et dans leurs collatéraux rapprochés. C'est affronter le danger et courir les chances très-probables d'une descendance infirme ou malade que d'allier à une personne saine et honnête une autre personne vicieuse et atteinte de strabisme, de cécité, de surdi-mutité, de polydactylie, de syphilis, de scrofule et de phthisie pulmonaire, de goutte, de dartres, de cancer, de folie, etc. Malgré les ressources de l'innéité, qui peut enlever le mal, et quelle que soit la force du procréateur sain, il y a tout à craindre que les fruits de cette union soient vicieux, difformes, aliénés, atteints de maladies humorales et diathésiques dont l'effet sera la mort prématurée ou la vie chargée de souffrances et de douleurs physiques et morales.

En cas de mauvaise santé et de maladie humorale héréditaire, l'homme doit s'abstenir du mariage et se résigner au célibat. C'est un devoir moral contre lequel il n'y a pas à lutter, et dont on ne saurait s'affranchir sans en être tôt ou tard cruellement puni. Qui l'enfreint sera frappé dans son honneur ou dans ses plus chères affections. La loi ne reconnaît pas d'incapacités physiques au mariage, c'est peut-être un malheur ; mais chacun condamnera moralement, du moins, celui qui ne recule pas à l'idée de corrompre le sang de qui sera sa compagne, ou de créer une race difforme, vicieuse et maladive, destinée à périr misérablement de syphilis, de phthisie, de scrofule, d'aliénation mentale, etc.

Si la santé mauvaise n'est pas incompatible avec le mariage, il faut chercher dans une autre famille des conditions contraires, non de maladie, car ce serait corriger un défaut par un autre, mais des conditions contraires de santé. *Il ne faut jamais croiser les maladies*, dit avec raison M. Lucas, car le mieux qu'il puisse arriver, c'est l'*élection* de celle d'un des auteurs ou bien leur *mélange*, ou enfin une *combinaison* qui en fait une bien plus grave.

Le mariage ne doit s'accomplir qu'au moment de la réalisation du complet degré de force et du développement des individus, c'est-à-dire à la nubilité. Trop jeunes ou trop vieux, les époux ont des enfants valétudinaires, quelquefois infirmes, malades et peu vivaces. — Quant à l'instant de la conception, il doit aussi être choisi avec discernement, en dehors de la période menstruelle, dans un état de santé satisfaisant; jamais en ivresse ni au milieu de grands chagrins, ni de mauvaises passions : s'il se peut, dans les meilleures dispositions morales, car l'hérédité ne se rapporte pas seulement *au passé de l'être*, et elle reproduit aussi *son état présent*, absolument comme la lumière rayonnante d'un visage intelligent en fixe l'expression sur la plaque d'un daguerréotype.

Le lieu même de la conception et de la gestation n'est pas indifférent, et l'on peut trouver dans certaines conditions de climat ou de localité une puissante ressource pour modifier les résultats de l'union des sexes et pour arrêter la propagation de certaines maladies héréditaires. C'est ainsi que par le déplacement, le goître, l'éléphantiasis, la phthisie pulmonaire, la scrofule, la goutte et les maladies endémiques sont quelquefois arrêtées dans leur transmission séminale. L'acclimatement dans un pays où ne règne pas la maladie dont on veut détruire le germe dans la descendance d'une famille, et ensuite la conception après cet acclimatement, sont des moyens extrêmes à employer; mais dans certains, il n'y a de famille possible qu'au prix de ce sacrifice.

II. *Traitement des maladies transmises.* — Quand les maladies héréditaires commencent à se manifester par de faibles indices ou se sont déclarées, il n'y a pas encore à désespérer de les voir disparaître. D'abord, par cela même que l'innéité peut préserver l'enfant de la maladie de famille, elle peut aussi amoindrir le mal, lui donner une forme moins grave, plus facilement curable, ou enfin, par métamorphose, le fixer dans un organe moins important. C'est à la thérapeutique et à l'hygiène de faire le reste.

Il est évident que si la maladie transmissible ou transmise appartient à l'ordre de celles qu'engendre l'influence des *lieux*, des *climats*, de la *profession* des parents, du *régime de vie* et des *habitudes*, il faut changer ces enfants de pays, leur donner une autre profession, modifier leurs habitudes, leur régime, etc.

Un enfant de parents *goîtreux*, s'il vit dans le même lieu où il a pris naissance, aura le goître, tandis qu'il en sera épargné en allant vivre ailleurs. — L'*hématurie* héréditaire et endémique des pays chauds peut être prévenue par l'expatriation. — L'*éléphantiasis* disparaît par le régime, et ainsi qu'on l'a vu dans les îles Ferroë, cette maladie héréditaire a cessé en cinquante ans, lorsque les habitants, ayant quitté la pêche, se mirent à cultiver le sol et à changer leur alimentation. — La *scrofule*, si commune sous toutes ses formes, de gourmes, d'écrouelles, de phthisie pulmonaire, etc., ne se guérit que par le changement d'habitudes, de localités, souvent même de climat, et il y a des familles qui n'ont sauvé leurs enfants menacés de *phthisie pulmonaire* qu'en allant vivre un certain nombre d'années dans les pays du soleil, où règne une chaleur modérée, mais constante. — Le régime végétal et l'habitude des exercices corporels sont ce qu'il y a de plus utile pour prévenir la *goutte* et le *rhumatisme*. — C'est enfin pour les *maladies nerveuses spasmodiques*, *convulsives* ou *mentales* qu'engendre la civilisation raffinée des villes, et surtout des grandes capitales, qu'un régime fortement animal et qu'une éducation forte et virile arrivent à empêcher leur développement si funeste à la race.

Ici il y a une précaution à prendre si le mal est d'origine maternelle, il faut interdire absolument la lactation qui ajouterait un mal à un autre.

Je ne veux pas m'étendre davantage sur ce sujet. Ce que j'ai dit suffit pour faire comprendre la pensée générale du traitement préventif des maladies héréditaires quand il y a lieu de croire qu'elles menacent un enfant, ou même quand elles ont donné quelque indice de leur prochaine manifestation. Une fois écloses, il ne faut pas les croire au-dessus des ressources de l'art ni penser qu'elles soient incurables. Cela est à craindre, mais il n'y a rien d'absolu à cet égard. Il faut les traiter comme si l'on avait affaire à une maladie acquise et par les mêmes remèdes prolongés pendant un peu plus de temps.

La syphilis héréditaire communiquée aux enfants par le père ou la mère guérit très-bien et très-complétement par le sublimé corrosif donné sous forme de liqueur de Van Swieten et par l'iodure de potassium. Certaines difformités ou taches de naissance guérissent également seules, ou opérées selon la règle. L'héméralopie, l'hémorrhaphilie, le rachitisme héréditaire, ont été guéris par des moyens appropriés, et il en est de même d'un certain nombre de cas de scrofule, d'herpétisme, de goutte, d'épilepsie, d'aliénation, etc., observés aux différents âges de l'enfance, de la jeunesse ou de la virilité. Ce n'est pas ici le lieu d'indiquer tous les remèdes employés contre ces maladies ou contre ces diathèses compliquées d'une influence d'hérédité ; on les trouvera longuement exposés dans tous les traités de médecine ; mais ce qu'il importait d'établir, c'est le fait incontestable d'une guérison possible, même au milieu de conditions en apparence si fâcheuses.

LIVRE II

DES CONDITIONS RELATIVES A LA FORMATION DU SEXE CHEZ LES ENFANTS.

Il n'entre pas dans ma pensée de reproduire ici toutes les théories plus ou moins étranges qui, depuis Hippocrate (1) jusqu'à notre époque, ont été faites au sujet de la formation des sexes. — Toutes renferment quelque chose d'occulte qui les rend peu dignes de la science sérieuse, et ce ne sont que des hypothèses à dédaigner. Mais en dehors des théories sur la génération volontaire des garçons ou des filles, il y a des conditions de procréation qui ne sont que des faits révélés par la statistique et où la théorie n'a pas la moindre part. Ce sont ces conditions dont je vais dire quelques mots. Parmi elles, il faut citer l'*alternance des germes mâles ou femelles*, et l'*influence de l'âge sur la formation du sexe.*

CHAPITRE PREMIER.

DE L'ALTERNANCE DES GERMES MALES ET FEMELLES.

Il y a quelques années, un médecin faisait connaître, dans un travail de statistique fort curieux,

(1) Hippocrate, *De la nature de l'enfant* (*OEuvres complètes*, édition Littré. Paris, 1851, t. VII).

que sans prétendre reconnaître le sexe de l'enfant chez une primipare, il pouvait y arriver dans les grossesses suivantes. Après avoir proclamé la loi d'alternance des germes mâles et femelles, il disait qu'étant connu le sexe du premier enfant, il fallait considérer la réapparition des époques comme dépendant de la ponte d'un ovule de sexe opposé, et qu'alors, comme il y avait chaque mois, par alternance, des *règles de garçon* et des *règles de fille*, il suffisait de compter les époques écoulées entre un accouchement et une nouvelle grossesse pour connaître le sexe de l'enfant. Quinze fois j'ai vérifié l'exactitude de ce fait, qui semble démontrer l'alternance des germes mâles et femelles, mais ce n'est pas suffisant, car il faut en pareille matière se méfier des coïncidences. Attendons donc qu'un observateur ait réuni quelques centaines de cas à l'appui de cette théorie, et c'est alors seulement qu'on pourra savoir à quoi s'en tenir.

CHAPITRE II.

DE L'INFLUENCE DE L'AGE RELATIF DES PARENTS SUR LA FORMATION DU SEXE.

Ici, les faits sont assez nombreux pour justifier les conclusions de Hofacker, de Sadler, de Perier, de Girou de Buzareingues et de Boudin, qui a publié une très-intéressante statistique à ce sujet.

Voici la partie de ce travail qui est relative à l'espèce humaine (1) :

« Quand on recherche l'influence de l'âge relatif des parents sur la formation du sexe, on voit que pour 1000 filles il y a les proportions suivantes de garçons :

Lorsque le père était plus jeune que la mère....	910
Lorsque le père avait le même âge que la mère..	945
Lorsque le père était plus âgé que la mère......	1092

» Les registres des naissances de la ville de Tubingue ont donné à Hofacker (2), pour 1996 enfants, produits par 386 mariages, la répartition ci-après :

	Nombre de garçons pour 1000 filles.
Père plus jeune que la mère......	906
Père du même âge que la mère...	933
Père plus âgé de 1 à 3 ans.......	1166
Père plus âgé de 3 à 6 ans.......	1034
Père plus âgé de 6 à 9 ans.......	1247
Père plus âgé de 9 ans et au delà..	1437

» En Angleterre, les registres des naissances de

(1) Boudin, *De l'influence de l'âge relatif des parents sur le sexe des enfants.* Note lue à l'Académie des sciences, dans sa séance du 23 février 1863. (*Gazette médicale de Paris*, année 1863.)

(2) Hofacker, *Ueber die Eigenschaften welche sich bei Menschen und Thieren auf die Nachkommen vererben.* Tubingue, 1828, p. 51.

la Chambre des lords ont fourni à M. Sadler, sur 381 mariages, les résultats suivants :

	Nombre de garçons pour 1000 filles.
Père plus jeune que la mère	865
Père du même âge que la mère....	948
Père plus âgé de 1 à 6 ans.......	1037
Père plus âgé de 6 à 11 ans......	1267
Père plus âgé de 11 à 16 ans.....	1474
Père plus âgé de 16 ans et plus...	1632

» Dans ces derniers temps, M. Gœhlert (de Vienne, en Autriche), en examinant, d'après l'*Almanach de Gotha*, le sexe de 4584 enfants, nés de 953 mariages de princes, a constaté la répartition suivante :

	Garçons.	Filles.	Pour 1000.
Père plus jeune que la mère..	71	86	882
Père du même âge que la mère.	263	282	935
Père plus âgé que la mère...	2017	1865	1130

» En France, le docteur Boulanger a fait des recherches analogues sur 6000 enfants légitimes nés à Calais de 1833 à 1852, et provenant de parents domiciliés ou non dans cette ville. Le résultat de ses investigations se trouve résumé dans le tableau suivant :

	Nombre de garçons pour 1000 filles.
Père plus jeune que la mère.......	1016
Père du même âge que la mère....	1079
Père plus âgé que la mère.........	1090

» En 1854 et 1855, le bureau de la statistique

générale de France a trouvé, pour 52 311 enfants nés à Paris, la répartition sexuelle ci-après :

	Nombre de garçons pour 1000 filles.
Père plus jeune que la mère......	975
Père du même âge que la mère....	1021
Père plus âgé que la mère........	1044

» Il restait à examiner si l'âge absolu des parents n'avait pas aussi sa part d'influence sur le sexe des enfants. Voici les documents réunis sur ce point par M. Sadler, et qui résolvent la question négativement :

Age des lords au moment du mariage.	Nombre de garçons pour 1000 filles.
Au-dessous de 16 ans......	1153
De 21 à 26 ans..........	938
De 26 à 31 ans...........	1143
De 31 à 36 ans...........	1133
De 36 à 41 ans...........	987
De 41 à 46 ans..........	1120
De 46 à 51 ans..........	952
De 51 à 61 ans..........	1588

Age de la femme.	Nombre de garçons pour 1000 filles.
Au-dessous de 16 ans......	1121
De 16 à 21 ans...........	1209
De 21 à 26 ans...........	1055
De 26 à 31 ans...........	1250
De 31 à 36 ans...........	1110
De 36 ans et au delà......	1000

» Il semble résulter de ces deux tableaux que le sexe des enfants n'est influencé ni par l'âge absolu du père ni par celui de la mère.

» L'ensemble des faits qui précèdent autorise à admettre que l'âge habituellement plus avancé du père, comparativement à celui de la mère, n'est pas sans influence sur l'excédant ordinaire des naissances masculines, dont nous donnons ici le tableau officiel pour un certain nombre de pays, tant en Europe que hors d'Europe.

États européens.	Période d'observation.		Nombre des naissances masculines sur 100 naissances féminines, mort-nés compris.
Iles Feroë..	1850—54	...	109,7
Hanovre ...	1844—55	...	107,1
France.....	1840—55	...	106,7
Pays-Bas...	1848—57	...	106,5
Saxe	1847—56	...	106.5
Belgique ...	1841—55	...	106,4
Bavière....	1845—57	...	106,4
Autriche ...	1842—54	...	106,3
Wurtemberg	1843—52	...	106,2
Danemark ..	1845—54	...	106.0
Prusse.....	1826—49	...	105,8
Norwége ...	1836—55	...	105,8
États sardes.	1828—37	...	105,2
Islande	1850—54	...	103,8

Pays hors d'Europe.	Période d'observation.	Naissances masculines.	
Bolivie	1828—30	102,4	pop. indienne.
Antilles anglaises ..	1816—31	101,4	pop. esclave.
Havane..........	1825—29	105,0	pop. noire.
Nouv.-Galles du Sud.	1840—54	103,1	pop. blanche.
Australie occidentale	1850—54	120,9	id.
Victoria	1852—54	102,1	id.
Terre Van Diémen..	1844—55	108,8	id.

» On voit que, dans tous les pays sur lesquels nous possédons des documents officiels, le sexe masculin domine dans les naissances, quels que soient d'ailleurs les temps et les lieux, la race et la nationalité.

» Bien que les lois qui président à la physiologie de l'homme soient plus ou moins indépendantes de celles de la physiologie des mammifères, il m'a paru intéressant d'examiner les résultats obtenus par quelques éleveurs.

» On lit dans une lettre adressée à Girou de Buzareingues par M. H. de la G... (1) :

» En 1803, j'avais acheté à la bergerie de Perpignan 14 béliers, dont 2 seulement étaient vieux. Des circonstances particulières ayant déconcerté mes projets, je fus contraint de placer mes béliers un à un ou deux à deux dans différents troupeaux, à cette seule condition que toutes les agnelettes métisses qui en proviendraient me seraient vendues au prix moyen de la race indigène. Lorsque, profitant de ce droit, j'acquis les agnelettes, j'eus lieu d'observer que le nombre en était beaucoup supérieur à celui des mâles, excepté dans le troupeau où les deux vieux béliers avaient fait la monte concurremment avec un de 30 mois. En 1804, un de mes vieux béliers ayant péri, celui qui survécut

(1) Girou de Buzareingues, *De la génération*, Paris, 1828, in-8, p. 134 à 137.

se trouvant supérieur à ceux qui me restaient, je le gardai avec deux autres parvenus à l'âge de 3 ans 1/2 pour la monte de mon troupeau qui me produisit à peu près autant de mâles que de femelles. En 1807, j'achetai 3 béliers sans cornes âgés de 18 mois, et je réformai les 3 autres. Le nombre de femelles fut beaucoup plus considérable que celui des mâles. En 1808, le nombre des femelles diminua, quoique encore supérieur à celui des mâles. En 1809, j'achetai 4 autres béliers, dont 2 vieux avaient fait la monte à la bergerie de Perpignan. Depuis cette époque, je n'ai guère employé que des béliers vieux qui avaient déjà fait la monte à la même bergerie, et ils ont donné à peu près autant de mâles que de femelles.

» En 1819, M. Périer, fermier du domaine d'Is, dans l'Aveyron, résolut, pour des raisons particulières, de ne pas livrer ses brebis au bélier. Il acheta des agneaux mâles de 6 mois et les mit dans le troupeau de ses brebis, ayant soin d'en éloigner tout mâle adulte. Ses bergers et ses domestiques, dont le salaire consistait en partie dans la faculté de tenir plusieurs brebis portières avec le troupeau de la ferme, ne jugèrent pas à propos de suivre l'exemple de leur maître, et ils placèrent leurs brebis dans les troupeaux du voisinage où il y avait des béliers. M. Périer n'obtint pas de sa spéculation le résultat qu'il en attendait : ses brebis furent fécondées, à son grand étonnement, *par les jeunes agneaux* qu'il avait achetés, et elles produisirent 66 *femelles contre* 34 *mâles;* la première moitié de l'agnelage, qui provient ordinairement des brebis les plus vigoureuses, fut presque exclusivement composée de femelles. Il n'en fut pas de même des brebis qui appartenaient aux bergers ou aux domestiques ; celles-ci donnèrent 21 *mâles* et 18 *femelles* (1).

» En 1812, continue G. de Buzareingues, j'ai mis des béliers *jeunes* dans mon troupeau de mérinos et des béliers *vieux* dans mon troupeau de métis, et cette monte m'a produit *plus d'agnelettes que d'agneaux mérinos et beaucoup plus d'agneaux que d'agnelettes métisses.* M. G..., artiste vétérinaire, m'a dit qu'en 1812 il avait confié la monte de son troupeau à 2 béliers antenais, et que sur 138 *agneaux il n'avait eu que* 50 *mâles.* Le petit troupeau du sieur Lavabre (de Tantayron), avait été sailli en 1825 par 1 bélier *antenais;* il a donné, en 1826, 5 *mâles et* 17 *femelles.* Celui de M. Pouget (de Lacombe) a été sailli en 1826 par 1 *agneau*, et il lui a donné, en 1827, 12 *mâles et* 16 *femelles.* J'ai demandé à différents bergers quel sexe prédominait ordinairement dans les produits des antenaises, ils ont tous répondu, sans hésiter,

(1) Girou de Buzareingues, *Op. cit.*, p. 136.

que c'était le *sexe masculin*, et je me suis assuré qu'ils disaient vrai par des observations répétées et personnelles. Au domaine de la Panonze, les brebis antenaises ont produit, en 1825, 31 *mâles* et 21 *femelles*. A Villeplaine, chez M. Molinier, elles ont donné, en 1827, 20 *mâles et* 18 *femelles*.

» Cette question de l'influence de l'âge relatif des parents sur le sexe des produits a été reprise dans ces derniers temps par le professeur de physiologie de l'Université de Marbour, et voici le résultat de ses investigations : D'abord sur 1156 brebis âgées de 2 à 3 ans et couvertes par des béliers du même âge, il y en eut 5,1 sur 100 de non fécondées, tandis qu'elles furent toutes fécondées, sans aucune exception, lorsqu'elles furent couvertes par des béliers plus âgés.

» En second lieu et en ce qui concerne le sexe des produits, la proportion des agneaux s'abaissa jusqu'à 41,6 pour 100 lorsque les brebis étaient plus âgées que les béliers, tandis que dans les conditions opposées, la proportion des naissances masculines s'élève ainsi qu'il suit :

Age des brebis.	Age des béliers.	Proportion des agneaux sur 1000 naissances.
2 ans	de 2 à 3 ans	56,11
3 ans	de 3 à 4 ans	56,76
4 ans	de 4 à 5 ans	58,49

» De cet ensemble de faits il est permis de conclure :

» 1° Que l'âge relatif des parents exerce une influence manifeste sur le sexe des enfants ;

» 2° Que le sexe masculin domine quand le père est plus âgé que la mère ;

» 3° Que le sexe féminin domine quand la mère est plus âgée que le père ;

» 4° Que le sexe féminin domine, mais à un moindre degré que dans le cas précédent, quand le père et la mère sont du même âge.

» 5° Enfin, que l'âge *absolu* des parents n'exerce aucune influence appréciable sur le sexe des enfants. »

Le travail de M. Boudin est un des premiers pas sérieux faits dans l'étude des lois de la procréation et son intérêt ne saurait échapper à personne. Ce n'est qu'un fragment de l'immense collection des œuvres de statistique de notre distingué confrère, auquel on doit déjà un très-remarquable *Traité de géographie et de statistique médicales.*

LIVRE III

DES SOINS A PRENDRE PENDANT LA GROSSESSE.

Dans la matrice, l'enfant s'identifie tellement avec la vie de sa mère que la santé de l'une fait la santé de l'autre (1).

On ne saurait trop insister, non-seulement sur les précautions que doivent prendre les femmes dans le cours de la grossesse pour ménager leur santé et pour prévenir l'avortement, mais encore sur l'influence que les écarts de régime et les imprudences peuvent avoir sur l'état de l'enfant. Il serait même à désirer que la science eût pour chaque maladie une bonne monographie qui indiquât l'influence qu'elle peut avoir sur le produit de la conception. Mais les travaux de ce genre sont encore peu nombreux, et sauf les recherches qui sont dans ce livre, le travail de M. le professeur Grisolle sur la pneumonie (2), et le mémoire de M. L. X. Bourgeois (3), il n'y a pas d'étude spé-

(1) Hippocrate, *De la nature de l'enfant* (*OEuvres complètes*, traduction Littré. Paris, 1851, t. VII).

(2) Grisolle, *Traité de la pneumonie*, 2e édition. Paris, 1864, in-8.

(3) Bourgeois, *De l'influence des maladies de la femme pendant la grossesse sur la santé et la constitution de l'enfant* (*Mém. de l'Acad. de médec.* Paris, 1862, t. XXV).

ciale sur chacune des maladies de la femme grosse, et l'on ne sait pas encore d'une manière précise quel est le dommage éprouvé par le fœtus, d'abord *sous la seule influence d'une affection grave de la mère*, et ensuite *sous celle des agents thérapeutiques employés pour combattre cette affection.*

CHAPITRE PREMIER.

DE L'HYGIÈNE DE LA FEMME ENCEINTE.

Les femmes enceintes doivent, autant pour la conservation de leur santé que pour prévenir l'avortement et les accidents graves qui lui succèdent, prendre quelques précautions et se soumettre à un genre de vie tout particulier.

Il faut que les femmes soient dirigées dans cette circonstance par un médecin, qui règle leur alimentation d'une manière convenable, qui les instruise, à l'égard des vêtements, du danger qui résulte, pour l'enfant et pour le développement du mamelon, de la constriction du ventre et des mamelles par un corset trop serré. Il devra leur conseiller l'exercice en plein air, par tous les temps, mais surtout au soleil, et les empêcher de marcher jusqu'à lassitude. De cette manière, les femmes ne sont pas esclaves ni tenues à un repos trop absolu, qui ne devient nécessaire que dans des cas exceptionnels, lorsque des pertes et des douleurs utérines font craindre un avortement, et leur vie est en rapport avec leur position. C'est à elles de suivre ces préceptes, d'abord pour ne pas compromettre leur santé et ensuite pour amener, au terme de la grossesse, un enfant robuste et bien conformé.

I. *Exercice.* — Il faut que les femmes grosses cessent de courir et de danser, qu'elles s'interdisent pendant quelques mois les voyages fatigants, qu'elles ne fassent pas de promenades dans une voiture mal suspendue; en un mot, elles doivent éviter l'extrême fatigue, les secousses du corps et les mouvements violents, qui ébranlent les organes renfermés dans le ventre et qui peuvent être cause d'un accouchement prématuré.

Ces règles sont indispensables à suivre pour les femmes riches des grandes villes, car, pour les femmes de la classe ouvrière et de la campagne, les occupations grossières du ménage ou de leur profession habituelle, le travail de la terre principalement, peuvent être continués sans inconvénient. Chez ces femmes la vie active est au contraire favorable à la gestation. Le repos n'est indispensable que si la femme souffre du bas-ventre et des reins, a déjà fait une fausse couche et paraît menacée d'un accident semblable. Dans ce cas il faut que les femmes restent au lit ou sur une chaise longue.

II. *De l'air.* — Les femmes grosses doivent, autant que possible, habiter des appartements bien aérés et vivre au dehors, sous le soleil, à l'air libre et pur, principalement à la campagne. — « Les plus beaux enfants naissent au sein des campagnes, dit M. le docteur Munaret, par la même raison que les arbres en plein vent produisent des fruits moins hâtifs, mais plus gros, plus colorés que ceux qui languissent sous les vitres d'une serre énervante. » — Les hommes ne sont point faits pour être entassés en fourmilière, et l'haleine de l'homme est mortelle à l'homme, de sorte que la femme enceinte doit éviter l'habitation des lieux bas, humides, mal aérés, où règne une trop grande chaleur et encombrés par un grand nombre de personnes.

Ce qu'on appelle *air confiné*, c'est-à-dire un air vicié par l'encombrement d'un grand nombre de personnes dans une salle de bal ou de théâtre, produit souvent l'immobilité du fœtus, des contractions utérines et quelquefois l'avortement. Cela se produit également dans des inhalations d'acide carbonique. Aussi Mauriceau raconte l'histoire d'une blanchisseuse qui, ayant allumé un réchaud de charbon dans sa chambre et étant restée quelque temps sous l'influence du gaz qui se dégageait, éprouva de l'oppression, des angoisses, et avorta.

Plusieurs faits de ce genre ont été observés à l'hôpital des Cliniques. Une femme enceinte qui retient sa respiration provoque les mouvements du fœtus appréciables à la main.

L'air vicié par les miasmes paludéens produit des effets analogues, soit qu'ils empêchent la conception d'avoir lieu, soit qu'ils nuisent au développement du fœtus et occasionnent prématurément sa mort.

III. *Vêtements.* — Les femmes grosses doivent porter des vêtements assez larges pour ne pas gêner l'ampliation des parois de l'abdomen, ne pas mettre de corset ou seulement un corset à élastiques peu serré, indispensable à la toilette, et se couvrir les parties inférieures d'un caleçon de toile ou de laine, pour que le ventre, qui pousse les jupes en avant et qui se trouve dès lors exposé à l'air froid dans sa partie basse, ne soit pas fâcheusement impressionné par cet agent.

IV. *Nourriture.* — Le régime de la femme enceinte doit être le même que dans l'état de santé, à moins que les fonctions de l'estomac ne soient troublées par les dégoûts, les nausées et les vomissements. Dans ce cas il faut laisser les femmes prendre ce qu'il leur convient, *quod sapit, nutrit.* Si l'estomac est en bon état, la femme grosse peut et doit manger en abondance, ne serait-ce que pour remédier à l'état de faiblesse et d'anémie qui existe chez elle. Cependant on doit bannir de l'alimentation les aliments trop excitants ou fortement épicés, user avec modération des boissons alcooliques ou excitantes, telles que le vin, le café, le thé, qui accélèrent la circulation d'une manière dangereuse pour l'enfant. Toutefois dans certains cas, lorsqu'une femme a de trop gros enfants pour le diamètre de ses organes et que l'accouchement est difficile ou impossible sans opération, il faut, si l'on sait d'avance que le bassin est trop étroit, diminuer le volume de l'enfant par le régime de la mère. Cela n'a aucun inconvénient pour l'avenir de l'enfant, et cela peut sauver la mère d'un grand péril. Dans ce cas, il faut que les femmes ne mangent que 250 grammes de viande par jour, des légumes herbacés, du poisson, peu de féculents, du laitage, des fruits, et 750 grammes de pain tout au plus.

V. *Bains.* — Les jeunes femmes qui ont l'habitude de prendre fréquemment des bains doivent s'en abstenir dans les premiers mois de la grossesse. Elles ne doivent se baigner que rarement et ne séjourner que peu de temps sous l'eau. Cette manière de faire est surtout importante pour les femmes qui sont à leur première grossesse ou qui sont un peu faibles, maladives ou chlorotiques, c'est alors que les fausses couches se font avec la plus grande facilité.

Dans ce cas, il faut prendre des bains très-courts, tièdes, et n'y pas séjourner plus de dix minutes. C'est une immersion plutôt qu'un bain, mais la propreté n'exige pas davantage. On peut mettre dans l'eau du bain une livre d'amidon, un sachet de son, ou mieux, 200 grammes de carbonate de soude, agent qui enlève rapidement toutes les sécrétions de la peau.

Après le quatrième mois, et quand la femme a senti remuer, elle peut prendre plus souvent des bains et y séjourner davantage sans crainte d'accident.

VI. *Rapports sexuels.* — On se préoccupe quelquefois de l'influence que peuvent avoir les rapports sexuels sur l'avortement, et l'on dit avec le poëte :

> Ce que l'amour a fait, amour peut le détruire.

Cela est vrai, mais il faut pour cela des conditions particulières qui ne s'écrivent pas, et que le médecin seul peut apprécier et dire confidentiellement aux intéressés. D'une manière générale, quand une femme a fait une fausse couche, son mari doit, à une grossesse suivante, vivre dans un isolement presque absolu, au moins jusqu'au cinquième mois.

VII. *Les femmes qui veulent nourrir leur enfant doivent préparer le bout de leurs seins.* —

Les jeunes femmes enceintes pour la première fois n'ont que très-rarement les bouts de sein suffisamment développés. A peine apparent, ou rentré dans l'organe qui a été comprimé par le corset, le mamelon ne peut servir à l'allaitement du nouveau-né. C'est là souvent une cause qui empêche de nourrir soi-même son enfant. Dans ce cas, les jeunes femmes doivent abandonner le corset qui comprime le mamelon, et le remplacer par un corset très-large, élastique, avec de vastes goussets ou par une ceinture ; elles doivent encore, si le bout du sein est peu apparent ou rentré en lui-même, se préparer d'avance à le faire sortir. Elles pourront y réussir en exerçant elles-mêmes sur le sein des succions répétées au moyen d'une *pipe*

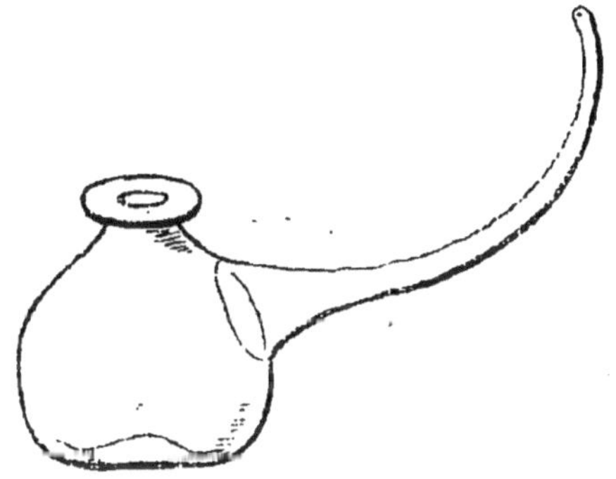

Fig. 1. — Pipe de verre ou tétine d'Amb. Paré.

de verre (fig. 1) telle que la recommandait déjà A. Paré (1) ou d'une ventouse disposée à cet

(1) A. Paré, *Œuvres*, édition Malgaigne. Paris, 1840, t. II, p. 710.

effet, telle que le *tire-mamelon* de Mathieu (fig. 2)

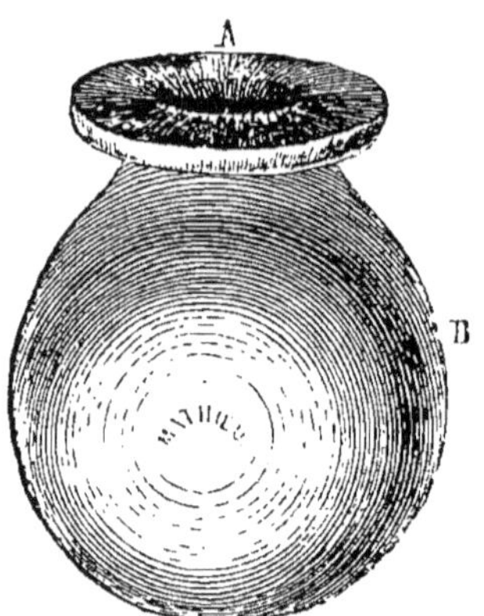

Fig. 2. — Tire mamelon de caoutchouc de Mathieu : A, entonnoir à appliquer sur le bout de sein ; B, poire destinée à faire l'aspiration.

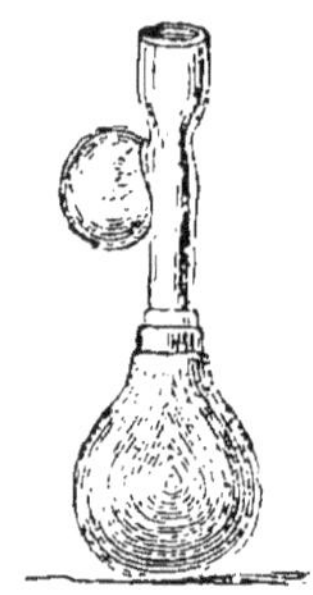

Fig. 3. — Tire-lait atmosphérique de Leplanquais.

ou le *tire-lait* atmosphérique de Leplanquais (fig. 3).

CHAPITRE II.

DES ACCIDENTS DE LA GROSSESSE.

Les accidents de la grossesse sont personnels à la mère ou bien ils peuvent agir sur le fœtus.

I. *Accidents de la grossesse personnels à la mère.* — Parmi ceux dont se plaignent les jeunes femmes, nous citerons l'*inappétence* ou *anorexie*, les *nausées*, les *vomissements*, les *étourdissements* et les *vertiges de la pléthore* ou *de l'anémie*, la *constipation*, la *leucorrhée*, les *troubles sen-*

soriels, et les *différentes maladies aiguës et chroniques*.

Anorexie, *nausées*, *vomissements*. — Un des premiers accidents de la grossesse, peu désagréable d'ailleurs, c'est le dégoût des aliments, c'est-à-dire l'*inappétence* ou l'*anorexie*. Les femmes ne veulent pas manger ou ont pour l'odeur de la cuisine et pour certains aliments une répugnance qui va jusqu'au dégoût. La viande, particulièrement, leur répugne à voir, et elles n'en peuvent manger; elles ont au contraire du goût pour les salaisons, la salade, les fruits, le vin, ou même des choses qu'on ne mange pas habituellement. Sauf ces dernières fantaisies qu'il faut combattre, les femmes feront bien de prendre tous les aliments qui leur font plaisir. Pourvu qu'elles mangent, peu importe ce qu'elles prennent, si elles y trouvent une certaine quantité de matière nutritive.

Les *nausées* ont quelque chose de plus désagréable. Une continuelle envie de vomir, des éructations aigrelettes, des eaux acides dans la bouche, sont très-difficiles à supporter. Ce sont des incommodités contre lesquelles il y a peu de chose à faire. Néanmoins, le vin pur sucré, l'eau de mélisse, les eaux gazeuses, le vin mousseux, les acides, la teinture d'iode opiacée, deux gouttes dans un verre d'eau peuvent rendre service et soulager beaucoup les jeunes femmes qui sont dans cette situation.

Les *vomissements* sont au moins aussi fréquents que les nausées au début de la grossesse. Quelques femmes ne vomissent pas, mais c'est une exception. D'autres vomissent à une première grossesse et ne vomissent pas à une grossesse suivante, d'où certaines idées populaires, fort répandues, attribuant la présence des vomissements, tantôt à la gestation des garçons, tantôt à la gestation des filles. C'est là une de ces erreurs comme il en règne tant, et qui n'ont d'autre base que la crédulité publique.

Le vomissement, sa fréquence et sa persistance n'indiquent absolument rien quant au sexe de l'enfant procréé. C'est un accident sympathique comme l'anorexie, et certains autres troubles nerveux sensoriels, et il est impossible d'en donner une autre explication.

Les vomissements se montrent quelquefois dès le début de la grossesse, à sa première heure, si l'on peut ainsi dire, mais ordinairement, ils ne viennent qu'au bout de quinze jours, d'un mois, et ils durent pendant deux, trois ou quatre mois. Ils cessent peu à peu et n'existent plus à la fin de la grossesse. Il est très-rare de les voir persister jusque-là. Chez quelques femmes, ces vomissements, par leur fréquence, par leur durée et par leur abondance, deviennent une cause d'affaiblissement excessif et constituent un véritable péril pour l'existence. A ce degré, on les désigne sous le nom de *vomissements incoercibles*. Les femmes ne peuvent rien prendre sans vomir, elles ne gardent aucune boisson et aucun aliment, elles s'épuisent, leur système nerveux s'irrite, tous les sens se troublent, et il en résulte des désordres d'innervation générale connus sous le nom d'état nerveux chronique ou de *nervosisme* (1). Elles tombent dans un état de marasme qui se terminerait par la mort, si des remèdes appropriés et, au besoin l'avortement, ne venaient arrêter le vomissement et l'inanition qu'il entraîne.

Les vomissements de la grossesse peuvent être diminués ou suspendus par les aliments froids et les boissons glacées, par les préparations ferrugineuses, par le suc de citron, l'eau de Seltz, de Saint-Galmier, de Bussang, de Saint-Alban, etc., par les vins mousseux, par le sirop de teinture d'iode opiacé, par le sous-nitrate de bismuth à 3 et 4 grammes, par 1 ou 2 centigrammes d'opium avant les repas, par la belladone, etc. Mais, si, malgré ces moyens, ils persistaient au point de compromettre la vie de la mère, il y aurait lieu de se réunir avec d'autres confrères pour décider s'il

(1) Bouchut, *De l'état nerveux aigu et chronique, ou nervosisme*. Paris, 1861, p. 270.

ne conviendrait pas de sacrifier l'enfant. L'abstention en pareille matière fait inévitablement deux victimes. Mieux vaut, quand la question est ainsi posée, la résoudre en essayant de sauver la mère. C'est ainsi que font aujourd'hui la plupart des accoucheurs. Toutefois il y a ici une distinction à faire. Au septième mois, quand l'accouchement prématuré peut sauver la mère et l'enfant, il ne faut pas hésiter à employer les manœuvres nécessaires à provoquer l'expulsion du fœtus ; mais avant cette époque, les opinions sont partagées et il y a des accoucheurs qui ne croient pas utile de provoquer l'avortement. Cazeaux (1) est de ce nombre. Il ne croit pas que l'opération fasse disparaître les vomissements, et il pense que dans beaucoup de cas on a pu différer et voir la grossesse se terminer d'une façon avantageuse. C'est là une question des plus délicates et qu'un médecin ne doit jamais résoudre seul. Dans un cas pareil, s'il croit la femme en danger, il doit prendre l'avis de ses confrères et ne rien entreprendre qui n'ait reçu leur assentiment ou celui de la famille.

Leucorrhée.—Des flueurs blanches, constituant ce qu'on appelle aussi *leucorrhée*, existent très-souvent chez la femme enceinte. Au dire d'Hippo-

(1) Cazeaux, *Bulletin de l'Académie de médecine*, 1851-1852, t. XVII, *passim*.

crate (1) elles peuvent produire l'avortement, mais cela est rare et il faut pour cela qu'elles soient la conséquence d'une large ulcération fongueuse du col de la matrice.

Ce flux a l'inconvénient de troubler les fonctions de l'estomac, de provoquer la gastralgie et l'anémie. Il agit en outre comme irritant local des parties extérieures de la génération et provoque un prurit et une cuisson désagréable accompagnés de vives douleurs au moment de l'émission des urines.

Des lotions ou injections d'eau froide, d'eau et d'extrait de Saturne, de décoction d'écorce de chêne, de liqueurs de Gowland, de sublimé, de tannin, l'insufflation tous les deux jours de sous-nitrate de bismuth sur le museau de tanche, et quelquefois la cautérisation du col de la matrice sont nécessaires pour remédier à cet accident.

Constipation. — La constipation est un phénomène très-ordinaire chez les femmes enceintes. Il est souvent le résultat d'une disposition naturelle, mais, chez plusieurs d'entre elles, il est la conséquence de la gestation, soit à cause de l'état chlorotique qu'elle produit, soit à cause de la pression que la matrice très-développée exerce sur le rec-

(1) Hippocrate, *Aphorismes*, section 5 (*Œuvres*, trad. Littré, Paris, 1844, t. IV, p. 549).

tum. Elle doit être combattue par les lavements émollients ou purgatifs, par les laxatifs et quelquefois par de légères purgations.

Hémorrhoïdes et varices. — L'état de grossesse, en raison du volume de la matrice qui presse sur les veines de la partie inférieure du ventre et de l'intestin, détermine la stase veineuse des jambes, du rectum, et la formation de tumeurs hémorrhoïdaires plus ou moins douloureuses au pourtour de l'anus.

Les varices des jambes doivent être maintenues par un bas élastique d'une très-faible pression et elles disparaissent par l'accouchement.

Contre les hémorrhoïdes, il faut employer les lavements émollients et les lavement purgatifs, les lavements froids, les compresses d'eau froide, l'onguent *populeum* et les suppositoires de beurre de cacao, etc.

Pléthore. — L'état de grossesse modifie rapidement et profondément le sang. Il en résulte rapidement un état particulier que révèlent la céphalalgie, la lourdeur de tête, les bouffées de chaleur, les étourdissements, les congestions locales, quelques hémorrhagies, etc. C'est à l'ensemble de ces malaises qu'on donne le nom de *pléthore*, et il résulte, soit de l'augmentation de la masse du sang, avec accroissement du chiffre de ses globules, ce qui est rare, soit, au contraire, de l'augmentation de l'eau du sang, avec diminution du chiffre des globules.

Quand il y a augmentation de la masse du sang avec augmentation des globules, il y a *pléthore vraie*, et la pléthore est dite *fausse pléthore* ou *pléthore séreuse*, quand l'augmentation de la masse du sang coïncide avec la diminution des globules sanguins.

Les analyses de MM. Andral et Gavarret, Becquerel et Rodier, enfin celles de M. Jules Regnault (1) ont mis le fait hors de doute.

Ainsi, sur 34 saignées faites en différentes époques de la grossesse, MM. Andral et Gavarret n'ont vu qu'une fois le chiffre des globules s'élever à 145 millièmes, et une fois à 128 millièmes, qui est la moyenne de l'état physiologique. Dans les 32 autres cas, le chiffre des globules variait de 125 à 95 millièmes, proportion bien inférieure à ce qu'elle devrait être.

Pour la fibrine du premier au sixième mois, sa proportion est restée normale ou à peu près, mais du sixième au neuvième, elle s'est élevée à 3, 4, et près de 5 millièmes.

De son côté, M. le professeur Jules Regnault directeur de la pharmacie centrale des hôpitaux de Paris, a voulu rechercher les altérations de la

(1) J. Regnault, *Des modifications de quelques fluides de l'économie pendant la gestation*. Thèse inaugurale. Paris, 1846.

grossesse sur 25 femmes, à différentes époques de la gestation, et voici ce qu'il a trouvé :

Composition de 1000 parties de sang chez 25 femmes à différentes époques de la gestation.

NUMÉROS.	ÉPOQUES de LA GROSSESSE.	AGE.	FIBRINE.	ALBUMINE.	GLOBULES.	PRINCIPES FIXES DU SÉRUM MOINS L'ALBUMINE.	EAU ET PRINCIPES VOLATILS.
1	2e mois........	19	2,60	70,50	125,35	11,75	789,80
2	Fin du 2e mois..	21	2,80	70,18	126,40	9,30	791,32
3	3e mois..	32	2,70	67,30	122,60	10,20	797,20
4	3e mois........	27	1,98	70,25	126,22	8,65	792,60
5	3e mois 1/2.....	18	2,90	68,09	116,91	11,40	800,70
6	4e mois........	39	2,40	69,35	127,18	10,50	790,57
7	5e mois........	31	2,43	69,40	123,90	8,75	795,52
8	6e mois 1/2.....	29	2,80	68,85	99,76	10,50	818,09
9	7e mois........	27	3,25	69,20	120,40	7,90	799,25
10	7e mois........	35	2,79	68,30	107,92	9,75	811,24
11	7e mois........	22	3,20	68,66	118,40	10,20	799,54
12	7e mois 1/2.....	23	4,16	69,18	99,41	8,43	818,82
13	7e mois 1/2.....	19	3,30	69,07	112,50	9,65	805,48
14	7e mois 1/2.. ..	25	2,78	65,43	100,77	10,20	820,82
15	8e mois........	29	3,31	66,18	115,44	9,43	805,62
16	8e mois........	38	3,74	64,92	99,36	11,20	820,78
17	8e mois........	20	4,16	67,20	103,40	9,50	815,74
18	8e mois 1/2.....	22	4,47	66,82	95,60	10,95	822,16
19	9e mois...... ..	25	3,70	68,25	108,90	9,85	809,50
20	9e mois........	24	4,89	65,47	91,40	10,75	827,49
21	9e mois........	33	4,42	66,38	115,25	9,24	804,71
22	9e mois....	27	3,69	64,45	90,20	10,40	831,26
23	9e mois........	25	4,39	65,80	94,90	11,65	823,36
24	9e mois........	28	3,86	68,92	102,80	9,96	814,46
25	9e mois........	26	4,28	66,27	99,75	9,80	819,90

Les modifications du sang de la femme enceinte sont donc, pour les six premiers mois, augmentation de la masse du sang avec conservation, accroissement ou diminution du chiffre des globules, et maintien de la proportion normale de fibrine ; pour les trois derniers, au contraire, augmentation de la masse du sang, conservation, accroissement ou diminution des globules et augmentation du chiffre de la fibrine.

Quand il y a *vraie pléthore*, ce que l'on reconnaît aux signes extérieurs fournis par la constitution, et aux accidents de congestion sanguine de la tête ou des différents organes, la saignée est absolument nécessaire, mais il ne faut pas la pratiquer à la légère, et l'on doit attendre que des malaises bien caractérisés aient rendu l'opération indispensable.

S'il y a *fausse pléthore* ou *pléthore séreuse*, il faut éloigner l'idée de la saignée et détruire les accidents de gastralgie, d'étourdissements, de tintements d'oreille par les préparations de fer et de quinquina, par le séjour à la campagne, etc. Si les phénomènes de congestion vers la tête ou sur les viscères sont trop considérables, on est quelquefois obligé de recourir à la saignée qui produit un soulagement momentané, mais il faut, peu après, revenir immédiatement aux préparations ferrugineuses et au quinquina.

II. *Accidents de la grossesse pouvant agir sur l'enfant.* — Les accidents qui, dans le cours de la grossesse, peuvent altérer la santé de l'enfant et même occasionner sa mort sont : les *coups sur le ventre* et les *chutes sur le siége*, la *pléthore*, les diverses *maladies* dont la mère est affectée et enfin les *maladies du fœtus*.

Coups sur le ventre et chutes sur le siége. — La mort de l'enfant est souvent le résultat de *coups sur le ventre*, ou des *chutes sur le siége* que peuvent faire les femmes. C'est un fait généralement admis et sur lequel il est inutile d'insister davantage. Si la grossesse est avancée et que l'enfant ait manifesté sa présence par des mouvements intérieurs actifs, ces mouvements cessent, et au bout de quelques jours l'avortement a lieu.

Ailleurs ces coups sont l'origine de vices de conformation plus ou moins caractérisés et de fractures des membres que les enfants apportent en naissant. J'ai cité plusieurs faits de ce genre (1).

Pléthore. — Les médecins reconnaissent volontiers les accidents de *pléthore* qui surviennent chez la mère dans le cours de la grossesse. Cette disposition est d'ailleurs caractérisée par des symptômes de lourdeur de tête, de somnolence, d'étourdissements, etc., tellement évidents, qu'il est souvent impossible de la méconnaître ; mais ce qui est moins connu, c'est l'influence de cette

(1) Bouchut, *Traité pratique des maladies des nouveau-nés*, 4e édition, Paris, 1862.

pléthore sur le produit de la conception. Dans cet état, l'utérus est fortement contracté et presse davantage sur le fœtus, dont les membres sont quelquefois, en raison de cette contraction, maintenus dans une position vicieuse. Il en résulte un grand nombre de difformités congénitales qu'il est facile de prévenir par la saignée. En effet, les femmes accusent presque toujours, après cette petite opération, un bien-être particulier; et la plupart assurent que, sous son influence, les mouvements de l'enfant sont devenus plus fréquents, plus vifs, et en quelque sorte plus faciles. S'il en est ainsi, il faut convenir que la pléthore a, non-seulement des inconvénients pour les mères, mais encore pour l'enfant qui est renfermé dans leur sein.

Maladies de la grossesse. — Les maladies de la femme développées pendant sa grossesse ont une influence variable sur la santé de l'enfant développé dans son sein. Les unes *diathésiques*, *virulentes*, comme la variole, le choléra, la syphilis, la fièvre puerpérale, etc., etc., se transmettent au fœtus et le font périr ou empoisonnent lè sang maternel; les autres, telles que les *maladies aiguës* (pneumonie, rhumatisme aigu, pleurésie, fièvre typhoïde, etc.), ne provoquent qu'un amoindrissement de volume de l'enfant, ou ne font rien, ou amènent la mort et l'avortement;

enfin les dernières, qui sont les *impressions morales*, ont une influence nulle ou grave, en déterminant des névroses et des vices de conformation chez les enfants. Il était très-intéressant d'en connaître les effets et M. L. X. Bourgeois ayant pris la peine de rassembler ce qui était épars dans les travaux de Cazeaux, de MM. Serres, Grisolle, Bouillaud, Stokes, Lucas, Bouchut, Lorain, et en y réunissant les observations personnelles, nous lui emprunterons quelques-unes de ses conclusions.

A. — **Maladies diathésiques ou virulentes.**

Diathèse tuberculeuse. — Sur 115 cas de phthisie tuberculeuse, antérieure à la grossesse, ou développée dans son cours, l'autre conjoint étant de bonne santé :

32 femmes étaient atteintes des premiers symptômes, ou prédisposées par hérédité, 7 ont eu ensemble 18 fausses couches, et ensemble elles ont enfanté 96 individus, dont 36 bien portants. Il y en a eu 60 plus ou moins tuberculeux, sur lesquels 22 sont morts avant sept ans d'affection tuberculeuse ;

92 de ces femmes étaient tuberculeuses au deuxième ou au troisième degré. Or, 24 ont eu 27 fausses couches et 6 accouchements prématu-

rés. Ensemble elles ont mis au monde 69 enfants, dont un quart (19) en bonne santé, et 50 plus ou moins scrofuleux, dont 21 morts de tubercules (1).

Diathèse scrofuleuse. — Sur 52 femmes atteintes de scrofule plus ou moins caractérisée, le mari étant sain, 12 ont avorté et ont fourni 37 avortements. Ensemble, elles ont donné naissance à 92 enfants, dont 78 exempts de scrofule, 7 enlevés de convulsions avant un an, et le reste scrofuleux.

Diathèse syphilitique. — L'influence de la syphilis sur le fœtus est parfaitement connue; et comme elle fera l'objet d'un article spécial placé un peu plus loin, je n'en parlerai pas ici.

On a dit, mais à tort, que le traitement mercuriel était une cause d'avortement, c'est une grave erreur; il en est, au contraire, le meilleur préservatif, du moment où il guérit la syphilis, sa cause occasionnelle la plus fréquente.

Maladies nerveuses. — L'*asthme*, les *palpitations*, la *syncope*, l'*angine de poitrine*, la *gastralgie*, les *névralgies*, les *convulsions*, l'*hystérie*, l'*épilepsie*, la *folie*, peuvent passer de la mère aux enfants, soit que la névrose existât chez elle avant la grossesse, soit au contraire qu'elle ne se soit déclarée que pendant la gestation ; alors la

(1) L. X. Bourgeois, *De l'influence des maladies de la femme pendant la grossesse sur la santé et la constitution de l'enfant.* Paris, 1862 (*Mém. de l'Acad. de médec.* Paris, 1862, t. XXV).

névrose se produit sous la même forme que chez la mère, ou sous une forme différente.

Maladies de la peau, ou dartres. — De 45 femmes atteintes de diathèse dartreuse, le mari paraissant sain, il y a eu 221 enfants, dont 87 ont été exempts de la diathèse dartreuse ; les autres 134 ont été plus ou moins profondément atteints.

Diathèse cancéreuse. — La diathèse cancéreuse est fort souvent héréditaire comme prédisposition à la maladie ; mais jamais une femme grosse, atteinte de cancer, n'a donné naissance à un enfant cancéreux.

Sur 11 femmes ayant accouché dans l'état cachectique de la diathèse cancéreuse, par cancer de matrice, du sein ou d'autres organes, 4 ont accouché avant terme d'enfants mort-nés. Une est accouchée à terme, ayant un cancer de matrice, et les manœuvres de l'accouchement ont amené la mort de l'enfant. Trois ont langui et sont morts de convulsions; deux seulement ont grandi, et l'un a offert des signes de scrofule.

Diathèse goutteuse et calculeuse. — La goutte de la mère se transmet à l'état de prédisposition, de façon à n'éclater que plus tard sous la forme de goutte, mais pouvant se manifester sous une autre forme, par exemple la migraine, l'asthme et les névroses.

Quant à l'affection calculeuse, très-commune

chez les enfants, elle n'a rien d'héréditaire, et elle résulte de graviers formés dans la fièvre, déposés dans la vessie, et servant de noyau à une pierre.

Fièvre typhoïde. — Dans les premiers mois de la grossesse, la fièvre typhoïde détermine souvent l'avortement au premier et au deuxième septénaire de la maladie.

Sur 22 femmes, au début de la grossesse, 6 ont eu une maladie légère et n'ont pas avorté, 16 ont été gravement malades, 12 ont avorté, et 4 ont conservé leur fruit.

Sur 15 femmes, au septième et au huitième mois de la grossesse et atteintes de fièvre typhoïde, il y a eu neuf fois accouchement prématuré.

Variole. — La variole est la maladie qui fait le plus souvent avorter les femmes. Ainsi, sur 27 femmes atteintes au milieu de la gestation, 23 ont avorté, et quelquefois le fœtus, comme j'en ai vu des exemples, porte des traces de variole. Cependant on voit naître des enfants sains de mères variolées. M. Serres en a observé vingt-deux exemples.

Rougeole et scarlatine. — Sur 15 cas de rougeole dans la grossesse, 8 femmes ont avorté ou accouché avant terme ; et, dans la scarlatine grave, toutes les femmes accouchent presque toujours avant terme, et meurent peu après.

Fièvre puerpérale. — La fièvre puerpérale entraîne souvent des accidents analogues chez le nouveau-né (Lorain), et elle détermine des érysipèles ou des péritonites mortelles sur le quart des enfants.

Choléra. — Le choléra chez une femme enceinte a pour effet ordinaire l'avortement et la naissance d'un enfant qui peut vivre ou qui peut mourir aussitôt avec des phénomènes de choléra. — Dans certains cas cependant le choléra peut se passer et la grossesse suivre son cours (1).

Fièvre intermittente. — Les femmes atteintes de fièvre intermittente dans la grossesse donnent souvent naissance à des enfants atteints de la même fièvre (Stokes, Pitre-Aubanais, Schuriz, etc.). J'en ai rapporté quelques exemples (2).

B. — Maladies aiguës.

Pneumonie. — D'après M. Grisolle (3), la pneumonie dans la grossesse provoque l'avortement ou l'accouchement prématuré dans la moitié des cas, et expose à de graves dangers. Sur 12 cas

(1) E. Bouchut, *Du choléra dans la grossesse* (*Gazette médicale*, 1850).

(2) Bouchut, *Traité des maladies des nouveau-nés, des enfants à la mamelle et de la seconde enfance*, 4e édition. Paris, 1862, p. 562.

(3) Grisolle, *Traité de la pneumonie*, 2e édition. Paris, 1864, p. 165.

cités par M. Bourgeois, il y a eu 8 avortements ou accouchements prématurés.

Pleurésie. — La pleurésie grave peut faire avorter.

Rhumatisme articulaire aigu. — Sur 2 cas, il y a eu un avortement.

Hémorrhagies utérines. — Les hémorrhagies utérines, qui se reproduisent très-souvent, quelle que soit leur cause, mais surtout s'il y a décollement du placenta, ou insertion du placenta sur le col, sont la cause de l'avortement.

Hydropisie. — L'hydropisie des femmes enceintes, qui s'accompagne d'albuminurie, amène souvent la mort prématurée du fœtus, l'avortement et l'éclampsie (Cazeaux).

Éclampsie. — L'éclampsie de la grossesse amène quelquefois l'avortement ou l'accouchement prématuré, et si l'enfant arrive à terme, il peut offrir des attaques d'éclampsie.

C. — **Impressions morales.**

Les *impressions morales* vives que peuvent éprouver les femmes sont plus fâcheuses pour elles que pour leur enfant. Il y a dans la grossesse une telle exaltation de la sensibilité, que des causes morales sérieuses peuvent amener un état d'irritation fort extraordinaire et quelquefois très-dangereux. Des femmes d'un caractère habituellement gai, deviennent, par suite de la grossesse, tristes et moroses; d'autres, d'une humeur douce et accommodante, deviennent d'une nature extrêmement acariâtre. Celle-ci verra l'amour qu'elle portait à son mari faire place à une antipathie insurmontable, ou sera prise d'une grande inconstance dans ses goûts et dans ses affections; une autre sera portée à de petits vols. Quelques-unes, c'est la *manie puerpérale*, tombent véritablement dans un complet état d'aliénation mentale et se portent aux actions les plus extravagantes. Il n'y a pas toujours de tels changements d'humeur et de caractère, et tout se borne souvent à ce qu'on appelle vulgairement des *envies de femme grosse*, c'est-à-dire de simples caprices auxquels on a fait jouer un rôle considérable en pathologie. Il n'y a aucun inconvénient à satisfaire ces *envies* quand elles ne sont pas déraisonnables, mais on ne doit pas hésiter à les combattre dès que ce sont des fantaisies inconvenantes ou ridicules.

Il paraît certain, cependant, qu'il y a entre l'innervation maternelle et celle du fœtus un rapport tel que les impressions de l'une se transmettent à l'autre. La communication visible n'existe pas, et personne ne songerait à l'affirmer; mais la simultanéité d'impression révélée par les mouvements actifs du fœtus est incontestable. J'en ai connu plusieurs qui, ayant le désir de manger une friandise ou d'avoir quelque chose qui leur plaise, sans pouvoir y arriver, voyaient cette contrariété se traduire par des mouvements tumultueux de l'enfant renfermé dans leur sein. J'en ai connu d'autres, au contraire, qui, après avoir éprouvé l'impérieux besoin de se mettre à table pour contenter leur appétit, ont ressenti en satisfaisant leur goût, des mouvements inaccoutumés très-actifs de leur enfant, qui, selon elles, semblaient témoigner de sa part un contentement réel. Comment expliquer ce fait? Cela est difficile, et je n'y essayerai pas. Il me suffit de l'avoir constaté pour comprendre comment autrefois on croyait si fermement à l'influence des impressions morales de la mère sur la production des maladies et des difformités du fœtus.

Pour mon compte, je ne crois pas à ce degré de l'influence maternelle, et toutes les observations qu'on a publiées au sujet des maladies du fœtus occasionnées par les envies de la mère sont généralement controuvées par l'observation attentive des faits. Les *envies non satisfaites de la mère* n'ont pas le danger qu'on leur attribue encore si généralement. Les taches de naissance, les vices de conformation des enfants, qu'on rapportait jadis à cette cause, dépendent de circonstances différentes. Il n'est pas une femme grosse qui n'ait eu ses caprices ou quelque désir non satisfait, et cependant le terme de la grossesse arrive, l'enfant vient au monde sans apporter sur lui la difformité qui devait témoigner du mécompte moral de sa mère. Lorsque, au contraire, un enfant est difforme, et le nombre en est petit relativement au nombre des naissances, on cherche, on interroge, et l'on finit par trouver après coup, qu'un jour ou un autre, on a subi *tel regard* ou éprouvé *telle envie extraordinaire.* Comment ne serait-ce pas vrai, puisque notre vie se passe à désirer ce que nous n'avons point, et il n'y a pas de jour où nous ne puissions nous reprocher d'avoir envié quelque chose d'impossible. C'est, en général, ainsi que se forment ces histoires merveilleuses auxquelles personne aujourd'hui ne saurait ajouter foi, et qui ne sont souvent qu'un résultat de coïncidences inexplicables. Tel est le cas suivant du docteur Kohler (1) :

Obs. I. — Dans la nuit du 21 septembre, j'ai été appelé dans la commune d'Uberstrass pour accoucher la femme d'Antoine Koff. A mon arrivée, voici l'état dans lequel je l'ai trouvée : Agée de vingt-sept à vingt-huit ans, bien constituée, moyenne taille ; ventre peu développé ; en travail depuis quinze heures ; peu de douleurs ou presque point, depuis le commencement. Cependant la tête est au détroit inférieur. Au toucher, je constate une présentation de la face mento-pubienne ; en cherchant les fontanelles, je constate quelque chose d'anormal à la place de la région

(1) Kohler, *Union médicale*, octobre 1861.

crânienne, une surface molle et lisse. Je fis part à la sage-femme de mon observation ; alors elle me dit que cette femme, dans un accouchement précédent (un an auparavant), avait mis au monde un monstre, *un enfant anencéphale*, et qu'elle craint que la même chose n'arrive encore. Sans partager les craintes de la sage-femme, je lui dis que je croyais qu'il y avait quelque chose d'anormal. Le travail n'avançait pas, malgré l'administration du seigle ergoté; je voulus terminer l'accouchement. Je fis une application de forceps, et j'amenai par la face un enfant *anencéphale*, tout semblable au premier, selon le dire de la sage-femme et du mari. Quand ce dernier a vu l'enfant, il s'est écrié aussitôt : « C'est fini, ma pauvre femme, il faut y renoncer, tu n'en auras plus. » Je le fis taire et mettre l'enfant dans un coin de la chambre, pour que l'accouchée ne l'aperçût pas. J'annonçai à cette dernière que l'enfant était mort parce qu'il était resté trop longtemps au passage. Elle me répondit : « Je m'en doute bien, monsieur le docteur, c'est la même chose que la dernière fois. » Le mari, en m'accompagnant, m'a dit que sa femme, pendant tout le temps de sa grossesse, avait toujours eu peur de mettre au monde un enfant semblable au premier. Cette femme a un enfant bien portant et bien conformé de l'âge de quatre ans.

Il me semble qu'il serait assez difficile d'expliquer physiologiquement ou mécaniquement ce fait. Il est palpable et patent. Je crois qu'il y a peu d'exemples qu'une femme soit accouchée de deux enfants anencéphales à un an de distance. Il est assez difficile de nier ici le rôle qu'a joué l'imagination vivement frappée de la mère. Je suis donc avec ceux qui croient que l'on ne doit pas trop dédaigner les *erreurs* de l'antiquité, et que, dans ce cas, la science des physiologistes modernes pourrait bien être en défaut.

En outre des *envies*, phénomène de l'ordre moral qui n'a qu'une influence très-limitée sur la conformation et sur la santé des enfants, la femme enceinte peut subir des impressions morales dont l'effet est beaucoup plus fâcheux pour le fœtus. En voici quelques exemples, mais je ne les publie qu'à titre d'exception :

Obs. II. — Joséphine Minnebal est enceinte de quelques semaines, se porte bien, n'éprouve aucun chagrin, aucune frayeur. Une femme de sa connaissance se présente chez elle portant des boucles d'oreille de forme oblongue, nommés par les Flamandes *petites cloches.* Soudain ces bijoux attirent les regards de Joséphine; elle les trouve admirables, et porte automatiquement les mains aux deux oreilles de cette femme, et à ses boucles qu'elle examine avec une curieuse attention.

Dès cet instant, elle nourrit le désir de se procurer cette sorte d'ornement, et, dans ses excursions, elle s'arrête à toutes les boutiques d'orfévrerie qui se trouvent sur son passage, afin d'y découvrir les objets dont elle est préoccupée. Au terme de sa grossesse, elle met au monde un enfant bien portant, ayant aux oreilles deux appendices longs d'un pouce environ, en forme de glands attachés par un pédicule. M. le docteur Puis a enlevé les lobules charnus au moyen de deux ligatures (1).

Obs. III. — Une mère de famille est enceinte pour la troisième fois, et éprouve un continuel et violent désir de manger des fèves de café brûlées. Comme elle a des raisons de satisfaire ce goût à la dérobée, chaque fois qu'elle est dérangée par des visites inopportunes, elle cache ses

(1) Guislain, *Annales de la Société de médecine de Gand*, 1842.

fèves mâchées dans la main, et les dépose sur le sein. Le terme de la gestation étant arrivé, elle accoucha d'un garçon, qui avait le côté gauche du cou et le dessus de l'épaule du même côté chagrinés de taches jaunâtres très-prononcées, au milieu desquelles il s'en trouve une grande ayant plus ou moins la forme d'une fève.

Obs. IV. — On a vu en l'an III de la république, à Valenciennes, une femme accoucher d'un enfant ayant un bonnet phrygien au sein gauche; c'était une patriote exaltée. Cette curieuse anomalie valut à cette femme une pension de 400 francs de la part du gouvernement.

Obs. V. — Une sage-femme nous rapportait dernièrement que, dans le troisième mois de sa grossesse, voyant sur le marché des prunes oblongues, elle se prit à les admirer et à désirer d'en manger. Elle résista à cette envie. Habituellement, elle portait la main droite sur son sein gauche, elle l'avait alors. Elle accoucha d'une fille ayant un incrus en tout semblable à une prune, au-dessous du sein gauche.

Obs. VI. — Une femme a eu deux enfants dont le premier est très-bien portant; enceinte du deuxième et arrivée au troisième mois de portée, elle éprouve une frayeur à la vue d'un chien. A la suite de cette commotion morale, elle conçoit la plus grande crainte pour son fruit, qui, dans son imagination, devait ressembler à l'animal qui l'avait effrayée. Cette idée la tourmente continuellement; elle fait des neuvaines, des pèlerinages. Enfin, dans son accouchement, elle appréhendait même sa délivrance, par crainte de la fameuse nouvelle. L'enfant porte un bec-de-lièvre double.

Obs. VII. — Une dame B..., enceinte, reçoit la visite de sa sœur et de son mari, atteinte d'un bec-de-lièvre; la vue de cette fille lui inspire une profonde aversion. Elle témoigne à son mari, à plusieurs reprises, les craintes qu'elle nourrit de voir son enfant atteinte de la même difformité ; ses craintes sont réalisées. Elle met au monde un enfant ayant un bec-de-lièvre.

Nous empruntons à M. L. X. Bourgeois (1) les trois observations suivantes :

Obs. VIII. — Une fille travaille dans un atelier, en face d'une femme atteinte d'un bec-de-lièvre ; devenue enceinte, elle se préoccupe sans cesse de la crainte que son enfant pourrait être atteint du vice de conformation de la voisine. Son enfant vint au monde avec un bec-de-lièvre.

Obs. IX. — Une femme enceinte a souvent devant les yeux un garçon atteint de deux pieds bots. Elle a l'appréhension de voir son fruit atteint de ce même vice de conformation. L'enfant qu'elle met au monde a deux pieds bots et un spina bifida ; il mourut.

Obs. X. — Madame P... voit souvent un homme manchot. Cet affligé frappe vivement son imagination. Elle nous manifeste même ses craintes pour l'enfant qu'elle porte dans son sein. Elle accouche d'un enfant manchot.

Voici un dernier fait que rapporte Guislain (2) :

Obs. XI. — Une dame anglaise, enceinte de trois mois, sort en voiture accompagnée de deux femmes. La voiture s'arrête ; un mendiant manchot s'approche de la voiture et introduit son moignon d'avant-bras à travers la portière.

(1) Bourgeois, *De l'influence des maladies de la femme.* (*Mém. de l'Acad. de méd.* Paris, 1862, t. XXV, p. 121.)

(2) Guislain, *Ann. de la Soc. de méd.* Gand, 1842.

La dame effrayée jette un cri. Son enfant vint au monde manchot.

Les sensations brusques, saisissantes, et particulièrement celles que produisent des bruits violents, soudains, tels que coups de tonnerre, détonations d'artillerie, etc., sont surtout dangereux. Un fait rapporté par Percy (1) fera comprendre leur action fâcheuse : sur 92 enfants nés à Landau, dans l'année qui suivit l'explosion de l'arsenal de cette place, en 1793, 8 furent atteints de crétinisme et moururent avant l'âge de cinq ans, 33 vécurent languissants jusqu'à huit ou dix mois, 16 périrent en naissant, et 2 vinrent au monde avec de nombreuses fractures des os longs.

Il en est de même des spectacles qui peuvent impressionner désagréablement ou trop vivement leurs regards ; tels sont les exercices acrobatiques, la vue des reptiles, des personnes contrefaites ou mutilées, les rixes, les exécutions de condamnés. Sans avoir la crainte chimérique de voir se reproduire servilement, sur le produit de la conception, les mêmes difformités ou étrangetés, malgré le fait assez connu et rapporté par Malebranche (1),

(1) Percy, *Dictionnaire des sciences médicales*, article DÉTONATION. Paris, 1814, t. IX, p. 15.

(2) Malebranche raconte que de son temps on voyait aux incurables un jeune homme qui était né idiot, dont tout le corps était rompu aux mêmes endroits où l'on rompt les criminels, et

il est permis de penser qu'une certaine part à la production des monstres doit être attribuée à une impression morale, à la fois forte et suffisamment prolongée, subie par la mère ? Ne résulte-t-il pas, d'après les recherches auxquelles Isidore-Geoffroy Saint-Hilaire (1) s'est livré, qu'après les coups, les chutes sur l'abdomen, les circonstances, qui auraient paru le plus vraisemblablement devoir être accusées de produire dans l'espèce humaine des monstruosités, seraient les impressions morales vives perçues par la mère ?

« Si, dans certains cas, dit ce naturaliste éminent, aucun symptôme anormal n'a paru précéder la naissance d'un être anormal, dans un grand nombre d'autres, la grossesse aurait été troublée, dans l'un de ses premiers mois, par des causes diverses, telles que des maladies, des chutes, et après les violences extérieures, de vives impressions morales, des chagrins, des inquiétudes, des terreurs. » En dernier ressort, si, pour rejeter cette explication naturelle, bien qu'obscure, de faits anormaux, on objecte l'impossibilité de pouvoir rattacher tous les cas de monstruosités à des accidents, ne faudra-t-il pas invoquer la théo-

il attribue la cause de ces accidents à l'imagination de la mère qui avait assisté au supplice d'un criminel condamné à être rompu.

(1) Isidore-Geoffroy Saint-Hilaire, *Histoire des anomalies* ou *Traité de tératologie*. Paris, 1832-1836

rie des germes originairement monstrueux, et, nous le demandons, cette idée mystique, en dehors de toute observation (seule voie ouverte à la science), n'est-elle pas plus incompréhensible, plus injurieuse pour la Providence, que l'étiologie de ces monstruosités par accidents, étiologie qui n'incrimine que des circonstances fortuites ou même dépendantes de la volonté humaine?

LIVRE IV

DES SOINS A DONNER AUX ENFANTS APRÈS LEUR NAISSANCE.

Les premiers soins sont donnés à l'enfant par l'accoucheur. Après avoir reçu l'enfant, il dépose entre les jambes de la mère, couché sur le côté, la tête tournée du côté opposé à la vulve, afin que les eaux et le sang, sortant de l'utérus, ne puissent obstruer sa bouche et ses narines. Cette position facilite en outre l'écoulement des mucosités et de l'eau qui est quelquefois contenue dans l'arrière-bouche. Il déroule et dégage le cordon ombilical pour le couper à deux pouces de l'abdomen. Après cette section, l'accoucheur tient le cordon dans ses doigts pour s'opposer à l'hémorrhagie, si celle-ci est à craindre ; il laisse perdre du sang à l'enfant, si cela est nécessaire, et il pratique la ligature d'abord sur le bout qui tient à la mère et ensuite sur le bout fixé à l'ombilic de l'enfant avec un double fil noué à 1 centimètre de la peau. Il faut, avant de serrer le fil, voir chez l'enfant s'il n'y a pas de hernie ombilicale se prolongeant dans l'épaisseur du cordon, afin de ne pas lier une anse intestinale, ce qui entraînerait la mort, comme on l'a vu plus d'une fois. Si la hernie existait, il faudrait la réduire avec le doigt, et la maintenir en place pendant le temps nécessaire à serrer la ligature.

Une fois le cordon coupé et la ligature faite, le corps de l'enfant sera débarrassé des matières grasses, cérumineuses, du sang et de l'eau qui recouvrent sa peau, soit avec la main enduite de cérat ou de beurre, avec de l'huile d'olive, et mieux encore avec un jaune d'œuf qui se mêle facilement à l'eau. On donne ensuite un bain tiède à 28 degrés centigrades, qui permet de bien nettoyer la peau. L'accoucheur examine la force et la constitution des enfants, leur volume, leur poids, qui varie de 2800 et 3500 grammes, la coloration de leur peau, leurs difformités, etc., fait le bandage du cordon et procède à l'habillement comme il sera dit un peu plus loin.

CHAPITRE PREMIER.

DES VICES DE CONFORMATION DU NOUVEAU-NÉ.

Il faut que le médecin examine avec soin l'état des ouvertures naturelles pour voir si elles ne sont pas le siége d'un vice de conformation auquel il faudrait remédier immédiatement. Le bec-de-lièvre, l'imperforation de l'anus et du méat urinaire sont dans ce cas.

Les autres difformités, telles que les taches de naissance, les pieds bots, et toutes celles enfin qui sont compatibles avec la vie ne doivent être traitées qu'un peu plus tard.

CHAPITRE II.

DU REJET DU MÉCONIUM PAR LE NOUVEAU-NÉ.

Peu après sa naissance, l'enfant doit rendre les excréments accumulés dans l'intestin pendant tout le cours de la gestation , et qu'on appelle du *méconium*, en raison de sa couleur semblable à celle du suc de pavot.

Si le méconium n'est pas rendu dix à douze heures après la naissance, sa rétention peut donner lieu à des accidents plus ou moins graves. Au bout de vingt-quatre heures, les enfants s'agitent, se tordent et crient par suite de coliques, ils vomissent et ont quelquefois des convulsions internes ou de l'éclampsie.

La rétention du méconium peut être le résultat d'un spasme du sphincter de l'anus ou d'une atonie des voies digestives, en général, chez des enfants qui sont faibles et ont souffert au passage.

Le premier lait, ou *colostrum*, qui généralement suffit pour faciliter l'expulsion du méconium, ne peut y réussir dans ces circonstances, et il faut aider à son action par d'autres moyens. Des suppositoires de beurre de cacao, des lavements, des bains tièdes, des fomentations émollientes sur le ventre peuvent d'abord être employés ; mais si cela ne réussit pas à provoquer la sortie du méconium, il faut, sans plus tarder, donner les sirops faiblement purgatifs, ordinairement employés dans la circonstance.

Le sirop de chicorée composée, à la dose de 15 à 30 grammes, dans un peu d'eau sucrée, par cuillerées, l'huile d'amandes douces et la marmelade de Tronchin, 15 à 30 grammes suffisent toujours pour obtenir le résultat qu'on désire.

Quand l'enfant a été bien lavé, on le place dans des serviettes chaudes pour absorber toute humidité.

CHAPITRE III.

PREMIER HABILLEMENT DU NOUVEAU-NÉ.

L'accoucheur enveloppe le bout du cordon ombilical avec une compresse ployée en quatre, et le maintient appuyé sur le ventre avec un petit bandage de corps ou une petite bande de toile. Ensuite il procède à l'habillement avec les pièces qui composent le premier vêtement, soit le maillot moderne, composé d'une chemisette et d'une brassière de laine, d'un fichu de cou, de deux langes de toile et d'un de laine pour envelopper les parties inférieures du corps, et de deux bonnets de toile pour la tête, soit, au contraire, avec les pièces d'habillement dits à la *mode anglaise*. Alors les enfants sont laissés libres de tout enveloppement inférieur. Un lange de toile en triangle, placé autour des reins et dont les pointes sont ramenées en avant, entoure le siége pour recevoir l'urine et les matières ; l'enfant a des bas, et on l'habille de suite en robe décolletée à manches courtes. Cette mode a l'inconvénient de laisser les jambes, les bras, le cou, trop découverts et trop à l'impression du froid, ce qui nuit très-souvent aux enfants et peut les rendre malades (1).

(1) Voyez le chapitre consacré aux vêtements de l'enfance.

CHAPITRE IV.

DE LA DÉCLARATION DE NAISSANCE ET DE LA PREMIÈRE SORTIE DES NOUVEAU-NÉS.

Quelques médecins pensent qu'on peut faire sortir les enfants dès les premiers jours de leur vie, même les plus mauvais ou les plus froids. C'est un moyen de les habituer, dit-on, à l'air, au froid et à toutes les vicissitudes de l'atmosphère. Jadis on conseillait aussi de baigner les nouveau-nés à l'eau froide après leur naissance pour les fortifier, et, en effet, on ne voyait survivre que les plus forts d'entre les enfants.

Tous ces moyens ou plutôt toutes ces imprudences se valent. L'usage des immersions du nouveau-né dans l'eau froide est complétement abandonné, au moins dans notre pays, et j'espère que le système absolu *des sorties par tous les temps* le sera à son tour. Rien n'est plus dangereux, selon moi, que de conduire un nouveau-né à l'air des jardins publics, dans les saisons froides de l'année.

On sait, depuis les recherches de Williams Edwards sur les jeunes animaux qui viennent de naître, et par les statistiques de Villermé (1) sur

(1) Villermé et M. Milne Edwards, *Mémoire sur l'influence de la température sur la mortalité des enfants nouveau-nés* (*Ann. d'hyg.*, 1829, t. II, p. 291).

la mortalité des enfants dans la saison froide et dans le nord de la France, que les décès dans la première année de la vie sont proportionnellement plus nombreux dans les régions septentrionales de la France, et, partout dans l'hiver, que dans les départements du Sud et dans les mois d'été. C'est là un point acquis à la science, sur lequel tout le monde est d'accord (1).

En présence d'un pareil fait, sur lequel je me propose de revenir plus loin en parlant de la mortalité des jeunes enfants, je défends la sortie des nouveau-nés avant la chute du cordon, et souvent même avant le dixième jour révolu dans l'hiver ou dans les temps froids. On ne peut sans danger enfreindre cette règle.

Comment faire cependant? Ne faut-il pas présenter les enfants à la mairie pour la déclaration de la naissance et à l'église pour recevoir le baptême. Cela est vrai. La loi est formelle dans un cas, et c'est la foi qui oblige dans l'autre. Pour le moment, nous n'avons qu'à obéir; mais je protesterai contre une pratique essentiellement mauvaise, contraire aux préceptes de l'hygiène et préjudiciable aux intérêts de l'humanité.

Bien des fois déjà des réclamations se sont fait entendre, et dans quelques localités, à Paris

(1) Voyez le chapitre dernier, *Des lois de la mortalité des enfants*.

même, dans quelques arrondissements, l'officier de l'état civil a dispensé de la présentation à la mairie le nouveau-né trop faible, ou arrivé au moment où la température est très-froide. Quelques évêques ont fait administrer le baptême à domicile ; mais toutes ces mesures sont exceptionnelles et s'inspirent du privilége de la haute naissance, de la fortune, de l'amitié, en un mot de la faveur. En pareille matière, le privilége est particulièrement blâmable et ne se justifie point. Pourquoi, s'il y a danger de mort à sortir un nouveau-né quand il fait très-froid, obliger les uns à une présentation à la mairie qui entraîne presque partout la présentation à l'église, quand on en dispense les autres? Une semblable raison exclut toute faveur, et pour l'autorité, la vie des enfants riches ne mérite pas plus de sollicitude que la vie des enfants pauvres. — Il faut donc aviser, modifier la loi, si cela est nécessaire, ou la changer en pratique, comme on a fait pour la loi impraticable de la constatation des décès si l'on s'en tient à la lettre du Code civil.

Ici, la loi oblige le maire à constater les décès; mais sans avoir été rapportée on ne l'exécute point, et l'officier de l'état civil délègue ses pouvoirs à un médecin, seul capable de distinguer la vie de la mort (1).

(1) E. Bouchut, *Traité des signes de la mort et des moyens*

Sans rapporter davantage la loi des naissances, on peut la modifier d'une façon analogue. De même qu'un médecin délégué du maire constate la réalité des décès, de même la déclaration du médecin des familles, ou celle d'un délégué du maire, pourrait suffire à la *constatation des naissances*. Un médecin de Paris, M. le docteur Loir, a déjà traité cette question, mais sa voix n'a pas encore été entendue. Espérons que tôt ou tard cependant il lui sera donné de voir la réalisation de cette importante réforme. Il est impossible que les choses restent dans l'état actuel, préjudiciable aux intérêts de tous.

Rien ne serait facile à faire comme cette modification au mode usité de la déclaration des naissances par la présentation à la mairie. La loi dit :

ART. 55. « Les déclarations de naissance seront faites dans les trois jours de l'accouchement à l'officier de l'état civil du lieu : l'enfant lui sera présenté. »

D'abord on pourrait allonger le délai et le fixer à huit jours, en laissant à chacun la liberté de venir plus tôt. Cette mesure éloignerait déjà beaucoup de chances de mort chez les enfants.

On pourrait aussi, à l'instar du service de la

de prévenir les enterrements prématurés, ouvrage couronné par l'Institut. Paris, 1849, p. 221.

vérification des décès à domicile par un médecin, faire également à domicile la constatation des naissances moyennant une faible rétribution, et en laissant *facultative* la présentation du nouveau-né à la mairie. Comme il faut, en général, prendre une voiture pour conduire les enfants à la mairie pendant l'hiver, ce qui n'écarte pas le danger pour les enfants, ces familles aimeraient certainement mieux donner une indemnité de déplacement au délégué de M. le maire.

En résumé, il y a danger à sortir les nouveau-nés dans les temps froids, et il serait heureux qu'on dispensât les familles de la présentation à la mairie en *organisant un service facultatif de constatation des naissances à domicile* moyennant une indemnité de la part des parents.

DEUXIÈME PARTIE

L'ALLAITEMENT

DEUXIÈME PARTIE

L'ALLAITEMENT.

Les enfants ne se nourrissent que de lait pendant les premiers mois qui suivent la naissance. C'est la nourriture qui leur convient le mieux, c'est celle que la nature leur a destinée. Les uns le tirent par succion du sein de leur *mère*, de leur *nourrice*, ou des mamelles d'un *animal*, les autres le prennent également par succion, d'une *bouteille* appelée *biberon*, dont l'orifice, disposé à cet usage, est percé d'une petite ouverture; quelques-uns le boivent directement, et à pleine bouche, dans le *verre* ou dans le petit pot qu'on leur présente.

Ces modes différents d'alimentation feront l'objet de cette deuxième partie, qui comprendra :

1° Les préliminaires de l'allaitement chez la femme qui veut se charger de nourrir un enfant.

2° Les règles de l'*allaitement maternel.*

3° Les règles de l'*allaitement par les nourrices*, le *choix des nourrices* d'après leur apparence physique et la composition de leur lait.

4° Le régime et l'exercice des nourrices, l'influence des rapprochements sexuels, du retour prématuré des règles, etc.

5° Les résultats de l'*allaitement au biberon*, au *petit pot* ou par *un animal.*

LIVRE PREMIER

DES PRÉLIMINAIRES DE L'ALLAITEMENT.

Pour diriger convenablement l'allaitement, le médecin doit étudier avec le plus grand soin la santé du père, de la mère, des grands-parents et des ascendants collatéraux. C'est le meilleur moyen de connaître la nature et le tempérament du nouveau-né à élever, et de donner à son hygiène comme à son alimentation une direction convenable.

Le médecin est d'ailleurs toujours consulté par les mères pour savoir si elles peuvent nourrir, si leur constitution et leur santé ne s'y opposent pas, si la configuration des seins le leur permet, et enfin sur le choix d'une nourrice dans le cas où on ne les juge pas aptes à commencer l'allaitement.

Je vais indiquer, en conséquence, les conditions physiques que doit présenter une femme qui veut nourrir son enfant, et cela aux différents points de vue qui suivent :

1° La santé de la mère et les maladies de famille ;

2° La conformation des mamelles ;

3° La sécrétion du sein avant l'accouchement.

CHAPITRE PREMIER.

DES CONDITIONS DE SANTÉ D'UNE FEMME QUI VEUT NOURRIR SON ENFANT, ET DES CONDITIONS RELATIVES AUX MALADIES DE FAMILLE.

Lorsque la constitution des femmes est altérée par quelque maladie générale, facile à apprécier, ou dont le développement ultérieur possible est indiqué par des maladies héréditaires constatées dans la famille, il faut les empêcher d'entreprendre l'allaitement de leurs enfants. On ne saurait, à cet égard, apporter trop de prudence et remédier de bonne heure à la viciation originelle de la constitution du fœtus, pour corriger par l'alimentation au moyen d'une nourrice étrangère, bien portante, les vices héréditaires qui tôt ou tard se développent chez les enfants.

Les femmes qui, par une consanguinité directe ou rapprochée, appartiennent à une race *scrofuleuse*, *phthisique* ou *tuberculeuse*, *névropathique* avec épilepsie, aliénation, etc. ; *cancéreuse*, *rachi-*

tique, *goutteuse* ou *syphilitique*, doivent réfléchir mûrement avant de donner le sein à leur enfant. Elles ne peuvent nourrir, dans ces cas exceptionnels, que lorsqu'elles sont fortes, bien constituées, et il faut que, du moins en apparence, elles ne présentent *aucun symptôme* de ces affections héréditaires. Dans ce cas, elles doivent s'interdire l'allaitement.

On doit, en outre, tenir compte de la santé du père, car il est possible que l'alliance ou le croisement avec une meilleure race ait imprimé au produit de la conception une vitalité toute différente de celle qui serait résultée de l'alliance de deux familles viciées dans leur origine ou dans leur constitution.

Il faut que le médecin sache apprécier la nature du produit de la conception d'après la santé du père et de la mère, et détermine si la disposition fâcheuse de la mère peut être corrigée par l'imprégnation du père, et réciproquement. Dans le cas où il resterait des doutes dans son esprit, il n'y a pour lui qu'un moyen de résoudre la question, c'est de confier l'enfant à une nourrice étrangère.

A part cet état général de la mère, sa constitution actuelle ou sa disposition héréditaire, il est des femmes que l'on pourrait croire aptes à nourrir leur enfant, et qui cependant ne peuvent entreprendre cette tâche. On en juge d'après les caractères variables du produit de la sécrétion mammaire aux derniers moments de la grossesse. Je les indique plus loin ; toutefois il faut dire que ces caractères n'ont qu'une signification assez restreinte. S'ils manquent, ils ne peuvent régler la conduite du médecin, pour savoir si la femme doit ou ne doit pas nourrir par elle-même. Lorsqu'ils existent, au contraire, ils doivent être pris en grande considération.

Ainsi, il est des femmes dont la constitution est évidemment viciée, qui, avant l'accouchement, ont une sécrétion mammaire satisfaisante, et qui ne doivent pas nourrir. Dans ce nombre, il faut ranger les femmes tuberculeuses et atteintes de phthisie pulmonaire.

Il en est d'autres, au contraire, tuberculeuses ou non tuberculeuses, qui présentent avant l'accouchement une sécrétion mammaire altérée, d'après laquelle on peut les juger incapables d'entreprendre l'allaitement.

CHAPITRE II.

UNE FEMME QUI VEUT NOURRIR DOIT COMMENCER A SON PREMIER ENFANT.

Quand une jeune femme peut nourrir, il faut qu'elle commence à son premier-né ; c'est le moyen de bien réussir dans cette tâche et d'éviter quelques souffrances. En effet, la femme qui vient d'accoucher pour la première fois et qui donne à teter, a des contractions utérines dites *tranchées* fort peu douloureuses, tandis qu'elles sont tellement fortes pendant deux ou trois jours après le second et le troisième accouchement, qu'on peut à peine les supporter. Si la femme ne nourrit pas son premier-né et qu'elle ne commence qu'au second, elle entreprend l'allaitement dans des conditions moins favorables qui le rendent infiniment plus douloureux qu'il n'eût été sans cela.

Ce que je viens de dire des tranchées s'applique aussi aux inflammations du sein, qui sont plus fréquentes quand on nourrit à un second ou troisième accouchement sans avoir allaité le premier-né.

La possibilité de ces accidents ne doit pas empêcher une mère de nourrir ses enfants, mais il en résulte qu'en se décidant à remplir cette tâche, il ne faut pas qu'elle le fasse par caprice à une grossesse et pas à l'autre. En tout cas il vaut mieux commencer au premier enfant que plus tard, ne serait-ce qu'au point de vue moral, pour éviter de faire naître en faveur de celui qui a été allaité par sa mère une préférence qui pourrait être préjudiciable aux autres enfants.

CHAPITRE III.

LA SÉCRÉTION DES MAMELLES AVANT L'ACCOUCHEMENT INDIQUE QU'UNE FEMME PEUT NOURRIR SON ENFANT.

Dès le troisième mois de la grossesse, les mamelles se gonflent et s'arrondissent, les veines sous-cutanées deviennent plus apparentes et couvrent le sein de membranes bleuâtres d'autant plus marquées qu'on approche de l'époque de l'accouchement. La peau du sein se fendille quel-

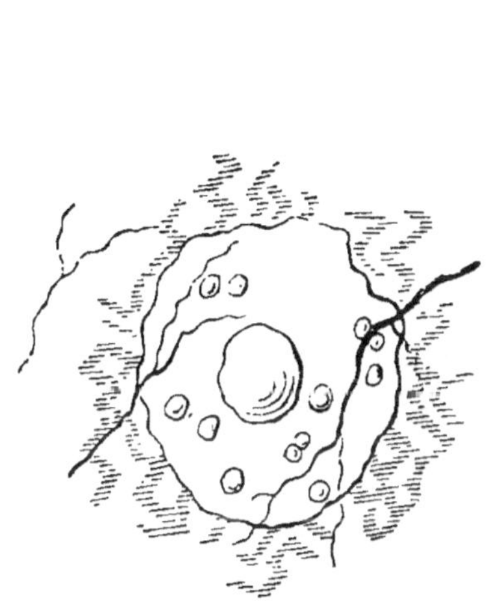

Fig. 4. — Coloration et élévation de l'aréole dans les premiers mois de la grossesse, vue de face. (Chailly-Honoré.)

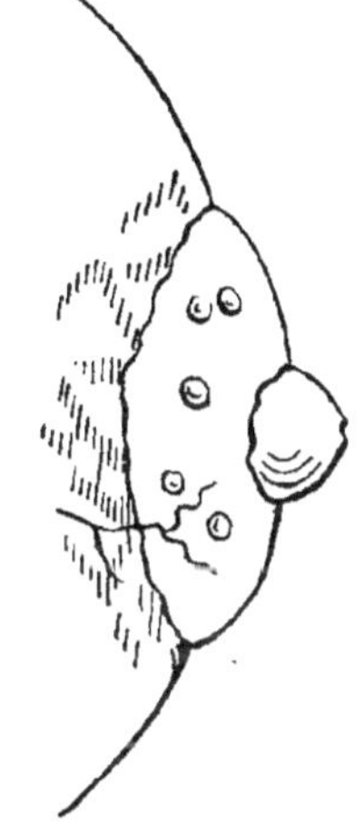

Fig. 5. — La même, vue de profil. (Chailly-Honoré.)

quefois (fig. 4 et 5) et se couvre de vergettures comme la peau du ventre. Il se fait presque toujours en même temps dans la glande un travail préparatoire de sécrétion, surtout chez les femmes bien constituées, et d'où résulte un produit particulier. C'est un liquide visqueux, jaunâtre, que l'on peut faire sortir du sein à l'aide d'une pression modérée autour du mamelon. C'est à cette matière lactescente, espèce de lait imparfaitement élaboré, que l'on a donné en médecine le nom de *colostrum* (fig. 6). Quelquefois cette humeur est tellement abondante, qu'elle s'écoule naturellement et d'elle-même par le mamelon.

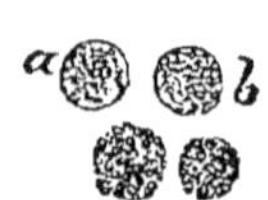

Fig. 6. — Colostrum : *a*, cellules à granules graisseux bien nets ; *b*, la même, dont le noyau disparaît. Grossissement, 280 diamètres. (Virchow.)

Il existe un rapport à peu près constant entre la nature de ce liquide, sécrété pendant la grossesse, et le lait tel qu'il est fourni après l'accouchement. On peut voir, d'après l'examen du *colostrum* et de ses principaux caractères, ce que sera la sécrétion du lait, quelles seront ses *qualités essentielles* et son abondance. Il n'y a rien là qui doive surprendre, car c'est le même organe qui produit le lait et le colostrum, et il est assez simple de trouver une relation entre ces deux liquides.

Toutefois, comme je l'ai déjà dit, on rencontre des femmes originellement incapables de nourrir, dont le colostrum paraît avoir des qualités satisfaisantes, et qui cependant ne doivent pas allaiter. En conséquence, ce caractère, tout important qu'il est, n'a donc pas de valeur absolue. Il faut, si l'on en tient compte, apprécier en même temps l'état de la constitution des femmes qui se disposent à l'allaitement. Cette considération est encore, en définitive, l'une de celles qui méritent le plus l'attention du médecin.

Il faut, selon M. Donné (1), pour reconnaître les qualités futures du lait, d'après l'examen du colostrum, diviser les femmes en trois catégories :

« 1° Dans la première, se rangent celles chez lesquelles, à quelque époque de la grossesse que l'on fasse cet examen, la sécrétion du colostrum est si peu abondante, que l'on peut à peine en obtenir une goutte ou une demi-goutte par la pression la plus soigneusement exercée sur la glande mammaire et le mamelon. Si l'on joint l'observation microscopique à cet examen, on verra que ce colostrum contient un peu de globules laiteux, petits, mal formés, et un très-petit nombre des corps granuleux propres à ce fluide (2). Dans ce cas, le lait sera presque à coup sûr en petite quantité après l'accouchement, pauvre et insuffisant pour la nourriture de l'enfant.

(1) Donné, *Conseils aux familles sur la manière d'élever les enfants*. Paris, 1864, p. 35.

(2) Corps qui font partie du *colostrum*, et dont je reparlerai.

» 2° La seconde catégorie comprend les femmes qui sécrètent un colostrum abondant, mais fluide, aqueux, coulant facilement, semblable à une légère eau de gomme, également pauvre en globules laiteux et en corps granuleux ; il semblerait qu'il est étendu et délayé avec de l'eau ; les femmes offrant ce caractère peuvent avoir du lait en plus ou moins grande quantité, quelquefois abondant, quelquefois rare, mais leur lait est toujours pauvre, aqueux et très-peu substantiel.

» 3° Enfin, lorsque la sécrétion du colostrum chez une femme grosse de huit mois, par exemple, est assez abondante, que l'on en obtient facilement plusieurs gouttes dans un verre de montre, surtout lorsque ce fluide contient une matière jaune, plus ou moins foncée, plus ou moins épaisse, tranchant par sa consistance et par sa couleur avec le reste du liquide, dans lequel elle forme des stries distinctes, qu'il est riche en globules laiteux déjà bien formés, d'une bonne grosseur, sans mélange de globules muqueux, et qu'il contient également une plus ou moins grande quantité de corps granuleux, on a la presque certitude que la femme, dans ces conditions, aura du lait en suffisante quantité ; que ce lait sera riche en principes nutritifs, et qu'il jouira, en un mot, de toutes les qualités essentielles. »

Quant aux virus ou aux principes diathésiques

qu'il peut contenir, syphilitiques, tuberculeux ou autres, ils échappent à l'analyse microscopique, et il faut en référer à l'état de la constitution pour deviner leur existence. Le médecin devra donc s'élever par la réflexion au-dessus des résultats fournis par l'exploration physique ou chimique, et tout en tenant compte des caractères du colostrum, il devra surtout tenir compte de *la santé de la mère* pour savoir si elle doit nourrir son enfant.

CHAPITRE IV.

DE LA CONFORMATION DU SEIN ET DU MAMELON.

Il est un grand nombre de femmes à leur premier enfant, dont les mamelles sont assez volumineuses, mais dont le mamelon est aplati, déformé et refoulé dans la glande mammaire. Cette disposition est très-fréquente et très-fâcheuse chez les femmes qui veulent nourrir. Elle est, comme je l'ai dit plus haut, le résultat de la compression exercée sur le sein par le corset qui s'élève un peu trop haut, et dont les goussets sont trop étroits pour laisser le mamelon se développer en liberté. Il faut, de bonne heure, remédier à cet état, qui gêne toujours et empêche quelquefois l'allaitement, car l'enfant n'a pas de prise pour exercer la succion, et s'épuise en efforts inutiles pour retirer le lait qui est contenu dans les mamelles.

C'est dans le cours de la grossesse, durant les derniers mois, que les femmes doivent se former le bout du sein. Elles peuvent facilement le faire elles-mêmes en exerçant, de temps à autre, la succion sur cette partie, au moyen d'une pipe de verre à tube recourbé, ou d'une ventouse de caoutchouc, que nous avons décrits et figurés (p. 103 et 104),

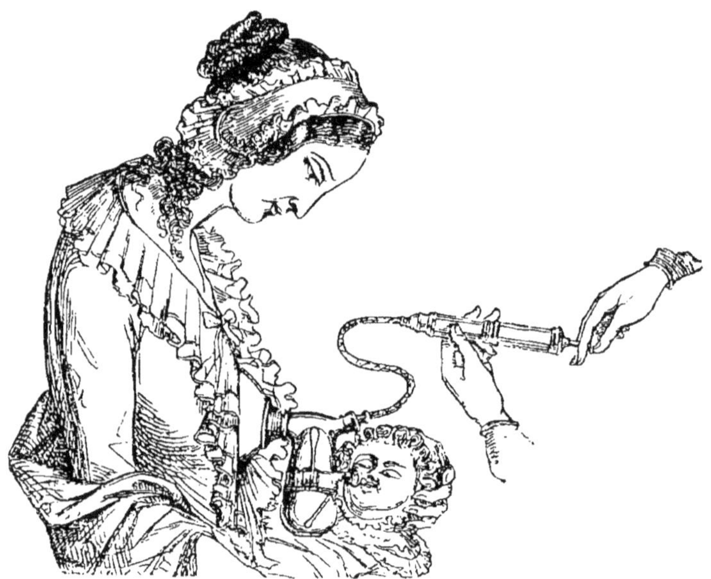

FIG. 7. — Téterelle de Thiers.

ou enfin de l'appareil connu sous le nom de *téterelle* (fig. 7). Ces procédés sont quelquefois douloureux, et quelques femmes ne peuvent en souffrir l'application; le mari doit alors essayer de teter sa femme, et, à l'aide d'une succion lente et modérée, il arrive facilement à donner au mamelon la saillie ou le relief qui est convenable pour favoriser l'allaitement.

LIVRE II

DE L'ALLAITEMENT MATERNEL.

Heureuses sont les femmes dont la santé, l'âme tendre et le cœur compatissant leur permet d'allaiter elles-mêmes leur enfant, et de continuer au dehors la création commencée dans leur sein. — Ce sont véritablement des mères. — Après lui avoir donné la vie, sans le savoir ou sans le vouloir, elles prennent le parti de la lui rendre plus facile pour en faire des êtres robustes et vigoureux. Promptement oublieuses des douleurs de l'enfantement, elles couvrent de caresses ce nouveau-né, qui bientôt leur répondra par un sourire de reconnaissance. Trouvant en elles un aliment tout préparé, extrait de leur sang, elles le donnent a ec bonneur, sans crainte qu'aucune mauvaise maladie ne l'empoisonne. Fières de leur ouvrage qui grandit sous leurs yeux, elles sacrifient tout à cette tâche nouvelle qui les fait mères une seconde fois, et qui est souvent pour elles la source d'une sensation de plaisir intérieur caractérisé par des tressaillements inconnus. Un sentiment d'orgueil qui jamais n'éclate sur la figure des nourrices mercenaires se peint sur leur visage, et tout leur être s'épanouit en offrant pour quelques mois un aspect de santé qui fait plaisir à voir et qui ne tombe que si, dans un excès de zèle et n'étant pas dirigées, elles se fatiguent plus qu'il ne convient.

Malheureuses, au contraire, sont les femmes qu'une constitution délicate, une mauvaise santé et le vide des mamelles condamnent malgré elles à confier leur enfant à une nourrice dont elles seront jalouses, qui peut leur fournir un lait insuffisant ou malade, et qui, en tout cas, les fera souffrir par de tyranniques prétentions.

Quant aux mères qui, pouvant nourrir, ne le font pas, elles s'inspirent de motifs très-différents : il en est qui considèrent la maternité comme un fardeau, qui détestent leur mari en raison du nombre des enfants qu'il leur donne, qui craignent de s'enlaidir et qui tiennent avant tout à rester libres afin de mieux courir les fêtes et les plaisirs. Ce sont de mauvaises mères. D'autres ne sont pas libres d'obéir à l'impulsion de leur cœur, qui leur dit de se dévouer, et elles le feraient sans les conseils d'un mari qui s'exagère les embarras de l'allaitement ou des grands parents qui en exagèrent les périls. — Tant pis pour elles ; elles sont beaucoup plus à plaindre qu'à blâmer, et elles renoncent à un plaisir qui ferait la santé de leur enfant et la joie de l'intérieur. — Je voudrais pouvoir les décider ; mais si mes conseils sont impuissants, qu'elles lisent ces lignes écrites au temps de la Rome des Césars, dans un style qui n'est plus de mode aujourd'hui, que désavoue notre mollesse, et dont l'énergie rappelle un peu le langage des satires de l'immortel Juvénal.

Le philosophe Favorin étant allé voir un sénateur dont la femme venait d'accoucher, on en prit l'occasion de discourir avec lui sur l'important objet de l'allaitement maternel.

« Votre épouse, lui dit-il, se propose sans » doute de nourrir son cher fils ?

» Ah ! s'écria la mère qui écoutait, on va tuer » cette chère enfant, si aux douloureux efforts » de l'accouchement on joint sans pitié les fatigues » et les incommodités de la nutrition.

« Eh ! de grâce, Manlia, reprit Favorin, souffrez » que votre fille soit tout à fait mère de son en- » fant. Qu'est-ce donc que ce partage odieux et » maudit par la nature ? Qu'est-ce que cette douce » maternité qui consiste à donner le jour à une » innocente créature et à la rejeter aussitôt loin de

» soi ? Cet être informe, et que vous ne pouviez apercevoir quand il était dans votre sein, qu'alors cependant vous avez nourri du plus pur de votre sang, mères indolentes, quelle horrible inconséquence de lui refuser le lait, maintenant qu'il est sous vos yeux, qu'il participe à la vie, qu'il est homme, maintenant, que ses caresses et ses cris réclament la tendresse et les droits inviolables de la maternité.

» Pensez-vous donc, Manlia, que ces globes séduisants qui parent votre sexe aient été arrondis par la main des Grâces pour être l'ornement du sein, et ne savez-vous pas qu'ils furent placés par la nature pour être la ressource des nouveau-nés. Me préservent les dieux de vous appliquer ce que j'ajoute ; mais enfin, n'a-t-on pas vu des femmes détestables, que dis-je, des monstres affreux, dans la crainte que l'abondance du lait ne nuise à l'élégance de la gorge, s'efforcer de tarir et de dessécher jusqu'à la dernière goutte cette source sacrée, le premier aliment du genre humain, au risque de périr en corrompant leur lait, pour s'en délivrer ! Parlerai-je de l'exécrable raffinement de coquetterie qui fait recourir à certains remèdes pour procurer l'avortement, afin d'épargner à une jolie femme les incommodités de la grossesse, le tourment de la délivrance, et surtout

» les formes désagréables que pourraient contracter, en s'affaissant, un flanc élevé pendant quelques mois. Mais si c'est un attentat odieux et digne de toute l'exécration de la terre, de faire périr une créature innocente dans les premiers instants de la vie, de l'étouffer, pour ainsi dire, entre les mains de la nature, qui l'ébauche et qui commence à la former; croyez-vous que cela en soit un bien moindre, lorsqu'elle a acquis la perfection, lorsque vous l'avez mise au monde, lorsqu'elle est votre enfant, de lui refuser avec dureté cette nourriture qui lui est destinée, nourriture qu'il connaît et à laquelle il est habitué depuis si longtemps?

» Eh! n'importe, répondra-t-on, quelle espèce de lait il suce, pourvu qu'on lui en fournisse et qu'il la fasse vivre? Que n'ajoutes-tu donc aussi, père dénaturé, que m'importe de quel sang mon fils soit issu, et dans quel sein il prenne la vie! Car enfin cette liqueur précieuse que l'abondance des esprits et la fermentation intérieure ont blanchie, n'est-elle pas dans les mamelles ce même sang qui vient de former l'enfant dans les entrailles de la mère? N'est-ce pas ce sang qui, après avoir fini d'animer l'homme dans le sein maternel, par une économie admirable de la nature, au moment de la délivrance, remonte vers la poitrine, s'y fixe pour y étayer les faibles

» débuts d'une existence fragile, pour fournir au
» nouveau-né un aliment doux et familier ?

» Aussi la philosophie a-t-elle bien judicieusement observé que si la qualité du sang influe sur l'organisation du corps et sur la trempe de l'âme, la vertu du lait, ses propriétés, produisent absolument les mêmes effets, comme on le remarque non-seulement parmi les hommes, mais dans le règne purement animal, et dans la classe même des végétaux. Faites teter une brebis par un chevreau, faites allaiter un agneau par une chèvre, la toison de l'une sera plus forte, et le poil de l'autre beaucoup plus fin. Voyez deux plantes, deux arbres sortis du même germe, quelle différence dans la racine et dans la qualité du fruit, si l'on en a mis dans le choix de la terre qui les nourrit, et des eaux qui les abreuvent ! Cet arbre qui, plein de vie et de gaieté, faisait l'ornement d'un coteau, ne le voit-on pas se dessécher et périr après le transport, faute d'une bonne nourriture !

» Quelle manie dès lors, et quel dommage, de livrer pour ainsi dire, au sein d'une vile mercenaire, et la noblesse d'âme de l'enfant qui vient de naître et la vigueur de son tempérament ; on risque de voir l'une se corrompre, et l'autre s'énerver dans un but ignoble et étranger, surtout si la nourrice que la mère se substitue est

» esclave ou de race servile, si elle sort d'un peu-
» ple barbare, si elle est méchante, contrefaite,
» libertine, adonnée au vin; car en pareille occa-
» sion on prend la première femme qui peut met-
» tre à prix ses soins et son lait.

» Souffrirons-nous donc, Manlia, que ce cher
» enfant qui nous appartient par les droits du
» sang, et que j'ose appeler mon fils par la vive
» tendresse que j'ai conservée pour son père, mon
» illustre disciple; souffrirons-nous que ce cher
» enfant soit la victime d'un usage si pernicieux?
» Vous verrai-je le présenter à la mamelle d'une
» étrangère malsaine et corrompue, pour lui faire
» puiser dans son sang les vices du caractère et
» les germes des maladies? Chastes matrones,
» vous êtes désolées de voir des enfants qui dé-
» génèrent : souffrez qu'on vous le dise : c'est
» votre faute, il fallait, avec votre lait, leur com-
» muniquer la pureté de vos mœurs et la force
» de votre constitution.

» C'est avec bien du sens et de la raison que
» Virgile non-seulement fait reprocher à Énée sa
» naissance, comme l'auteur de l'*Iliade* l'avait
» fait à l'égard d'Achille, mais parle encore du
» monstre qui l'a nourri, lorsqu'il dit : *Oui, bar-*
» *bare, tu suças le lait d'une tigresse d'Hyrcanie;*
» car il n'ignorait pas que le caractère d'une nour-
» rice et la qualité du lait déterminent presque

» seuls les penchants et les goûts du nourrisson.

» Jeunes épouses, si tous ces dangers ne font » sûr vous qu'une légère impression, qu'au moins » l'intérêt le plus cher de votre cœur vous conseille » et vous touche. Faites bien attention que la » mère qui abandonne son fruit, qui l'éloigne » d'elle, qui le livre à l'étrangère, rompt par là » même ce lien si doux d'affection et d'amour, » dont la nature se sert pour attacher l'âme des » enfants à celle des parents, ou du moins qu'elle » l'affaiblit, et qu'elle le relâche étrangement; » car dès que vos yeux ne reconnaîtront plus ce » fils que vous avez exilé, vous sentirez s'amortir » peu à peu et s'éteindre enfin ces flammes sa- » crées de l'amour maternel, dont rien, dans le » cœur des bonnes mères, ne peut arrêter l'im- » pétuosité et l'énergie; vous n'entendrez plus ces » murmures toujours renaissants d'inquiétudes et » de tendresse, et le souvenir d'un enfant donné » à la nourrice s'effacera presque aussi vite que » si la mort l'avait arraché d'entre vos bras.

» Mais la nature ne tarde pas à venger son ou- » trage; l'enfant, de son côté, ne connaît que le » sein qui l'allaite : sentiments, affections, cares- » ses, tout est pour la nourrice; la véritable mère » ne recueille que l'insuffisance et l'oubli, comme » on le remarque dans ces malheureuses victimes, » qu'on expose en public, en sorte que toutes les

» impressions du sang, tous les germes de l'amour » filial ayant été étouffés dans son cœur dès les » premiers instants de la vie, si par la suite on le » voit témoigner quelque attachement aux auteurs » de ses jours, il n'est point guidé par le cri de » la nature, c'est une démonstration de pure ci- » vilité, elle dépend presque uniquement de l'opi- » nion qui lui assigne telles personnes pour ses » parents » (1).

Autrefois, la plupart des mères nourrissaient leur enfant, et le rang le plus distingué ne dispensait pas une mère de nourrir son enfant. Varillas (2) nous en donne un magnifique exemple :

« La reine Blanche voulut être la nourrice de » son fils, et comme il est bien malaisé de s'exempter » d'être jaloux de ce que l'on aime beaucoup, elle » ne put souffrir que saint Louis prît d'autre lait » que le sien. Un jour (1214) que la reine était dans » la plus grande ardeur d'un accès de fièvre qui » dura extraordinairement, une dame de qualité, » qui pour lui plaire ou pour l'imiter, nourrissait » aussi son fils, voyant le petit Louis pleurer de » soif, s'ingéra de lui donner la mamelle. La reine » au sortir de son accès, demanda son fils et lui » présenta la sienne; mais le petit Louis n'en voulut » point, soit qu'il fût pleinement rassasié, soit qu'un

(1) Dujardin, *Histoire de la chirurgie*. Paris, 1774, t. II, p. 432.

(2) Varillas, *La minorité de saint Louis*. La Haye, 1685.

» lait brûlé le rebutât après en avoir pris autant de » frais qu'il lui en fallait. Il n'était pas difficile d'en » deviner la cause, et la reine la soupçonna d'abord. » Elle feignit d'être en peine de remercier la per- » sonne à qui elle était redevable du bon office rendu » à son fils durant son mal, et la dame, croyant faire » sa cour, avoua que les larmes du petit Louis l'a- » vaient si sensiblement touchée qu'elle n'avait pu » s'empêcher d'y mettre remède. Mais la reine, au » lieu de repartir, la regarda d'un air dédaigneux, » et, entrant avec force son doigt dans la bouche de » l'enfant, le contraignit de vomir le lait qu'il avait » pris. Cette violence donna de l'étonnement à ceux » qui la virent; la reine pour le faire cesser dit : « Je ne puis endurer qu'une autre femme ait droit » de me disputer la qualité de mère. » Tant on était » alors persuadé que la nourriture des enfants fai- » sait partie de leur éducation. »

Jadis, en Allemagne, en Hollande, en Angleterre, presque toutes les femmes, même celles de plus haute distinction, allaitaient leurs enfants. En France, cet usage existait encore au XVIIe siècle. Le duc d'Orléans, qui fut régent du royaume pendant la minorité de Louis XV, avait été allaité par sa mère, Charlotte-Élisabeth de Bavière, princesse palatine. Il était né le 2 août 1674 (1).

En définitive, si l'on ne trouve dans la constitu-

(1) *Dictionnaire de Trévoux.*

tion ou dans la santé des mères aucun obstacle de la nature de ceux dont j'ai parlé, il faut leur conseiller de nourrir leur enfant. La délicatesse des formes extérieures ne doit pas être considérée comme un empêchement à ce devoir : et, si l'on en jugeait toujours d'après ce caractère, la plupart des femmes des villes, souvent très-délicates, mais bien portantes d'ailleurs, pourraient se dispenser de le remplir.

L'allaitement maternel a d'ailleurs cet avantane, qu'il profite mieux aux enfants. On voit des femmes, frêles en apparence, dont le lait est d'une médiocre qualité, faire de leurs enfants de très-beaux élèves, et n'en faire que de fort chétifs des enfants étrangers qu'on leur confie d'après le bon aspect de leurs nourrissons.

CHAPITRE PREMIER.

DE L'ÉPOQUE A LAQUELLE LA JEUNE MÈRE PEUT DONNER A TETER POUR LA PREMIÈRE FOIS.

Jadis on ne donnait à teter aux enfants que vers le troisième ou quatrième jour, et voici ce qu'Oribase rapporte à ce sujet d'après Soranus :

« Avant toute autre nourriture, on donnera à » sucer à l'enfant du miel écumé de qualité supé» rieure, ou du bon sucre, et l'on rejettera le beurre

» parce qu'il fait tort à l'orifice de l'estomac ; en-
» suite on fera retomber dans la bouche de l'enfant
» quelques gouttes d'hydromel tiède.

» Après cela la mère tirera de ses mamelles ce
» qu'elles contiennent d'épais, puis elle donnera à
» teter à son enfant, après s'être fomenté les seins
» avec de l'eau chaude ; cependant, jusqu'au qua-
» trième jour, il vaut mieux que l'enfant ne prenne
» pas tout de suite le lait de sa mère (1). »

Aujourd'hui notre manière de faire est différente, l'enfant doit être présenté au sein de sa mère dès qu'elle est reposée des fatigues de l'accouchement, ce qui est plus ou moins long, suivant que l'accouchement a été plus ou moins pénible. Les mouvements de succion qu'il exécute avec vigueur, les vagissements qu'il fait entendre, indiquent assez le besoin qu'il éprouve ; et quel aliment plus convenable peut-on lui offrir que celui que la nature lui a préparé ? Il ne tire d'abord de la mamelle qu'un liquide jaunâtre peu abondant, connu sous le nom de *colostrum*, et qui, par sa nature, est très-propre à lubrifier la surface interne du conduit intestinal, à solliciter doucement ses contractions, à délayer le méconium, et par cela même à faciliter l'expulsion de cette matière. Ce liquide acquiert peu à peu l'apparence et les

(1) Oribase, *OEuvres*, traduction Daremberg, Paris, 1858, t. III, p. 119 ; Soranus, 70, 72, 77, 79.

qualités du lait, et devient de plus en plus abondant. Si l'on différait à mettre l'enfant à la mamelle, outre qu'il perdrait les avantages qu'il doit tirer du colostrum, la grande distension des mamelles, qui a lieu à l'époque de la fièvre de lait, s'opposerait à ce qu'il pût teter ; il faudrait ensuite attendre que cette tension eût diminué. Un enfant faible et vigoureux ne pourrait supporter ces délais, et serait la victime de l'ignorance ou des préjugés de ceux qui le soignent. Il y a, comme on le voit, de très-bonnes raisons pour faire teter l'enfant de bonne heure, deux, quatre, six ou huit heures après l'accouchement, il n'y en a pas pour attendre jusqu'après la fièvre de lait, comme quelques personnes le veulent encore d'après l'indication ancienne d'Aëtius.

Intervalles que la mère doit mettre dans l'allaitement. — Bien que dans les premiers jours l'enfant soit difficile à rassasier, il ne faut pas lui donner trop souvent à teter, et il convient d'étancher sa soif avec un peu d'eau miellée; on ne doit lui donner que toutes les heures lorsqu'il ne dort pas, et après les premières semaines, il faut mettre encore plus de distance dans les heures de l'allaitement. Il ne faut pas que les femmes apportent un zèle inconsidéré à remplir leur devoir de nourrice et cherchent toujours à calmer les cris de l'enfant en lui donnant le sein; elles doivent se ménager, dans l'intérêt de leur nourrisson, et ne pas épuiser leurs forces par un allaitement trop souvent répété.

Si, pendant le jour, les mères doivent donner à teter toutes les heures et demie ou toutes les deux heures, pendant la nuit il faut qu'elles apprennent à leur enfant, dès le début, à ne se réveiller qu'une seule fois pour prendre le sein. Cela est très-facile ; les enfants prennent rapidement cette habitude, et ils n'en éprouvent aucun préjudice. La mère trouve alors dans le sommeil un repos salutaire à la suite de ses fatigues de la journée. Elle peut prendre six à sept heures de repos à deux reprises en donnant à teter pour la dernière fois vers dix heures, et en recommençant le lendemain à six ou sept heures du matin, n'ayant donné le sein qu'une seule fois dans la nuit.

Si, pendant cet intervalle, l'enfant se réveillait et se mettait à crier, on devrait, pour lui faire perdre l'habitude du sein durant la nuit, lui donner un peu de bon lait de vache coupé avec de l'eau de gruau très-claire. Il vaudrait mieux encore chercher à l'apaiser et à l'endormir en le caressant, pour éviter de lui rien faire prendre. Cela pourra lui paraître pénible les premières nuits ; mais bientôt, accoutumé à cette méthode, il se réveille et se rendort sans crier, car sa conscience lui a appris que ses pleurs seraient inutiles. Il faut donc que les mères aient le courage d'entendre crier un peu leur enfant ; sinon, loin d'être leur maître, on est leur esclave ; on se fatigue inutilement auprès d'eux, et l'allaitement est enfin interrompu par suite de l'épuisement de la nourrice.

CHAPITRE II.

DE L'ÉTAT MORAL D'UNE MÈRE QUI VEUT NOURRIR SES ENFANTS.

Les glandes mammaires qui, par leurs fonctions, deviennent à un moment donné la source de la vie des enfants, sont par leurs nerfs placées sous l'influence de l'activité morale. On ne saurait donc trop recommander aux mères qui nourrissent de chercher à acquérir le calme et le sang-froid nécessaires à la direction d'une bonne éducation. Mais quelles paroles trouver pour convaincre une femme dont le cœur tremble aux cris de son enfant, et dont l'âme en est profondément troublée ? N'a-t-on pas toujours à craindre de voir le cœur l'emporter sur l'intelligence, et la passion maternelle triompher du raisonnement ? Il en est souvent ainsi, mais c'est un devoir pour le médecin d'apaiser par sa parole grave et respectueuse des sentiments aveugles dont l'exaltation exerce la plus fâcheuse influence sur la santé des enfants.

Il doit faire comprendre à la mère que les qualités de son lait sont rapidement altérées par les mouvements tumultueux de son âme, et que le calme lui est absolument nécessaire pour être une bonne nourrice. Qu'importent les cris d'un enfant qui a teté d'une manière suffisante à l'heure convenue, qui ne souffre pas et qui n'éprouve aucun besoin ? S'il crie, c'est par caprice : il faut savoir lui résister ; alors il cesse, et apprend pour l'avenir à ne pas crier sans motif. De cette manière il devient docile, et ses cris prennent beaucoup de valeur du moment où l'on sait qu'ils sont toujours une manifestation de la souffrance.

CHAPITRE III.

DES MOYENS DE FAIRE VENIR LE LAIT DANS LES MAMELLES.

Lorsqu'une femme a peu de lait et veut absolument nourrir son enfant, ou lorsqu'un accident, impression morale ou autre, a diminué ou suspendu la sécrétion lactée au point de rendre l'allaitement impossible, il est quelques moyens auxquels on peut recourir pour activer la sécrétion du lait, et l'un d'eux m'a réussi plusieurs fois.

Ces moyens, connus sous le nom de *galactogènes*, sont tombés dans le plus grand discrédit; mais plutôt que de laisser tarir entièrement la sécrétion laiteuse, ne vaut-il pas mieux essayer, au risque d'un insuccès, des remèdes incertains, mais quelquefois utiles ?

On employait autrefois la *mercuriale*, le *ricin*, le *jatropha curcas*, et Tabernæmontanus se servait exclusivement de la *pimprenelle*. Toutes ces plantes doivent être employées en cataplasmes sur les mamelles. J'ai eu recours seulement au ricin commun des botanistes, dont les feuilles, au volume d'une poignée, bouillies dans deux ou trois litres d'eau jusqu'à une demi-dessiccation, constituaient un cataplasme que je laissai vingt-quatre heures en place. Une fois, chez une dame, au huitième jour de l'accouchement, dont le lait s'était tari sous l'influence d'une émotion morale très-vive, ce cataplasme ramena l'écoulement du lait. Une autre fois, c'était chez une personne qui, un peu faible, n'avait naturellement que peu de lait; ce même médicament me réussit assez bien, et l'on vit sous son influence une notable augmentation de la sécrétion laiteuse.

Faut-il attribuer cet afflux du lait à l'usage des *galactogènes* ou à une autre circonstance accessoire, telle que la succion persistante du nourrisson ? Cela est difficile à dire.

Tout récemment, M. Aubert a fait connaître un autre moyen qui lui a très-bien réussi, et que d'autres personnes ont mis en pratique avec succès. Ce moyen, c'est l'*électrisation des mamelles.*

Une femme de vingt-six ans, mère de trois enfants, allaitait son troisième depuis onze mois et demi, lorsqu'il fut atteint d'une pneumonie double. Malgré les soins que l'on prit d'exercer plusieurs fois par jour la succion des seins, et bien que la mère prît assez de nourriture et d'exercice, le lait diminua graduellement, et quand le petit convalescent eut besoin de nourriture, il trouva les seins presque taris. L'enfant refusait le biberon et la presque totalité des aliments qu'on lui offrait ; il dépérissait à vue d'œil, faute de la nourriture qui convenait le mieux à son goût et à ses besoins. Cet état persistant, M. Aubert voulut essayer l'électrisation des seins, pour voir si ce moyen réveillerait la sécrétion complétement disparue depuis quatre jours. Il employa les excitateurs humides placés de chaque côté du sein alternativement, et augmenta progressivement la force du courant, de manière à produire de fortes vibrations, en évitant toutefois de faire contracter les pectoraux et de causer de la douleur. Après quatre séances, de vingt minutes environ chacune, la montée du lait s'était effectuée d'une manière complète. L'allaitement ainsi repris s'est continué avec la même facilité sans nouvelle excitation électrique, et l'enfant, bien rétabli, a été sevré au terme ordinaire.

Encouragé par cet exemple, Alfred Becquerel a eu recours à cette méthode dans un cas semblable, et il déclare avoir parfaitement réussi. — Le lait, âgé de six mois, avait disparu sous l'influence d'impressions morales. Le sein droit conserva un peu de lait, et le gauche se tarit à peu près complétement. Il fallut sevrer; on fit manger l'enfant, mais il dépérit et s'affaiblit. Becquerel voulut prendre une nourrice, mais la mère s'y refusa. C'est alors qu'il employa les courants électriques d'abord sur le sein gauche, où, depuis près de huit jours, il n'y avait que quelques gouttes de lait. Il opéra avec une machine de Gaeffe et Loiseau de force médiocre. Les excitateurs humides (éponges) étaient placés successivement dans les divers points de la circonférence du sein, de manière que les courants puissent traverser l'organe dans tous les sens. Trois séances de quinze minutes eurent lieu. La malade souffrit à peine, c'était plutôt un malaise qu'une souffrance réelle. Dès la première séance, la montée du lait survint presque immédiatement après l'application des courants électriques. Après la troisième séance, la sécrétion était pleine et entière; l'enfant avait repris le sein et la sécrétion lactée est toujours très-abondante du côté du sein gauche. Depuis un mois, c'est le sein droit qui fournit le moins, mais il en donne assez cependant pour qu'il n'y ait pas eu besoin d'appliquer l'électricité comme du côté gauche.

M. Lardeur (1) a eu recours au même moyen avec avantage, et l'observation suivante de M. Fournier (2) prouve tout le parti qu'on en peut retirer.

Obs. XII. — Le 23 mars 1862, dit le docteur Fournier (d'Angoulême), je fus appelé chez madame L... pour voir sa petite fille, âgée de huit mois. Cette petite fille, peu développée pour son âge, n'ayant pas encore une seule dent, est atteinte depuis quelques jours d'une diarrhée muqueuse abondante et vomit tout ce qu'elle prend. Elle a eu successivement deux nourrices, mais a beaucoup souffert, la première n'ayant pas assez de lait, la seconde lui donnant des soupes, des panades, au lieu de lui présenter le sein.

Il y a un mois, la mère prit chez elle une troisième nourrice ; mais l'enfant n'ayant pas pu prendre le sein, elle résolut, d'après les conseils de plusieurs personnes de sa connaissance, de la nourrir avec du lait de vache coupé avec du gruau et quelques panades. L'enfant ne profitait pas, mais ne présentait aucun symptôme grave, lorsque survinrent les accidents pour lesquels je fus appelé.

Je prescrivis d'abord 0,05 de calomel en dix paquets, et conseillai de remettre l'enfant au sein le plus tôt possible.

(1) Lardeur, *Thèse inaugurale*, 1859.

(2) Fournier, *Gazette des hôpitaux*, 1862, p. 226.

Les parents désiraient beaucoup ne pas changer une quatrième fois de nourrice, et voulaient garder celle-ci, qui paraissait attachée à l'enfant.

Mais cette femme, accouchée il y a deux mois, n'ayant pas donné à teter depuis un mois, avait les deux seins complétement affaissés, et c'est à peine si par une forte pression on pouvait exprimer une goutte de lait de chaque mamelon.

L'occasion me paraissant favorable à l'emploi de l'électricité, je fis, le 24 mars, une première séance d'un quart d'heure. Au moyen de la machine de Gaeffe, je fis placer à travers chaque glande mammaire une série de courants intermittents assez faibles. La femme déclara n'éprouver aucune douleur et ne ressentir qu'un peu de chatouillement et de chaleur dans les seins. Je promenais à peine depuis quelques minutes les éponges humides sur la région mammaire, que je vis le sein droit prendre presque subitement un accroissement notable; en même temps des veines bleuâtres apparaissaient à sa surface, et le toucher permettait de constater une dureté manifeste de ses lobules. Bientôt il s'échappa quelques gouttes de lait du mamelon.

A la fin de cette première séance, il se manifesta un peu de gonflement du sein gauche; mais c'était peu de chose relativement à l'effet produit sur le sein droit.

Le soir même, je chargeai une sage-femme de faire une seconde séance, et le lendemain j'en fis faire deux autres, toutes de même durée que la première. Pendant ce temps, l'enfant tetait une nourrice du voisinage.

Pendant chacune de ces quatre séances, comme pendant la première, la femme ne ressentit qu'un peu de chatouillement dans la région mammaire, et au bout de quelques minutes le gonflement des seins, surtout du sein droit, fut également évident. Le soir du second jour, après la quatrième séance, la pression exercée sur les mamelons faisant venir une assez grande quantité d'un lait qui me parut suffisamment épais, je fis teter l'enfant. Il teta parfaitement, et depuis il a continué à prendre le sein de sa nourrice, dont le lait est abondant et de bonne qualité.

Un de mes anciens élèves, le docteur Touzelin, a réussi de la même manière dans un cas semblable. — Quatorze séances furent nécessaires pour rappeler la sécrétion laiteuse, mais dès la première électrisation, le lait avait commencé à revenir; on voyait, sous l'influence du courant, le sein se fluxionner d'une façon évidente.

Ce serait un moyen à employer dans les étables pour prolonger la lactation des vaches au delà du terme ordinaire, et pour leur faire donner une plus grande quantité de lait dans les vingt-quatre heures.

A ces moyens, il faut joindre l'excitation de la mamelle par la succion prolongée du mamelon.

Il paraît, si l'on en croit quelques faits extraordinaires, qu'on peut obtenir du lait chez certaines femmes, récemment ou anciennement accouchées, même chez des filles, par l'emploi de ce moyen. — En tetant ou en faisant teter fréquemment des mamelles devenues arides par le fait de l'âge, du temps ou de la maladie, on y fait revenir le lait en quantité suffisante pour la nourriture d'un enfant.

Il est en effet un usage traditionnel parmi les habitants du Cap-Vert qui, lorsqu'une femme meurt en nourrissant son enfant, oblige la plus proche parente, qu'elle soit ou non mariée, et quel que soit son âge, à nourrir immédiatement l'enfant privé de sa mère : pour cela, la femme est soumise à une série de pratiques très-bizarre, consistant dans l'application de feuilles de ricin tièdes sur les seins, et dans l'emploi de fumigations chaudes vers les parties génitales ; l'enfant est en outre approché plusieurs fois par jour du mamelon ; après trois à quatre jours au plus, la sécrétion lactée s'établit ; sans doute, l'excitation produite par l'approche de l'enfant joue un grand rôle dans l'établissement de la sécrétion ; mais peut-être aussi les applications de feuilles de ricin et les fumigations vers les parties génitales ne sont-elles pas sans quelque effet sur la sécrétion.

Une jeune chèvre, qui n'avait jamais été couverte, fut tetée par un agneau, et, au bout de quelques jours, elle avait assez de lait pour qu'on pût la traire.

Legroux a vu une jeune chienne, entendant crier un petit chien, s'arrêter et lui livrer ses mamelles, elle finit par avoir du lait et le nourrir.

Quelque incroyables que puissent paraître ces faits, il faut les accepter comme réels, car ils ont pour garants des auteurs recommandables et dignes de toute confiance. Cependant il ne faut pas généraliser une exception et dire, comme un médecin de nos contemporains, qu'on peut laisser perdre le lait d'une nourrice et le retrouver aisément par le procédé que je viens d'exposer, car, à ce compte, toutes les nourrices auraient du lait à volonté, ce qui est loin d'être exact.

CHAPITRE IV.

DES QUALITÉS DU LAIT.

Il faut enfin s'assurer que le lait est assez riche en éléments nutritifs, pur dans sa composition et suffisamment abondant : on y arrive assez facilement au moyen de l'analyse chimique et microscopique. Cependant il ne faut pas s'abuser sur la valeur de ces recherches ; elles conduisent à des résultats précieux sur les qualités matérielles et physiques du lait, mais elles ne peuvent rien apprendre, si je puis m'exprimer ainsi, *sur la nature des qualités vitales de ce liquide*. En effet, le lait sécrété par une femme atteinte de syphilis n'est pas différent, sous le microscope, du lait des femmes de famille goutteuse, lymphatique et autres. Les virus et les principes diathésiques existent dans le lait, mais ils s'y trouvent à l'état de *ferment* sous une forme insaisissable, et personne jusqu'à présent n'a pu en démontrer l'existence autrement que par leurs effets. Par conséquent, s'il faut examiner la richesse matérielle, c'est-à-dire les *qualités physiques et chimiques du lait*, on doit les comparer aux *qualités vitales*, double appréciation nécessaire au choix de la nourrice.

Avant de parler de ses caractères, relativement à sa richesse ou à sa pauvreté, il est nécessaire d'entrer dans quelques détails sur la nature de ce liquide et sur sa composition dans l'état normal. Ce sera l'objet du livre suivant.

LIVRE III

DU LAIT EN GÉNÉRAL.

Le lait résume les principaux aliments, c'est le type de l'aliment parfait.

Or, on sait qu'une substance ne peut mériter ce titre, c'est-à-dire n'est capable de suffire à l'entretien de la vie et de la santé, qu'à la condition de renfermer des sels divers et au moins deux principes immédiats, l'un combustible, l'autre de nature albuminoïde.

L'animal vivant, en effet, doit non-seulement refaire ses muscles, son tissu cellulaire, etc., mais il doit en même temps pourvoir aux besoins de sa calorification ; il doit encore renouveler et ses os, et sa matière nerveuse, et ses humeurs acides ou alcalines.

Aussi le lait, qui est destiné à faire l'unique nourriture du jeune mammifère, renferme-t-il les trois sortes de matières indiquées, savoir :

1° Une matière albuminoïde, le *caséum ;*

2° Deux matières combustibles, une grasse qui prend le nom de *beurre*, une sucrée appelée *lactine* ou *sucre de lait ;*

3° Des *substances minérales* dissoutes dans l'eau, parmi lesquelles il faut distinguer le sel marin, des phosphates alcalins et terreux, et l'oxyde de fer.

Voilà les éléments du lait ; mais je n'aurai donné une idée précise de cette sécrétion que quand j'aurai dit sous quel état ils s'y trouvent. Il faut absolument se servir du *microscope* et de l'*analyse chimique* pour arriver à cette connaissance.

CHAPITRE PREMIER.

DE L'ÉTAT SOUS LEQUEL SE TROUVENT LES PRINCIPES DU LAIT.

On peut dire que le lait est formé d'une partie liquide et d'une partie solide, ou, si l'on veut, c'est de l'eau tenant en suspension des globules de beurre et en dissolution du caséum, du sucre de lait et des sels.

Les globules de beurre ont pour caractères d'être sphériques, lisses, tout à fait transparents (quand ils sont isolés), et comme limités par un cercle noir, lequel n'est qu'un effet de réfraction de la lumière. Par leur réunion, ils forment des masses blanches ; c'est leur nombre plus ou moins grand qui donne au lait plus ou moins d'opacité.

Ces globules, qui peuvent atteindre un diamètre d'un millimètre environ, ne sont visibles qu'à l'aide d'instruments grossissants. D'ailleurs, dans le même lait, ils ont un volume très-variable, et l'on ne trouve point de différence considérable, sous ce rapport, d'une espèce de lait à une autre.

Matières normales, mais qu'on peut considérer comme accidentelles dans le lait. — Ordinairement isolés ou libres, les globules de beurre sont quelquefois çà et là réunis en petits groupes, sans doute à l'aide d'une matière muqueuse sécrétée par les conduits galactophores.

Le microscope fait encore découvrir dans le lait des lamelles d'épithélium détachées de la muqueuse qui tapisse ces mêmes conduits.

Ce sont là des substances accidentelles qui ne font pas essentiellement partie de la sécrétion lactée.

En résumé, on voit qu'au point de vue où je me suis placé, la composition du lait peut être comparée à celle du sang, lequel est formé de globules suspendus dans une dissolution de fibrine, d'albumine et de sels.

Mais cette comparaison poussée plus loin ne serait plus suffisamment exacte ; car le lait n'est à vrai dire, qu'une simple émulsion de matière grasse dans de l'eau rendue plus visqueuse par le caséum, tandis que le sang se distingue par des corpuscules albuminoïdes doués d'organisation.

Il y a là, entre ces deux liquides animaux, une différence tranchée qu'on ne saurait atténuer, même en admettant, avec Leeuwenhoek, qu'une petite partie de la matière caséuse du lait y fût à l'état solide sous formes de globules.

CHAPITRE II.

PARALLÈLE ENTRE LE LAIT ET LE SANG.

Il y aurait une autre manière plus philosophique d'envisager la composition du lait par rapport à celle du sang ; elle consisterait à ne voir dans cette sécrétion qu'une humeur formée de toutes pièces aux dépens de ce dernier, qui en renferme les éléments déjà préparés.

Ne sait-on pas, en effet, que le sang offre, on peut le dire, sous les mêmes formes, toutes les matières terreuses du lait ?

En second lieu, le caséum, c'est l'albumine du sang dont l'état moléculaire seul est changé ; et d'ailleurs on a déjà trouvé le caséum dans le sang d'un grand nombre d'animaux.

Puis la présence de la matière grasse sous forme de globules dans le sang n'est plus douteuse aujourd'hui.

Enfin, l'acide lactique est démontré exister dans le sang des animaux dont le lait renferme de la lactine.

Le lait est donc un dérivé du sang, auquel il ressemble par tous les principes qu'il renferme, matières terreuses, caséum ou albumine, matière grasse et acide lactique, et dont il diffère par tous ceux qui lui manquent, fibrine, matière colorante, etc.

Après ce parallèle, j'ajouterai un mot sur l'état du caséum dans le sérum du lait récent filtré pour en retirer les globules. Ce principe n'y existe pas en simple solution, puisqu'il paraît insoluble, lorsqu'il est pur ; c'est à la faveur de la soude qu'il s'y trouve dissous. Dans cette combinaison, la caséine joue le rôle d'acide, mais d'acide si peu énergique, que la base manifeste ses propriétés presque comme si elle était libre, et donne au lait une réaction alcaline non douteuse, pour celui de femme en particulier.

CHAPITRE III.

DES CHANGEMENTS QUI SURVIENNENT DANS LE LAIT APRÈS SON EXTRACTION.

Le lait est ordinairement alcalin ; il n'est acide qu'à la condition d'avoir subi un commencement de fermentation, une partie du sucre de lait s'étant transformée en acide lactique.

Lorsque la quantité de cet acide est suffisante, la caséine déplacée de sa combinaison se sépare sous forme de coagulum.

Mais auparavant, en général, un autre phénomène se manifeste dans le lait qu'on abandonne à l'air et au repos ; la matière grasse se réunit à la surface sous forme de couche plus ou moins épaisse, et constitue dans cet état, unie à une certaine proportion de caséum, la matière connue sous le nom de *crème*.

Dans la crème, les globules de beurre mouillés par la partie liquide du lait sont à une certaine distance les uns des autres ; par le battage, on opère leur rapprochement, et ils se soudent en une masse compacte qui constitue le *beurre* proprement dit.

CHAPITRE IV.

DES VARIATIONS DE LA COMPOSITION DU LAIT.

Ce que je viens de dire suffit pour faire connaître d'une manière générale la composition du lait chez tous les mammifères, mais elle subit de grandes modifications suivant les espèces, suivant les individus, et suivant les circonstances chez le même individu.

Bien plus, des expériences récentes permettent de croire, avec plus de fondement que jamais, à l'existence de certains traits communs qui caractériseraient le lait de tous les animaux appartenant à un même groupe naturel.

Ainsi, la matière sucrée, qui d'ailleurs n'est que du luxe, pour ainsi dire, n'existerait que chez les animaux se nourrissant exclusivement, ou au moins en partie, d'aliments végétaux ; chez les carnivores, elle est sans doute suppléée par une matière grasse plus abondante.

La composition du lait varie surtout par rapport à la proportion de ses principes constituants. Dans telle espèce domine le caséum, dans telle autre le beurre ou le sucre de lait. Comme exemple, je donnerai d'un côté le lait de vache, et de l'autre celui de femme : le premier est plus riche en caséum ; le second l'emporte par la proportion de beurre et de sucre de lait.

Le jeune veau, qui doit marcher en naissant, tette un lait bien propre à lui faire des muscles, puisqu'il est très-chargé de matière azotée ; l'enfant, au contraire, qui n'a pas besoin d'essayer ses forces de si bonne heure, et qui, par suite de cette inaction même, est privé d'une source de chaleur, l'enfant, dis-je, reçoit un lait plus pauvre en caséum, mais plus riche en substances combustibles, beurre et sucre.

Ce rapprochement est trop hardi peut-être ; ce n'est encore qu'une vue de l'esprit qui a besoin d'être justifiée par l'observation et l'expérience.

Les modifications dans les caractères spéciaux des principes immédiats du lait font aussi varier sa composition.

Il est certain qu'on doit reconnaître différentes espèces de beurre d'après la nature de l'acide gras volatil qui s'y trouve en partie libre, en partie combiné, et auquel ils doivent chacun leur odeur propre. Chez la vache, c'est l'acide butyrique ; chez la chèvre, ce sont les acides caproïque et caprique. On peut également admettre diverses sortes de caséine : la caséine du lait de femme ne se comporte pas comme celle du lait de vache.

C'est en raison de cette composition différente que, dans quelques cas, le docteur Cumming a recherché les moyens de faire artificiellement avec du lait de vache un lait analogue à celui de la femme.

CHAPITRE V.

DE LA FABRICATION DU LAIT DE FEMME.

La connaissance de la composition chimique du lait de femme a engagé quelques médecins à imiter le travail de la nature et à en fabriquer en prenant pour base le lait des animaux. Voici le procédé indiqué par M. le docteur Cumming pour obtenir ce résultat :

On laisse reposer le lait de vache pendant quatre ou cinq heures, on en retire le tiers supérieur; les deux autres tiers contiennent sur 1000 parties : 54 parties de beurre, 38 de caséine, 53 de sucre, 855 d'eau; par l'addition de 142 parties de sucre, 1458 d'eau, on obtient un lait artificiel comparable au lait naturel de la femme.

Ce lait doit être pris dans un biberon dont le bout se nettoie facilement.

Un enfant de dix jours doit en prendre 1000 grammes environ en huit fractions de 125 grammes chacune; à l'âge de trois mois, l'enfant fera sept repas de 250 grammes chacun.

La température de la boisson doit être de

$+ 37^\circ + 38^\circ$ C., et celle-ci devra être administrée lentement.

Il convient de faire varier la composition du lait selon l'âge, d'après les données suivantes :

		Eau.	Sucre.
De 8 à 10 jours	1000 gr. de lait avec	2,643	243
10 à 30 jours	—	2,500	225
à 1 mois	—	2,250	204
à 2	—	1,850	172
à 3	—	1,500	144
à 4	—	1,250	124
à 5	—	1,000	104
à 6	—	875	94
à 7	—	750	84
à 9	—	675	78
à 11	—	625	73
à 14	—	550	67
à 18	—	500	63

LIVRE IV

DU LAIT DE FEMME.

Une bonne partie de l'histoire du lait de femme se trouve comprise dans ce qui vient d'être exposé relativement à la composition du lait en général, mais elle mérite d'être approfondie avec soin en ce qui concerne les nourrices. Sous ce rapport, le lait de femme doit être étudié dans ses propriétés physiques et chimiques.

1. *Propriétés physiques.* — Il n'est peut-être pas d'espèce de lait, disent Deyeux et Parmentier (1), dont les propriétés varient autant que celles du lait de femme. A chaque instant du jour, avant ou après le repas, avant, pendant et après le moment où la mère donne à teter, la composition du lait est différente.

Ces variations, suivant les circonstances et les individus, sont même tellement considérables dans les limites de l'état physiologique, qu'il est difficile d'en tracer nettement les caractères.

Les auteurs que nous venons de citer reconnaissent, dans un excellent mémoire, trois sortes de laits observés chez des nourrices également vigoureuses et en bonne santé : 1° il y en avait de très-séreux et demi-transparent ; 2° d'autres, très-opaques, avaient l'apparence d'un lait de vache de bon aloi ; mais 3° ils ont trouvé plus communément les qualités intermédiaires.

Le lait est jaunâtre dans les premiers jours de l'allaitement ; il devient ensuite d'un blanc plus ou moins mat.

L'odeur du lait de femme est fade ; elle ressemble à celle du lait de vache.

(1) Deyeux et Parmentier, *Annales de chimie*, 1790, t. VI, p. 183, et t. XVII.

Sa saveur est plus douce et plus sucrée que celle de ce dernier.

Sa densité varie entre 1020 et 1025, et peut même dépasser cette limite supérieure.

Dans des recherches plus récentes, ne s'accordant pas avec celles de M. V. Regnault (de l'Institut) (1), et celles de Doyère (2), M. Vernois et A. Becquerel (3), d'après 89 analyses de lait de femme, ont trouvé pour cette densité les chiffres extrêmes, 1025 16 et 1046 18 ; ce qui donne pour moyenne 1032 67. Malheureusement le lait varie tellement dans la composition chez la même personne, dans les différentes circonstances de la vie, qu'il ne faut prendre ces chiffres que comme une donnée approximative. De plus, ces auteurs ont confondu, avec le caséum, l'albumine qui existe dans le lait ; et cette faute se retrouve dans leurs analyses du lait dans l'état pathologique, ce qui jette une réelle incertitude sur les résultats définitifs, et ce qui oblige à de nouvelles recherches pour élucider complétement la question des altérations du lait.

On ne saurait trop se défier de ces travaux, et ils ne sauraient être acceptés sans vérification.

(1) Regnault, *Éléments de chimie*, t. IV.

(2) Doyère, *Mémoire sur le lait* (*Annales de l'Institut agronomique*, 1852).

(3) Vernois et Becquerel, *Annales d'hygiène publique*. Paris, 1853, t. XLIX, p. 257, et t. L, p. 43.

L'analyse chimique de ces auteurs fournit les résultats suivants sur la proportion normale des éléments de ce liquide :

Sur 1000 parties de lait, on trouve :

	Minimum.	Maximum.	Moyenne.
Eau	822,30	999,98	889,08
Sucre	35,22	59,55	43,64
Caséum et matières extractives	19,32	70,92	39,24
Beurre	6,66	56,42	26,66
Sels	0,55	3,38	1,38
Poids des parties solides	83,33	147,70	110,92

D'après M. Regnault, sur 100 parties de lait de femme, il y aurait :

Eau	86,6
Beurre	2,6
Sucre de lait et sels solubles	4,9
Caséum, albumine et sels insolubles	3,9

D'après Doyère, qui a soigneusement pesé à part le caséum et l'albumine sur 1000 parties de lait de femme :

Eau	873,80
Beurre	38
Caséine	3,40
Albumine	13
Sucre	70
Sels	1,80

Cette dernière analyse diffère beaucoup des précédentes, tant par le chiffre de l'albumine qui est indiqué que par la quantité considérable de sucre qu'elle renferme. C'est la meilleure analyse qui ait été faite et la seule qu'il faille accepter.

Au *microscope*, le lait de femme se présente, comme tous les autres, formé par un liquide diaphane, au sein duquel nagent des globules oléagineux dont on connaît les caractères, mais qui auraient, dans ce cas, un volume un peu plus grand et plus uniforme que dans les autres espèces de lait (fig. 8).

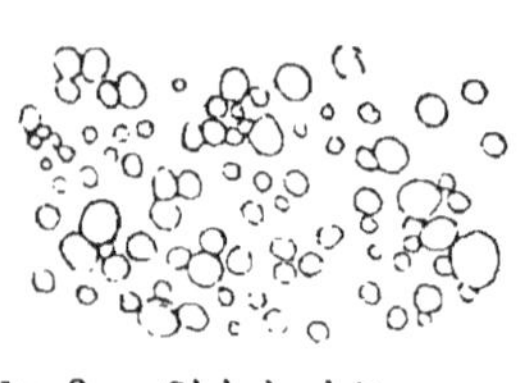

Fig. 8. — Globules laiteux sans mélange.

Avec plus d'attention, on y découvre en outre des débris d'épithélium.

II. *Propriétés chimiques.* — Le lait de la femme est toujours alcalin au sortir de la mamelle ; et il paraît conserver cette propriété d'autant plus longtemps qu'il provient d'une femme saine et vigoureuse. Il devient bientôt acide par l'action de l'air, surtout quand il provient de femmes maladives. A l'état ordinaire, il ramène au bleu le papier de tournesol rougi par un acide ; cette action est même assez énergique. Longtemps ce caractère a été méconnu ; cela tenait à l'erreur dans laquelle étaient tombés les premiers chimistes, qui n'eurent probablement occasion d'examiner que du lait de vache non récent, et déjà un peu acide. Les observateurs qui vinrent ensuite, persuadés qu'il devait en être de même pour le lait de femme, d'autant plus qu'on admettait de l'acide lactique libre dans cette sécrétion en général, se contentèrent de le mettre en contact avec du papier bleu de tournesol.

Or le lait, comme certains autres liquides organiques, jouit de la singulière propriété de faire virer au rose la couleur bleue dont il s'agit, sans pour cela qu'il soit réellement acide ; on se contenta néanmoins de cette nuance pour continuer à affirmer que le lait de femme avait un caractère acide.

Les médecins ont pu être trompés encore par d'autres circonstances, s'ils se sont contentés d'appliquer le papier réactif sur le bout du mamelon en même temps qu'ils exprimaient le sein. On comprend, en effet, que cette partie de l'organe restant souvent enduite d'une couche de lait altéré, pouvait avoir des réactions acides ; la salive de l'enfant qui venait de teter pouvait être acide aussi dans quelques cas.

Si j'insiste sur ces données, c'est afin de prémunir les praticiens contre l'erreur dans laquelle ils pourraient tomber, s'ils avaient à apprécier les qualités bonnes ou mauvaises du lait d'une nourrice.

Abandonné à lui-même et au repos, le lait de

femme se recouvre d'une couche de crème dont l'épaisseur varie suivant que l'on a affaire à l'une ou à l'autre des trois espèces de lait que nous avons distinguées. Elle est d'autant plus grande que le lait était plus opaque, c'est-à-dire plus riche en globules gras ; elle ne forme parfois qu'une mince pellicule. La crème en couche épaisse, ou si l'on veut celle du lait le plus chargé de matière butyreuse, est tenace et jouit seule, suivant Deyeux et Parmentier, de la propriété de fournir par le battage une masse de beurre. Ce beurre est jaune, consistant, d'un goût fade.

Meggenhofen (1) a fait voir que la plupart du temps le lait de femme n'est pas coagulé par les acides chlorhydrique et acétique. La présure, au contraire, produit toujours sa coagulation, et y détermine la formation de petits grumeaux. Le véritable caillot ne se présente que rarement, attendu que le lait de femme est un des plus pauvres en caséum. D'ailleurs, ce caséum ne jouit pas, comme celui du lait de vache, d'une certaine facilité à être pétri et à se réunir en masses consistantes ; il se présente sous forme de flocons isolés qu'on ne peut souder entre eux.

Ajoutons qu'en considérant la faible proportion du caséum dans le lait de femme, et conséquem-

(1) Meggenhofen, *Diss. chemica sistens indagationem lactis mulieris*. Francofurti, 1816.

ment la moindre densité de sa partie liquide, il est permis de penser que sa crème se rassemble plus lentement à la surface que dans le lait de vache qui nous sert toujours de terme de comparaison.

III. *Résumé des caractères du lait de femme.* — En définitive, le lait de femme se distingue des autres par sa saveur plus sucrée, par son caséum peu abondant, dépourvu de cohérence, et formant avec les acides des composés solubles ; enfin, par sa crème, qui, le plus souvent, ne donne point de beurre.

Cela posé, arrivons à l'étude des variations de composition que peut présenter cette espèce de lait dans l'état physiologique, et dans l'état anormal ou pathologique.

CHAPITRE PREMIER.

DES MODIFICATIONS DU LAIT DE FEMME DANS L'ÉTAT PHYSIOLOGIQUE.

C'est dans l'accomplissement régulier des fonctions sécrétoires qu'on observe au plus haut degré ce que j'appelle l'*énergie vitale* individuelle, c'est-à-dire l'influence des forces premières qui entretiennent la vie et qui lui donnent son cachet d'individualité dans chacun des êtres vivants. Ainsi la texture anatomique de la glande mammaire étant donnée la même partout, et chez toutes les femmes, le lait ne sera pas partout le même ; il variera non-seulement chez les différentes nourrices, mais encore à chaque instant chez la même femme et sous l'influence des causes les plus diverses. Il n'y a pas deux laits de femme en bonne santé qui se ressemblent absolument, et chez la même personne, d'un instant à l'autre, le lait peut changer de composition.

Les circonstances qui influent sur la composition du lait dans l'état normal sont :

1° Les idiosyncrasies ;

2° Le temps écoulé depuis l'accouchement, ou la durée de l'allaitement ;

3° Le séjour dans les mamelles, c'est-à-dire le temps écoulé depuis le dernier repas de l'enfant, ou bien depuis le commencement du repas que l'on interrompt pour faire l'observation ;

4° Le régime alimentaire ;

5° Les fonctions génitales ;

6° La constitution, le tempérament et l'âge.

I. *Modifications du lait par les idiosyncrasies.* — J'ai déjà signalé les différences que présente le lait chez des nourrices qui se trouvent dans les mêmes conditions apparentes de force et de santé ; en outre, chacun sait que certaines femmes, qui paraissent débiles, sont cependant d'excellentes nourrices, tandis que d'autres, très-robustes, ont un lait peu abondant et indigeste.

M. Donné cite une femme dont le lait, extrêmement riche en beurre, offrait des globules de très-grande dimension.

Au contraire, un certain nombre de nourrices, dont le lait est pauvre, présentent constamment des globules butyreux d'une grande ténuité.

Il n'y a encore rien de bien précis à cet égard, on doit admettre, et cela n'est pas douteux pour moi, que la composition du lait varie suivant la vitalité et l'individualité des mères, sous l'influence de la force nerveuse qui anime, dirige et coordonne toutes les opérations de l'organisme ; mais ce qu'on ignore, c'est l'étendue de cette action sur la proportion des éléments du lait et aussi sur les qualités nutritives de ce liquide, indépendamment de sa composition. Ce sont là des choses différentes et constituant deux questions distinctes l'une de l'autre. Cependant quelques tentatives ont été faites. On a cherché à déterminer la valeur de ces diverses influences, mais il n'en est sorti aucune conclusion sérieuse.

Voici quelques analyses de lait chez des femmes ayant des mamelles plus ou moins volumineuses, et chez des femmes brunes et blondes, qui pourront confirmer ce que je viens de dire; mais pour en comprendre la signification, il faut comparer leur résultat à ceux que donne l'analyse du lait normal. Comme on peut le voir (1) je ne donne ici que des moyennes. Malheureusement, il faut dire qu'elles résultent de la réunion d'un très-petit nombre d'analyses, ce qui leur ôte toute importance; les différences produites par ces conditions de la nourrice sont insignifiantes.

	Cheveux bruns.	Cheveux blonds.	Seins peu développés.	Seins très-développés.
Densité......	1033,77	1023,88	1032,77	1032,50
Eau.........	892,17	894,20	891,72	888,00
Parties solides.	107,83	105,80	108,28	112,00
Sucre........	45,58	44,74	44,29	43,37
Beurre.......	21,53	22,55	25,41	27,17
Caséum......	39,27	37,30	37,20	40,08
Sels.........	1,25	1,21	1,38	1,38

II. *Modifications du lait par la durée de l'allaitement.* — Le lait n'arrive pas d'emblée au degré de perfection où je l'ai supposé précédemment; il commence par n'être que du colostrum légèrement modifié, dont il emprunte la teinte jaune, et dont il retient les éléments, pour s'en débarrasser peu à peu, à mesure que s'éloigne l'époque des couches.

Dans les premiers jours, et surtout avant que s'établisse la réaction fébrile connue sous le nom de fièvre laiteuse, le lait renferme, outre ses éléments propres, de l'albumine, des corps granu-

(1) *Annales d'hygiène et de médecine légales.* Paris, 1853, t. XLI, p. 257, et t. L, p. 43.

leux, du mucus agglomérant les globules de beurre, ou se présentant sous forme de globules. On retrouve aussi une grande inégalité dans les globules de beurre, dont les uns, selon l'expression pittoresque de M. Donné, représentent une véritable poussière comparée à d'autres qui sont énormes.

C'est à la présence du colostrum (fig. 9) que le premier lait doit la propriété purgative qui le rend propre à débarrasser l'enfant de son méconium ; mais il est probable qu'on doit, avec Lassaigne, attribuer en dernier ressort cet effet laxatif à la matière grasse, plus abondante, et en même temps moins bien divisée.

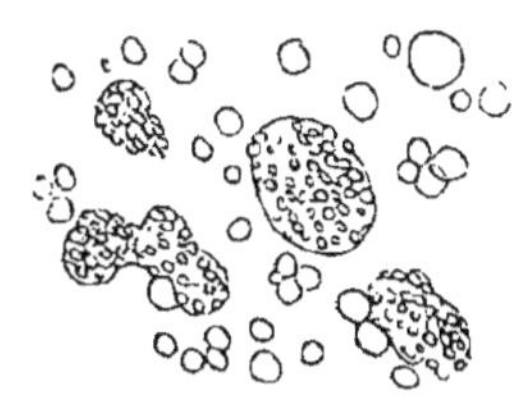

Fig. 9. — Lait altéré par les éléments du colostrum.

Il n'y a rien de bien positif sur le moment à partir duquel le lait cesse d'être mélangé avec du colostrum : ce terme varie suivant diverses conditions qu'il n'est pas facile d'apprécier ; toutefois le lait a déjà acquis toutes ses qualités apparentes, lorsque le microscope y fait encore découvrir des corps granuleux. Avant la fin du premier mois, le lait doit avoir revêtu tous ses caractères ; et d'après Deyeux et Parmentier, la proportion du caséum augmenterait toujours, à mesure qu'on s'éloigne de l'époque de l'accouchement.

Cette proposition n'est pas entièrement conforme aux résultats des analyses de MM. Vernois et Becquerel. D'après ces observateurs, ce serait plutôt la proportion de sucre qu'on verrait augmenter avec l'âge du lait, mais, comme je l'ai déjà dit, ces analyses n'inspirent plus aux savants qu'un faible degré de confiance.

Voici d'ailleurs le tableau des analyses du lait, à ses divers âges, chez des nourrices saines. On y trouvera la preuve de ce que je viens de dire. Ce tableau représente les modifications de composition du lait âgé de 1 à 15 jours, et de 1 à 24 mois. Il est malheureux que ces analyses n'aient pas été faites sur un plus grand nombre de nourrices; car, pour établir des conclusions différentes de celles qui sont généralement acceptées, surtout quand elles viennent d'hommes expérimentés comme Parmentier et Deyeux, il faut des résultats d'une autorité rendue absolument incontestable par les moyennes d'un très-grand nombre d'observations.

Influence de l'âge du lait sur la proportion de ses éléments, de 1 jour à 15 jours et de 1 à 24 mois.

AGE DU LAIT.	NOMBRE DE CAS.	DENSITÉ.	EAU.	PARTIES SOLIDES.	SUCRE	BEURRE.	CASÉUM.	SELS.
3 jours.....	2	1032,23	874,47	125,53	43,13	33,71	47,10	1,59
4 jours.....	2	1032,86	869,34	130,16	39,75	44,44	44,18	1,79
5 jours.....	2	1032,68	882,45	117,55	38,31	32,02	44,77	1,45
8 jours.....	1	1031,35	872,89	127,11	42,02	38,11	44,57	2,41
9 jours.....	2	1031,26	882,97	117,03	42,27	28,29	44,47	2,00
10 jours.....	1	1032,20	852,30	147,70	48,46	54,93	43,08	1,23
11 jours. ..	1	1025,61	871,68	128,32	35,54	56,42	32,98	3,38
15 jours.....	2	1032,20	870,11	129,89	41,13	38,50	48,66	1,60
De 1 à 2 mois.	2	1033,11	872,99	127,01	43,13	34,05	48,26	1,57
De 2 à 3 mois.	4	1032,70	886,16	113,84	43,37	31,22	37,92	1,33
De 3 à 4 mois.	7	1032,90	889,67	110,33	44,47	27,79	36,96	1,11
De 4 à 5 mois.	7	1032,10	888,25	111,75	44,66	27,31	38,28	1,50
De 5 à 6 mois.	9	1034,35	901,51	98,49	42,00	16,57	38,63	1,29
De 6 à 7 mois.	9	1834,97	891,35	108,65	44,18	24,35	38,86	1,26
De 7 à 8 mois.	5	1031,37	889,49	110,51	41,52	22,79	45,02	1,18
De 8 à 9 mois.	4	1032,88	891,65	108,35	45,31	23,06	38,79	1,19
De 9 à 10 m..	3	1031,44	889,98	110,72	45,84	25,03	38,57	1,28
De 10 à 11 m.	7	1031,61	900,63	99,37	47,62	19,47	31,06	1,22
De 11 à 12 m.	7	1030,68	889,04	110,96	43,91	24,61	41,06	1,38
De 12 à 18 m.	12	1032,50	891,34	108,66	43,92	24,44	36,98	1,32
De 18 à 24 m.	1	1030,81	876,55	123,45	41,33	43,47	37,32	1,33
Quelques moyennes de l'influence de l'âge du lait sur sa composition.								
De 1 à 5 jours.	6	1032,69	877,20	122,80	40,06	35,78	45,35	1,61
De 5 à 15 jours	7	1030,33	869,39	130,61	41,69	41,34	45,41	2,17
De 1 j. à 1 mois	13	1031,69	872,84	127,16	40,40	39,55	45,38	1,83

III. *Modifications du lait par le séjour dans les mamelles.* — Voici ce que nous apprend l'observation à cet égard; viendront ensuite les interprétations.

1° Dans la même traite, le lait est d'autant plus riche qu'il a été tiré plus tard ; le plus pauvre est celui qui vient le premier.

2° Le lait est d'autant plus séreux qu'on met plus d'intervalle entre deux traites consécutives.

Ainsi, contrairement à tout ce qu'on sait pour les autres humeurs de sécrétion, le lait devient de plus en plus aqueux à mesure que se prolonge son séjour dans les mamelles ; ce sont ses parties les plus grossières qui se trouvent d'abord résorbées.

Il n'a fallu rien moins que de nombreuses analyses pour faire ajouter foi à ce résultat paradoxal annoncé par M. Peligot (1), résultat qui d'ailleurs contredisait, en partie, l'observation de Deyeux et Parmentier, lesquels nous ont appris que le lait d'une vache est moins abondant et plus riche en beurre quand on ne le tire qu'une fois en vingt-quatre heures.

Néanmoins je pense que l'étonnement doit cesser un peu, quand on réfléchit sur la nature et les usages du lait, qui sont bien différents de ceux des autres sécrétions.

En effet, la sécrétion du lait n'est qu'éventuelle,

(1) Peligot, *Mémoire sur la composition chimique du lait d'ânesse* (*Annales de chimie et de physique*, 2e série, t. LXII, p. 432).

et elle ne se fait qu'à la condition que l'organe chargé de l'opérer reçoive à chaque instant une nouvelle excitation : il entrait dans le plan de la nature de tarir la sécrétion laiteuse dès qu'elle serait devenue inutile.

Or, quand le jeune animal n'exerce plus la succion accoutumée, ou bien quand on n'emploie plus aucun stimulus artificiel, le lait devient inutile ; non-seulement il ne s'en fait pas désormais, mais même celui qui distendait la mamelle, lors de la dernière montée, ne tarde pas à disparaître.

Pour les autres sécrétions, telles que celle de l'urine et de la bile, les choses ne sauraient se passer ainsi, attendu que leurs usages commencent avec la vie et ne doivent finir qu'avec elle.

Au reste, il ne serait pas indifférent que les principes de l'urine ou de la bile fussent reportés dans le sang aussi rapidement que peut l'être le lait ; tandis que celui-ci a une nature si voisine de celle du sang lui-même, qu'en y rentrant il ne peut apporter aucun trouble dans l'économie ; loin de là, son caséum pourra faire de la fibrine, et sa matière grasse se brûler, ainsi que son sucre de lait, comme le feraient les principes analogues du fluide sanguin.

IV. *Modifications du lait par le régime alimentaire.* — Le lait de femme est assez profondément modifié dans la quantité de ses matériaux solides par une nourriture insuffisante. Cette diminution porte presque exclusivement sur la densité et sur le chiffre du beurre et du caséum. D'après des observations faites par F. Simon, sur une femme indigente, on a trouvé :

	Eau.	Résidu solide.	Beurre.	Caséine.	Sucre, matières extractives et sels.
11 novembre.					
Femme faible, sécrétion abondante.	914	86	8	35,5	39,5
18 novembre.					
Après une nourriture animale abondante.	880	119,4	34	37,5	45,4
1er décembre.					
Privations pénibles.	920	98	8	39	49
4 janvier.					
Après deux jours d'une nourriture animale abondante.	873,6	126,4	37	40	46

Des résultats analogues ont été trouvés par M. Doyère :

	Beurre.	Caséine.	Albumine.	Sucre.	Sels.
Nourrice très-bien nourrie pendant trois jours. . .	76,00	8,50	4	73,10	1,50
La même nourrice, nourrie pendant trois jours avec du pain et des légumes en quantité insuffisante.	50,90	4,10	11	70,50	0,18

Ici le fait curieux est, comme précédemment, la diminution du beurre et de la caséine ; mais, chose extraordinaire, il y a une augmentation de l'albumine, telle que la somme des deux éléments azotés dépasse de 2,50 la somme des deux éléments dans le premier cas. C'est encore là un lait nutritif, mais de qualité inférieure à celui de la femme bien nourrie.

On sait d'ailleurs que, chez les vaches et chez les animaux, la différence des aliments modifie profondément les qualités du lait, et Young rapporte qu'ayant nourri une chienne avec des aliments végétaux pendant huit jours seulement, son lait se coagulait spontanément, et par l'addition des moyens coagulants ordinaires, qu'il a offert une proportion plus considérable de crème et de matière caséeuse que dans le lait de chèvre. Le lait de cette chienne paraissait donc avoir pris les caractères du lait des ruminants. La même chienne ayant ensuite été nourrie de viande crue, le lait a diminué de quantité, ne s'est plus coagulé spontanément et a présenté des propriétés alcalescentes.

M. Peligot (1) reconnaît que la nourriture a de l'influence sur les porportions solides des principes du lait ; il serait porté à conclure que, pour les ânesses du moins, les betteraves donnent le lait le plus riche, puis viendraient la luzerne et le froment mélangés, et en dernier lieu les carottes.

(1) Peligot, *Mémoire sur la composition chimique du lait d'ânesse* (*Annales de chimie*, 2e série, t. LXII, p. 432).

Voici comment se sont exprimés depuis MM. Boussingault et Lebel (1) :

« En définitive, ce travail nous permet d'établir » que la nature des aliments consommés n'exerce » pas une influence bien marquée sur la quantité » et la constitution chimique du lait (nous ne » disons pas sur la qualité), si les vaches reçoi- » vent les équivalents nutritifs de ces divers ali- » ments. »

Disons cependant que certaines matières passent dans le lait, et que d'autres s'y développent sous l'influence d'une nourriture déterminée. Ces faits trouveront mieux leur place dans un autre chapitre.

V. *Modifications du lait par les fonctions génitales.* — 1° *Réapparition des règles.* — Après le retour des règles chez une mère qui nourrit son enfant et pendant son époque menstruelle, la sécrétion laiteuse est souvent moins abondante et le lait un peu altéré dans sa composition. Il en est de même chez les nourrices mercenaires. On avait cru jusqu'ici que ce liquide devenait plus séreux sous l'influence de la menstruation, mais s'il faut en croire les recherches de Becquerel, faites sur trois nourrices seulement, le lait deviendrait, au

(1) Boussingault, *Analyses du lait de vache obtenu sous l'influence de divers régimes alimentaires* (*Comptes rendus de l'Académie des sciences*, 10 décembre 1838). — Boussingault et Lebel, *Annales de physique et de chimie*, 1839, t. LXXI.

contraire, un peu plus dense et un peu plus riche en principes solides, ce qui le rend nuisible aux enfants, ainsi que le prouve une observation minutieuse et attentive.

Au reste, si l'analyse du lait ne peut servir de guide au médecin pour la conduite à suivre en cas de retour prématuré des règles chez une nourrice, l'expérience de l'éducation des enfants y supplée fort bien. Quelques enfants ne sont point influencés par le lait qu'ils prennent à l'époque menstruelle ; d'autres en sont malades, ils ont des insomnies, des coliques et de la diarrhée, un peu avant et durant la période menstruelle ; ils pâlissent, leurs chairs deviennent molles, ils deviennent anémiques, et il faut les changer de nourrice ou les sevrer pour les conserver à la vie.

	Suspension des règles.	Réapparition des règles.	Présence actuelle des règles.	État normal.
Densité	1032,24	1031,94	1031,98	1032,67
Eau........	889,51	886,44	881,42	889,08
Parties solides	110,49	113,56	118,58	110,92
Sucre.......	43,88	41,68	40,49	43,64
Beurre......	26,54	26,98	29,15	26,66
Caséum.....	38,69	43,58	47,49	39,24
Sels........	1,38	1,32	1,45	1,38

2° *Grossesse.* — La grossesse, en général, fait cesser ou altère la sécrétion du lait, qui tend à repasser par l'état de colostrum et devient nuisible.

Il y a cependant des exemples, mais ils sont bien rares, de femmes enceintes qui ont continué d'allaiter leur enfant jusqu'au terme d'une seconde grossesse, et je dirai même jusqu'à leur accouchement, comme je l'ai vu à l'Hôtel-Dieu, et cela sans que le nourrisson ait paru souffrir de cette déplorable pratique. Ce sont là des exceptions qui ne peuvent détruire les résultats multipliés de l'observation sur les mauvais effets de l'allaitement continué dans cette circonstance spéciale.

3° *Rapprochements sexuels.* — On ne sait rien de positif sur l'influence exercée par le coït ou rapprochement des sexes, sur la composition des divers éléments du lait, car aucune analyse n'a été faite à cet égard, et toute recherche de ce genre est impossible. On sait seulement que si le coït est suivi de grossesse, alors le lait diminue, s'altère, peut devenir nuisible à l'enfant et qu'il faut changer de nourrice.

4° *Grossesses antérieures.* — Les grossesses antérieures ont une influence marquée sur les qualités du lait : les femmes qui ont déjà eu des enfants (un ou deux, par exemple) sont meilleures nourrices que les primipares. Outre qu'elles ont l'expérience des enfants, leur lait est à la fois plus abondant et plus riche : il s'appauvrit, au contraire, à la suite de grossesses trop répétées, lorsque la femme est très-affaiblie.

VI. *Modifications du lait par la constitution, le tempérament et l'âge.* — Ce que nous savons sur ce sujet se réduit à dire que les nourrices les plus vigoureuses sont en général préférables aux nourrices plus chétives, et que les femmes d'un tempérament lymphatique ont un lait plus abondant et plus riche que celui des femmes d'un tempérament sanguin ou bilioso-sanguin. Quant aux âges, le meilleur lait appartient aux femmes formées, ni trop jeunes ni trop vieilles, âgées de vingt à trente-cinq ans.

Je rapporte ici un tableau de Becquerel, où l'on peut apprécier l'influence de la constitution des nourrices sur la composition du lait. Chose curieuse, ce sont les femmes qui sont signalées comme ayant une faible constitution qui présentent le lait le plus riche et qui se rapproche le plus du lait à l'état normal. Mais si l'on se rappelle ce que j'ai dit des qualités spécifiques, *vitales* du lait, indépendantes de ses qualités chimiques, de manière à subordonner les résultats de l'analyse moléculaire aux résultats de l'observation clinique et rationnelle, on verra qu'ici j'ai eu raison de donner la préférence aux nourrices de forte constitution plutôt que de prendre les nourrices lymphatiques sur la foi d'une analyse chimique, car, dans le premier cas, les enfants profiteront de leur nourriture, tandis que dans le second, au contraire, ils ont toute chance de dépérir.

	Constitution forte.	Constitution faible.	État normal.
Densité.......	1032,97	1031,90	1032,67
Eau..........	911,19	887,59	889,08
Parties solides..	88,81	112,41	110,92
Sucre.........	32,55	42,88	43,64
Beurre........	25,96	28,78	26,66
Caséum.......	28,98	39,21	39,24
Sels..........	1,32	1,54	1,38

Voici maintenant, pour l'influence des âges, ce qui motive la préférence qu'on doit donner aux nourrices de vingt à trente-cinq ans :

	De 15 à 20 ans.	20 à 25.	25 à 30.	30 à 35.	35 à 40.
Densité..	1032,24	1033,08	1032,20	1032,42	1032,74
Eau.....	869,85	886,91	892,96	888,06	894,94
Parties solides..	130,15	113,09	107,04	111,94	105,06
Sucre....	35,23	44,72	45,77	39,53	39,60
Beurre...	37,38	28,21	23,48	28,64	22,33
Caséum..	55,74	38,73	36,53	43,33	42,07
Sels.....	1,80	1,43	1,26	1,44	1,06

De toutes ces analyses qui représentent autant de moyennes tirées d'observations particulières, il résulte que, dans l'état physiologique de la nourrice, le lait est plus ou moins modifié dans la proportion de ses éléments, sans s'écarter beaucoup des limites fixées par les moyennes normales. Cependant, par la comparaison des différentes analyses et à l'aide d'un peu de réflexion, on peut arriver à déduire certaines propositions qui constituent autant de lois dans les changements relatifs des éléments du lait par rapport les uns aux autres. C'est ce qu'a entrepris de faire Becquerel. Ainsi :

« Quand le chiffre des éléments du lait *s'élève* l'augmentation porte principalement sur l'eau, le sucre et la caséine.

» Quand, au contraire, le chiffre des éléments du lait *s'abaisse*, la diminution porte particulièrement sur les sels et sur le beurre.

» Quand le sucre ou les sels augmentent ou diminuent, la densité ne *varie* pas.

» Quand le beurre et l'eau augmentent, la densité *s'abaisse*, et quand ces deux éléments diminuent, elle *s'élève sensiblement*.

» L'augmentation du chiffre de la caséine *augmente aussi* le chiffre de la densité ; sa diminution le *fait très-peu fléchir*.

» Quand la *totalité des parties solides* du lait augmente comparativement au fait contraire, le chiffre de la *densité est plus élevé*.

» Toutes les fois que les quatre éléments constitutifs solides du lait ont augmenté de proportion, l'eau *a diminué* de quantité et *réciproquement*. »

Les éléments du lait ne sont pas solidaires entre eux, et il n'existe pas de proportionnalité absolue, régulière et constante dans leur développement en *plus* ou en *moins*. On doit chercher à établir quel est l'élément sur lequel porte la plus grande augmentation, et ainsi de suite, pour fixer le degré d'importance relative de chaque élément.

Jusqu'ici donc, c'est surtout par l'étude de la *densité*, par l'étude du beurre qu'on a cherché à faire, au moyen du lactoscope, des butyromètres ou du microscope, qu'on a voulu donner une *idée juste de la richesse du lait*. Ces moyens permettent de dire si le lait contient peu ou beaucoup d'*eau*, s'il renferme plus ou moins de *beurre*, ce qui est la principale recherche à faire; mais voilà tout. M. Vernois et A. Becquerel ont tenté de faire davantage et mieux. Malheureusement, leurs analyses ne sont pas assez nombreuses, et le lait est si différent de lui-même, chez la même femme, aux différentes heures du jour, avant ou après le repas, avant ou après le sommeil, au commencement et à la fin d'une traite, son analyse est réputée si difficile par les meilleurs chimistes, qu'il faut énormément plus d'analyses qu'il n'y en a de faites aujourd'hui, pour permettre de tirer des conséquences rigoureuses de la variation insignifiante de quelques chiffres, modifiant la quotité d'un élément du lait à un ou deux millièmes près.

CHAPITRE II.

DES MODIFICATIONS DU LAIT DE FEMME PAR LES SUBSTANCES MÉDICAMENTEUSES ET PAR LES MALADIES.

Diverses circonstances morales et pathologiques peuvent agir sur la sécrétion du lait, comme elles agissent sur toutes les autres sécrétions. Le lait peut être rapidement modifié dans sa quantité absolue et dans la proportion de chacun de ses principes constitutifs. Il en résulte divers degrés d'abondance générale, de richesse et de pauvreté de cette sécrétion, qui exercent une influence très-fâcheuse sur les enfants, et quelquefois des maladies que je ferai connaître plus loin, lorsque je traiterais de l'influence des maladies des nourrices sur la santé des petits enfants.

Trois sortes d'influences exercent une action bien réelle sur la quantité et sur la quotité des éléments du lait. Ce sont :

1° Celle des substances médicamenteuses ou autres, introduites accidentellement ou avec les aliments dans l'économie ;

2° Celle des affections morales ;

3° Celle des diathèses et des maladies proprement dites.

1. *Modifications du lait par les substances*

médicamenteuses ou autres. — Le principe amer de l'*absinthe*, les principes odorants de l'*ail*, du *thym*, le principe purgatif de la *gratiole*, passent dans le lait. L'*Euphorbia paralias* ou *Épurge de mer* donne au lait des chèvres qui s'en nourrissent des propriétés muqueuses et toxiques graves. Et ce lait, mis dans le creux de la main pour y être étendu avec le doigt, offre des striés jaunâtres qui permet de reconnaître son altération. Le docteur Mackay (1) a rapporté l'histoire de plusieurs empoisonnements observés à Malte, à bord du *Marlborough* et de l'*Agamennon*, qui n'avaient pas d'autre origine. Les malades eurent des nausées, des vomissements bilieux, de la diarrhée pendant dix heures, et après tout cela une faiblesse extrême.

Le *Pimpinella anisum*, donné aux nourrices, dit Cullen, produit un effet sensible sur leurs nourrissons et remédie aux coliques dont ils sont affectés.

Certaines matières colorantes, telles que celles de la *garance*, passent dans le lait et colorent en rouge les os de l'enfant. Une autre paraît s'y développer chez quelques ruminants : je veux parler de la matière bleue, analogue à l'indigo par ses qualités physiques et chimiques, qui recouvre parfois le lait des vaches ou des brebis dont la

(1) Mackay, *Gazette hebdomadaire*, 1863, p. 263.

constitution se trouve favorable, et qui sont soumises à l'usage du sainfoin.

« Dans la séance du 4 juin 1860, et dans celle du 31 de la même année, dit M. Flourens (1), je présentai à l'Académie des fœtus dont les os avaient été colorés par l'action de la *garance*, mêlée à la nourriture de la mère. Je lui présente aujourd'hui un fait qui démontre d'une manière complète la prolongation de l'influence de la mère sur le nouvel être : ce sont des squelettes d'animaux nouveau-nés dont les os ont été colorés par la simple *lactation* de mères à la nourriture desquelles de la garance a été mêlée.

» Dans le cas des os de fœtus colorés pendant la gestation, c'était évidemment le sang de la mère qui avait porté dans le fœtus le principe colorant de la garance. Je ne doutai pas que ce que faisait le sang, le lait ne pût le faire.

» Je fis mettre aussitôt en expérience de jeunes porcs qui venaient de naître ; ils furent soigneusement séparés de la mère tant que dura l'expérience, et n'y étaient réunis que pendant les moments nécessaires à la lactation. La mère fut en même temps soumise à une nourriture mêlée de garance. Au bout de quinze à vingt jours, tous les os des jeunes porcs se trouvèrent rouges.

(1) Flourens, *Comptes rendus de l'Académie des sciences*, 13 janvier 1862.

» Ce résultat était précieux, mais dans les conditions où je l'avais obtenu, il pouvait laisser quelque prise au doute. Lorsque la coche arrivait au milieu de ses petits, elle avait le museau tout barbouillé de sa nourriture, et les petits léchaient cette nourriture à qui mieux mieux.

» Il fallait pour ces expériences des animaux dont on fût sûr qu'ils ne mangent point et qu'ils se bornent à teter pendant les premiers temps de la *lactation*.

» Sous ce rapport, de jeunes rats et de jeunes lapins m'ont paru offrir toute garantie.

» La femelle du surmulot porte de dix-huit à vingt jours ; elle fait un nid où elle dépose ses petits ; ces petits naissent tout nus et les yeux fermés ; ils ne mangent point durant les premiers jours ; ils ne font que teter, et ne sortent du nid que du quinzième au vingtième jour.

» La femelle du lapin porte trente jours ; elle fait un nid au fond duquel elle dépose ses petits, ces petits naissent tout nus et les yeux fermés ; ils ne sortent du nid que du vingt-cinquième au trentième jour ; enfin, ils ne mangent point et ne font que teter pendant les premiers jours.

» Les petits rats et les petits lapins m'ont paru offrir toutes les conditions que je souhaitais.

» J'ai fait soumettre à un régime mêlé de garance une femelle de surmulot qui venait de mettre bas.

Au bout de onze jours, j'ai examiné les petits : tout ce qui était déjà osseux dans leur squelette était rouge.

» J'ai fait soumettre au même régime, mêlé de garance, une femelle de lapin qui venait également de mettre bas : au bout de neuf jours, tout ce qu'il y avait d'osseux dans le squelette du jeune lapin était rouge.

» De plus, j'ai scrupuleusement examiné la bouche, l'œsophage, l'estomac, les intestins de tous ces animaux, rats et lapins, et je n'ai trouvé nulle part aucune trace de garance.

» Le fait est donc certain : la *lactation* agit comme la *gestation ;* le *lait* a le même pouvoir que le *sang* de porter au fœtus le principe colorant de la garance, de rougir ses os. En d'autres termes, la mère influe sur le petit par la *lactation* comme elle influait sur lui par la *gestation;* et sous ce point de vue, la *lactation* n'est qu'une prolongation de la *gestation :* prolongation précieuse de l'influence de la nourrice sur le petit, phénomène physiologique du plus haut ordre, et ressource thérapeutique dont la médecine savante de nos jours ne manquera sûrement pas de tirer parti. »

Mais ce qui nous importe surtout, c'est de savoir que les substances médicamenteuses passent dans le lait, et peuvent ainsi parvenir de la mère à l'enfant.

On a retrouvé dans le lait de femme le fer donné à la nourrice, le *sulfate de quinine*, le *chlorate de potasse*, médicaments faciles à retrouver au moyen des réactifs, etc.

Pour découvrir la présence du *chlorate de potasse*, on teint le lait en bleu clair avec du sulfate d'indigo, et en y faisant tomber quelques gouttes d'acide chlorhydrique, la coloration bleue disparaît ; l'acide a enlevé à l'acide chlorique son oxygène, et dégagé du chlore qui anéantit la couleur bleue de l'indigo.

Le *sulfate de quinine* s'y révèle à l'aide de l'iodure de potassium ioduré, et l'on remarque en outre que le lait a perdu une partie de sa saveur sucrée. On traite 60 grammes de lait par de l'alcool à 40 degrés pour enlever les matières grasses du caséum, et, dans le résidu filtré, on ajoute l'iodure de potassium ioduré qui forme un léger précipité jaunâtre (1).

L'*opium* donné à la nourrice peut apaiser l'enfant ou lui donner de la constipation. Ainsi, une de mes clientes, qui nourrissait son enfant, Madame B..., se trouva atteinte de névralgie temporale très-aiguë. D'après mon conseil, elle prit des pilules de morphine, et à partir de cet instant son fils âgé de quatre mois eut un échauffement très-

(1) Ce réactif n'est pas spécial au sulfate de quinine et sert également pour tous les autres alcaloïdes végétaux.

difficile à vaincre qui ne cessa que longtemps après.

L'*iode* de l'iodoforme n'y a été rencontré que dans l'urine des petits nourrissons, par M. Maitre. Voici l'expérience : une chienne de moyenne taille, allaitant deux petits, a été soumise à l'action de l'iodoforme, deux fois par jour, pendant une semaine. Chaque jour elle prenait matin et soir 10 centigrammes d'iodoforme dissous dans 10 grammes d'huile d'amandes douces. L'animal n'a éprouvé aucun trouble fonctionnel. Une heure après l'ingestion du médicament, l'iode a été retrouvé dans les urines et dans le lait de la mère, et quatre heures après, dans l'*urine des petits* qu'elle nourrissait.

Sur des ânesses, M. Peligot a reconnu dans leur lait de l'*iodure de potassium* au bout de six jours d'administration ; il y a retrouvé le sel marin, etc.

II. *Altérations du lait par les affections morales.* -- On trouve relatés partout des faits tendant à démontrer la funeste influence qu'exercent sur la quantité et les qualités du lait la frayeur, la colère, les attaques nerveuses, mais on ignore complétement la nature, le genre d'altérations que subit cette sécrétion en pareilles circonstances ; altérations parfois assez profondes pour amener la mort immédiate du nourrisson, comme on en cite plusieurs exemples.

Il en est des glandes mammaires comme de la glande lacrymale et de quelques autres organes glanduleux placés à la surface du corps : leur fonction sécrétante se rattache intimement à l'énergie de la vie morale, et elle subit très-facilement l'influence des passions (1).

Quand la mère éprouve de violentes impressions morales, l'enfant qu'elle nourrit est agité, mal à son aise, et il est quelquefois pris de convulsions. On prévient ce fâcheux accident en laissant perdre le lait renfermé dans la mamelle au moment de la perturbation morale, et en ne permettant à l'enfant de teter que si le calme est complétement rétabli chez la mère.

Ainsi Petit-Radel rapporte qu'un enfant fut promptement saisi de convulsions pour avoir teté sa nourrice, après que cette malheureuse femme avait été maltraitée et fouettée pour une faute très-légère. Boerhaave assure qu'un enfant fut tourmenté de mouvements convulsifs après avoir teté le lait d'une femme qui était ivre. Parmentier et Deyeux rapportent également que, chez une femme en proie à des attaques de nerfs, le lait devenait en moins de deux heures presque transparent et, de plus, visqueux comme du blanc d'œuf, et ne reprenait ses qualités naturelles qu'après la cessa-

(1) Voyez plus haut le chapitre *De l'influence des émotions morales sur la structure de l'enfant.*

tion des accès. On rapporte (1) qu'une nourrice encore émue du danger que venait de courir son mari dans une querelle avec un soldat, qui venait de tirer le sabre contre lui, et auquel elle avait arraché cette arme, présenta le sein à son enfant, âgé de onze mois et bien portant. L'enfant le prit, puis le quitta bientôt avec agitation, et mourut en quelques instants. Le docteur Contesse (2) a signalé un fait du même genre : M. et madame Sev... eurent onze enfants. La mère, sujette à se laisser emporter par la colère, en nourrit dix qui périrent à divers âges de maladies de langueur ; elle-même succomba à une affection aiguë. Le onzième enfant fut confié à une nourrice étrangère et eut le bonheur d'en rapporter une brillante santé. — Sont-ce bien là les effets des affections morales d'une mère-nourrice sur la santé de son enfant ? C'est ce qu'il est bien difficile de dire, mais la coïncidence n'en est pas moins curieuse à signaler.

On sait d'ailleurs, et Burdach (3) nous le rappelle, que les vaches donnent moins de lait quand elles sont traites par une main étrangère. Elles n'en fournissent pas, d'après Schubler, lorsque la servante les a maltraitées, ou lorsqu'elles sont entou-

(1) *Ann. de la littérature médicale britannique*, 1824, t. I.

(2) Contesse, Thèse inaugurale. Paris, 1837, n° 355.

(3) Burdach, *Traité de physiologie*, traduit de l'allemand par A. J. L. Jourdan. Paris, 1839, t. IV, p. 379.

rées d'un grand nombre de personnes inconnues. Comme il n'y a point d'appareil musculaire dans la mamelle, on ne peut lui attribuer cette diminution de l'écoulement lacté. C'est un effet entièrement involontaire, qui dépend d'abord de ce que dans la répugnance de l'animal le sang afflue en moindre quantité dans les glandes mammaires qui deviennent moins actives, et ensuite d'une sorte d'occlusion des orifices excréteurs par le tissu érectile qui les entoure.

On sait aussi que la vue du nourrisson, l'idée de le voir au sein, la joie qui en résulte pour certaines mères, exercent, sur la sécrétion du lait, une influence morale tout à fait indépendante de leur volonté. Elles sentent monter le lait dès qu'elles revoient leur enfant, ou si elles y pensent trop vivement ; et chez une femme qui vit le sien tomber à terre, le lait s'arrêta et ne reparut que lorsque l'enfant, revenu à lui-même, parut essayer de prendre le sein.

On trouvera plus loin d'autres faits du même ordre et qui me serviront à établir la réalité du trouble occasionné dans la santé des nourrices par leurs différentes affections morales (1).

III. *Altérations de composition du lait par les diathèses et par les maladies proprement dites.*

(1) Voyez le chapitre *De l'influence des maladies des nourrices sur la santé des enfants.*

— La sécrétion lactée s'altère dans les maladies ou dans les diathèses, cela est incontestable, mais on ignore quelle est la véritable nature de cette altération. M. Donné n'a fait connaître que celles qu'on peut observer au microscope, dans les deux états morbides suivants : les engorgements et les abcès du sein. Je dirai, dans un instant, quels sont les résultats publiés par ce médecin. Dans les autres maladies de la nourrice, et elles sont nombreuses, les modifications de composition du lait n'ont été que fort peu étudiées. A. Becquerel a analysé le lait de cinq nourrices affectées de différentes maladies aiguës ou chroniques, et l'on verra qu'il en ressort des conclusions pleines d'intérêt malheureusement peu susceptibles d'être généralisées, en raison du petit nombre d'analyses sur lesquelles elles s'appuient.

D'une manière générale, dans les maladies aiguës, la quantité du lait est fort diminuée ; le poids des parties solides augmente et celui de l'eau diminue : le beurre, le caséum et les sels s'accroissent ; le sucre diminue dans la même proportion. Souvent, si la fièvre est très-vive, la sécrétion se tarit entièrement. Une expérience bien curieuse et qui aurait besoin d'être renouvelée a été faite par Rochou (1). Après avoir soumis, à deux reprises, une

(1) Rochou, *De l'abus des purgatifs* (*Journal de médecine*, tome XXXVIII).

vache nourricière à des purgations réitérées avec le jalap, le lait diminua, devint séreux et le veau fut purgé ; à la seconde série de purgations continuées tous les deux jours pendant un mois, le veau mourut, puis enfin la vache.

Dans l'engorgement du sein, le lait reprend les caractères du colostrum. On y trouve alors des corps granuleux et des îlots de globules soudés par du mucus.

Dans les abcès de la mamelle, qui intéressent le tissu glanduleux lui-même, ainsi que dans les abcès sous-mammaires ouverts en avant ou dans les abcès mammaires proprement dits, on trouve dans le lait des globules de pus reconnaissables à leur contour frangé, etc. (fig. 10).

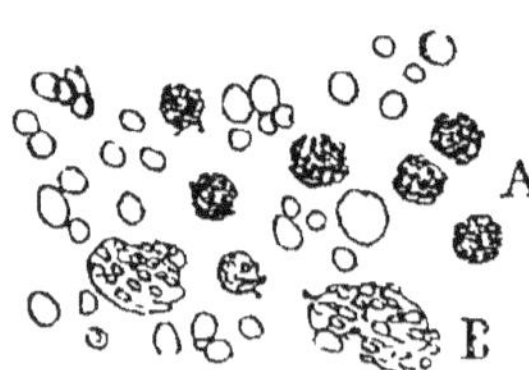

Fig. 10. — Lait mêlé de pus A et de colostrum B.

Dans l'ictère, le lait renferme souvent quelques-uns des éléments de la bile et principalement sa matière colorante jaune, ce qui donne à ce liquide une teinte safranée, qui se change en vert par l'addition d'une petite quantité d'acide nitrique. C'est une expérience que j'ai eu occasion de faire plusieurs fois, et qui a été faite également par M. Gorup-Besanez (1).

(1) Gorup-Besanez, *Archiv für physiologische Heilkunde*, 1849.

Dans cette maladie des vaches appelée *cocotte*, M. Chevreul (1) a trouvé dans le lait des globules muqueux et purulents en assez grande quantité.

Au moyen de l'analyse chimique, on voit que dans les maladies, quelle que soit leur nature, la proportion des matériaux solides augmente en même temps que diminue la proportion d'eau. D'après les analyses que je rapporte, le fait serait plus marqué dans les diathèses et dans les maladies chroniques que dans les maladies aiguës fébriles. Or cette augmentation du chiffre des principes constituants solides du lait forme indépendamment de son influence générale et de son action spécifique sur la nutrition, une altération fâcheuse d'où résultent de fréquentes indigestions pour l'enfant et des entérites consécutives.

Dans les diathèses, c'est-à-dire dans les maladies chroniques constitutionnelles, caractérisées par un vice du sang et des autres humeurs, le lait peut être altéré dans ses éléments, car on sait que ce lait est nuisible, mais on ne connaît pas encore très-bien la nature de cette modification de composition.

Dans vingt-sept cas *de diathèses* et *de maladies chroniques* chez des nourrices dont le lait a été

(1) Chevreul, *Comptes rendus de l'Académie des sciences*, t. VIII, p. 357.

analysé, voici ce que MM. Vernois et Alfred Becquerel ont trouvé :

	Moyenne.	Maximum.	Minimum.
Densité......	1031,51	1038,32	1027,07
Eau........	879,89	923,58	832,96
Parties solides.	120,11	168,04	89,51
Sucre.......	46,16	57,98	30,38
Caséum.....	35,50	47,49	12,70
Beurre......	36,71	73,05	6,90
Sels........	1,74	3,35	0,61

Au contraire, dans dix-huit cas de *maladie aiguë fébrile*, l'analyse a donné les résultats suivants :

	Moyenne.	Maximum.	Minimum.
Densité......	1031,20	1035,28	1025,57
Eau........	844,91	911,35	869,12
Parties solides.	115,09	130,78	88,65
Sucre.......	33,10	48,71	19,50
Caséum......	50,40	66,26	34,62
Beurre......	29,86	56,37	5,14
Sels........	1,73	6,95	0,67

Voici enfin le tableau détaillé de chacune des maladies qui figurent dans cet ensemble, avec les moyennes pour chaque maladie, en particulier.

COMPOSITION DU LAIT CHEZ LES NOURRICES MALADES.

	DENSITÉ.	EAU.	PARTIES solides.	SUCRE	CASÉUM	BEURRE	SELS
Résumé de l'influence des maladies chroniques et de quelques diathèses sur la composition du lait.							
Ophthalmie chronique (2 cas)	1031,30	882,13	117,86	46,29	37,05	32,82	1,70
Pleurésie chronique (2 cas)	1032,74	892,84	107,16	45,26	36,46	24,25	1.19
Entérite chronique (1 cas)	1032,28	861,34	138,66	50,25	39,19	48,53	0,89
Diète absolue pendant sept jours (1 cas)	1027,07	885,17	114,83	30,38	46,13	37,28	1,04
Bronchite chronique (1 cas)	1032,40	887,77	112,23	47,05	39,89	23,83	1,46
Métro-vaginite chronique (1 cas)	1030,81	878,35	121,65	42,25	25,21	51,98	2,21
Hémoptysie, tubercules pulmonaires (5 cas)	1031,41	892,53	107,47	42,93	38,46	24,39	1,69
Tubercules pulmonaires sans diarrhée ni amaigrissement	1031,84	876,59	123,41	42,14	37,46	41,82	1,99
Tubercules pulmonaires avec diarrhée et amaigrissement	1031,38	903,16	96,84	43,45	39,14	12,76	1,49
Abcès du sein (5 cas)	1031,22	887,08	112,92	41,72	35,89	34,23	1,08
Syphilis (9 cas)	1029,79	866,39	133,61	52,32	32,14	46,73	2,42
Syphilis sans traitement mercuriel	1028,89	850,41	149,59	56,34	33,82	57,04	2,39
Syphilis avec traitement mercuriel	1030,24	874,05	125,95	50,32	31,30	41,89	2,44
Résumé de l'influence de quelques maladies aiguës fébriles en particulier.							
Entérite aiguë (1 cas)	1030,68	883,22	116,78	33,21	50,30	31,53	1,74
Pleurésie aiguë (1 cas)	1033,98	888,85	111,05	32,94	49,55	27,77	0,79
Colite aiguë	1025,57	869,60	130,40	32,02	42,86	54,12	1,40
Trouble moral très-vif avec fièvre (1 cas)	1032,99	908,93	91,07	34,92	50,00	5,14	1,01
Malaise général, courbature, fièvre (1 cas)	1032,44	880,32	119,68	32,14	47,70	32,89	0,95
Métro-vaginite aiguë (4 cas)	1033,40	884,70	115,30	40,00	56,71	17,12	1,47
Métro-péritonite aiguë (9 cas)	1030,30	885,09	114,91	30,07	48,33	35,03	1,48

On pourrait peut-être désirer des analyses plus nombreuses et portant sur un plus grand nombre de nourrices, dans les différentes maladies qui les peuvent atteindre, car ce n'est pas d'après une seule analyse de lait, dans une maladie aiguë, chronique ou diathésique, qu'il est possible d'établir un rapport pathogénique quel qu'il soit. Il faudrait des centaines d'analyses sur chaque cas particulier de maladie pour arriver à un résultat aussi important que désiré. Tant que cela ne sera pas fait de cette manière, les recherches de ce genre resteront frappées d'un indélébile cachet de stérilité.

CHAPITRE III.

DE LA QUANTITÉ DU LAIT CHEZ LA FEMME.

La quantité du lait chez les nourrices est une chose fort difficile à apprécier d'une façon rigoureuse par l'analyse chimique. — On ne peut savoir ce qu'elles en sécrètent en vingt-quatre heures, et l'inspection des seins, faite à divers moments du jour, à des époques plus ou moins rapprochées de l'allaitement, n'apprend rien à cet égard. On peut croire que sa quantité est suffisante par la sensation de la mère ou de la nourrice au moment de l'allaitement. Cette sensation est connue sous le nom de *montée* du lait. En effet, les femmes dont le lait est fort abondant le sentent monter à mesure que l'enfant tette ; les seins se remplissent, et il s'écoule en abondance par le sein inoccupé.

On y arrive encore approximativement par l'observation de l'enfant qui tette. S'il fait des efforts considérables, s'il demande souvent le sein, c'est que le lait est peu abondant. S'il termine rapidement ses repas, et qu'il se contente d'en faire un petit nombre par jour, si surtout le lait ruisselle sur ses lèvres, alors il est abondant. Un autre moyen d'arriver d'une manière plus sûre à cette approximation, c'est le procédé de M. Natalis Guillot, qui fait peser l'enfant avant et après la mise au sein. On met l'enfant tout habillé dans une balance avant de lui donner à teter, et on le pèse quand il a fini. La différence du poids indique la quantité de lait avalée. Chaque tetée doit retirer de 80 à 150 et 200 grammes de lait ; mais au-dessous de 80 grammes, la quantité de lait est insuffisante pour les besoins de la nutrition, et si le fait se reproduit plusieurs fois de suite, il faut changer la nourrice. Un enfant peut teter ainsi, par jour, jusqu'à 1000 ou 1200 grammes de lait.

Si la quantité diminue, on peut l'augmenter par l'électrisation des mamelles, et des femmes qui, depuis longtemps ayant cessé de donner à teter, n'avaient plus de lait, ont pu par ce moyen le faire venir en plus grande abondance (voy. p. 132).

CHAPITRE IV.

DES QUALITÉS DU LAIT DE FEMME.

Il y a plusieurs manières d'apprécier les qualités du lait chez une nourrice : — 1° l'examen à l'œil nu ; — 2° l'analyse avec le microscope ; — 3° l'analyse chimique, qui permet de fixer la proportion des éléments de ce liquide.

I. *Examen à l'œil nu.* — Quelque insuffisant que soit l'*examen du lait à l'œil nu,* cette manière de faire donne des résultats qui ne sont pas à dédaigner, et jadis on n'avait que cette manière d'en apprécier l'excellence. — Voici du reste les traditions de l'antiquité à cet égard (1) : « Le meilleur lait est celui qui offre des conditions moyennes, sous le rapport de l'épaisseur, de la quantité, de l'odeur, de la couleur, du goût et de l'écume ; si la quantité n'est pas moyenne, on préférera une nourrice qui a plus de lait. C'est là la meilleure épreuve qu'on puisse faire à l'aide des sens ; la seconde consiste d'abord à verser de l'eau bouillie, ou filtrée, ou aussi pure que possible, dans un vase propre d'argent ou de cuivre blanc, pourvu d'une cavité assez grande pour recevoir du liquide

(1) Oribase, *Œuvres*, trad. de Daremberg et Bussemaker, Paris, 1858, t. III, p. 129 : *Des qualités du lait*, tiré de Mnésithée de Cyzique et de Galien.

en quantité, puis à faire tomber dans cette eau dix ou quinze gouttes de lait; alors on examinera si la dispersion du lait dans l'eau ne s'opère ni extrêmement vite, ni très-lentement, mais avec une célérité moyenne, car ce lait-là est le meilleur, il faut faire cette épreuve dans l'état de santé.

» C'est encore une bonne qualité du lait d'être transparent sur l'ongle : on laissera tomber des gouttes de lait sur l'ongle du pouce, et on le regardera au grand jour en faisant attention en même temps à la manière dont il s'écoule, rapidement, ou lentement, lorsqu'on abaisse l'ongle, car ces deux cas sont également mauvais; au contraire, le lait qui s'écoule avec une lenteur moyenne est bon.

» On fera encore l'épreuve suivante : on versera la huitième partie d'un cotyle de lait dans un vase de verre ou de corne, ou dans une coquille marine, on y ajoutera une quantité moyenne de présure, on écrasera avec les doigts, puis on abandonnera le mélange à lui-même jusqu'à ce qu'il se coagule; ensuite on examinera si l'on obtient une quantité plus abondante d'éléments aqueux que d'éléments caséeux, car un tel lait ne vaut rien comme aliment, et la plus grande partie en passe par les urines. Si le lait figé contient plus de parties caséeuses que de parties aqueuses, il faut croire qu'il se digérera et s'élaborera difficilement ; le meilleur lait est celui qui contient une quantité moyenne d'éléments caséeux et une quantité également moyenne d'éléments aqueux.

» Il faut encore faire l'épreuve suivante, surtout au printemps : le soir on remplit de lait le vase de verre ou de corne, ou la coquille marine, on le place dans un endroit bien exposé au soleil ; le matin on examine le coagulum ou pellicule, s'il est très-abondant ou si, au contraire, il existe en petite quantité, tandis que le liquide est abondant ; ces deux espèces de lait sont mauvaises ; celui, au contraire, qui présente une bonne proportion des divers éléments est le meilleur.

» S'il arrive que la nourrice ait les mamelles ou les papilles trop petites, il faudra lui frotter les seins. On relèvera aussi les mamelles, en appliquant de haut en bas un bandage de charpie longue et molle, et l'on pressera doucement afin qu'il y ait un afflux de lait plus abondant.

» Si, au milieu de l'allaitement, le lait se tarit, le meilleur est de passer à une autre nourrice ; si cela est impossible, on donnera du lait (à la nourrice) en faisant des affusions abondantes d'eau chaude, précédées de l'administration, sous forme de boisson, de quelque médicament qui puisse amener ou donner du lait, comme par exemple le fenouil de cheval, qu'on fera bouillir à la dose de deux cotyles avec du vin odoriférant ou du maceron administré de la même façon, ou de la racine de céleri. Après les affusions on fera sucer les mamelles par quelqu'un qui tirera avec violence ; on fera des frictions et de nouvelles affusions et, après le bain, on donnera à boire deux cotyles d'une décoction d'oignons, de poireau, de mauve, de céleri, de fenouil ou de quelque autre espèce d'herbe potagère sauvage (décoction qui devra contenir du froment fortement cuit), qu'on décantera avec soin et à laquelle on mêlera, au lieu d'huile, du vin odoriférant. On donnera aussi une espèce de graine quelconque bouillie avec de la luzerne en arbre ou avec quelque autre des ingrédients sus-nommés, et l'on donnera la même quantité, après l'avoir décantée au tamis avec du vin. Après l'administration de ces médicaments, on appliquera une ventouse sur chaque mamelle et l'on ordonnera à quelqu'un de sucer les mamelles avec assez de force ; on donnera des aliments qui aient peu de cohésion et qui se distribuent facilement dans le corps, et des boissons abondantes, par exemple du vin odoriférant et ténu, qu'on boira chaud en ayant soin de mettre dans l'eau qu'on y mêle quelqu'un des médicaments que nous venons de nommer.

» Il faut faire soigneusement l'épreuve du lait à l'aide du goût, de la vue et de l'odorat ; en effet, le lait qui offre les meilleures qualités est agréable au goût et à l'odorat; à l'œil, il paraîtra blanc et lisse; il présentera une consistance moyenne entre le liquide et l'épais; le mauvais lait, au contraire, sera épais et caséeux, liquide ou séreux ou livide, ou de couleur et de consistance inégales, ou entrecoupé de stries sèches, écumeux, d'odeur dégoûtante ou désagréable; il s'aigrira vite, il aura une amertume très-prononcée, un goût de saumure ou quelque autre saveur peu propre au lait; car un tel lait est mauvais et n'a pas même une odeur agréable. Ce sont là les signes distinctifs entre le bon et le mauvais lait; si d'après eux vous conjecturez que la femme est maladive, vous passerez à une autre nourrice; chez les gens riches, il faut qu'il y en ait plus d'une. Si le lait se rassemble en quantité insuffisante dans les seins, il faut faire attention au sang : en effet, cette humeur sera en quantité moindre qu'il ne le faut, ou elle sera détériorée. Si donc le sang est diminué, il exige un régime entièrement approprié à humecter et à échauffer : quant au sang détérioré, il exige, s'il est bilieux, d'abord une purgation, ensuite le régime que nous venons de décrire; s'il est pituiteux, il demande des médicaments qui échauffent au premier, ou, plus tard aussi, au second degré, mais qui ne dessèchent pas. Les meilleurs de ces médicaments sont ceux qui ne jouent pas seulement le rôle de médicaments, mais aussi celui d'aliments, comme la roquette, le fenouil et l'aneth. Je veux parler des herbes elles-mêmes, quand elles sont encore vertes et humides, car quand elles sont sèches, elles dessèchent et échauffent déjà plus qu'il ne le faut pour le cas actuel. A ce genre appartiennent le smyrnium, le céleri, la barbe, les pois chiches, le cresson sauvage et le polygala. Les deux espèces d'aménone donnent aussi du lait, si on les applique à l'extérieur. Les substances qui font du tort au lait sont innombrables : en effet, aussi bien celles qui échauffent que celles qui dessèchent ou refroidissent outre mesure, empêchent la formation du lait, les unes en détériorant la qualité du sang, les autres en diminuant sa quantité. Les substances qui sont de nature à provoquer ou à arrêter l'écoulement des règles, ont des vertus analogues à celles des substances dont nous venons de parler, car le sang contenu dans les veines est la source commune aussi bien du lait que des règles. Si donc le sang se porte vers l'un des deux organes, l'autre devient sec. Il n'y a donc rien d'étonnant s'il y a de l'analogie entre le régime et les médicaments qui provoquent ou qui arrêtent l'évacuation revenant régulièrement chaque mois, et ceux qui agissent de la même manière sur la formation du lait dans les seins ; il existe cependant entre eux cette différence que la matrice exige quelquefois des agents plus incisifs et plus chauds, car elle a un plus grand besoin d'être ouverte. Les médicaments donc qui provoquent l'écoulement du lait font également du bien en cas d'insuffisance des règles ; mais, quand l'évacuation utérine a éprouvé un empêchement plus grave, ou qu'il est complément arrêté, aucun de ces médicaments ne saurait plus y porter remède, mais il faut recourir à la sabine, au cistre, à l'iris, à la calaminthe et à toutes les autres substances analogues qui guérissent la rétention complète de l'écoulement utérin. Que ce soit là des signes distinctifs entre le bon et le mauvais lait. »

II. *Examen à l'aide du microscope.* — Au moyen de l'analyse optique, on peut constater la richesse et la bonne élaboration du lait, c'est-à-dire la quantité de globules ou de crème qu'il contient, ensuite la forme plus ou moins volumineuse sous laquelle se présente la matière grasse.

Le microscope facilite beaucoup l'étude des globules. Leur nombre est en rapport avec la richesse et les qualités nutritives du lait. Plus il renferme de globules, plus ce liquide est substantiel, le caséum et le sucre étant assez souvent en proportion de la qualité des globules laiteux, qui représentent la partie grasse ou butyreuse. Trop ou trop peu de globules sont chose également fâcheuse.

Le volume des globules est de la plus haute importance.

Quand le microscope nous fait voir de très-petits globules, de la poussière de globules, il est présumable que le lait est mal élaboré ; quand il nous montre des globules trop volumineux, le lait est indigeste.

III. *Examen à l'aide de l'analyse chimique.* — Différents procédés ont été imaginés pour mesurer avec plus ou moins d'exactitude la richesse du lait, en n'entendant par ce mot que la proportion de beurre qu'il renferme, proportion qui, d'ailleurs, ne suit pas toujours invariablement celle de la caséine.

Pour mesurer le *beurre* ou le *sucre* du lait on se sert du *butyromètre* de Leconte, du *saccharimètre* de Soleil, du procédé de Marchand, pharmacien à Fécamp, ou du *crémomètre* (voy. plus loin, p. 247).

1° *Butyromètre de Leconte.* — L'un de ces procédé a été imaginé par M. Leconte, agrégé à la Faculté de médecine, et il me paraît excellent. Je l'ai employé plusieurs fois avec avantage. Il consiste à chauffer dans un tube spécial, large de 2 centimètres, dans une longueur de 20 centimètres, et large d'un demi-centimètre dans une longueur de 10 centimètres le lait à expérimenter. Ce tube, ouvert par un bout, est fermé par le bout qui est gradué (fig. 11). On verse du lait par la partie large, jusqu'à la hauteur du n° 5, et l'on achève de remplir le tube avec de l'acide acétique cristallisable jusqu'au n° 25 ; on agite. On chauffe légèrement ; le caséum se dissout ; le beurre monte à la surface du liquide (on ferme le tube avec un bouchon qui doit arriver au niveau du liquide et on le renverse) : le beurre monte alors dans la partie rétrécie, graduée d'avance, et il n'y a plus qu'à compter les divisions qu'il occupe.

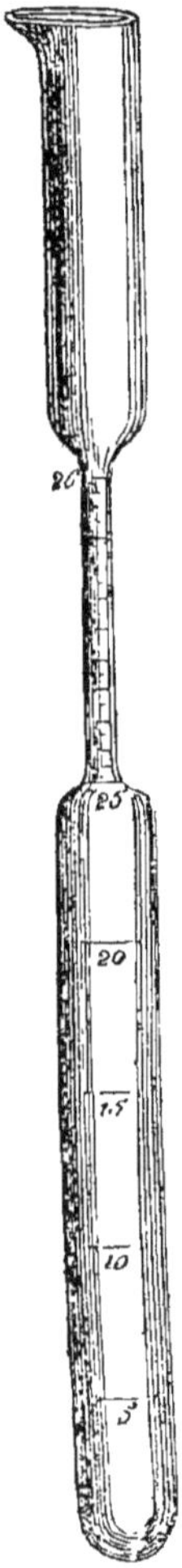

Fig. 11. — Butyromètre Lecomte.

Cette analyse facile, et qu'on peut faire en moins de cinq minutes, donne des résultats d'une grande précision.

2° *Saccharimètre de Soleil.* — Pour faire le dosage du sucre contenu dans le lait, on coagule d'abord le lait au moyen de l'acide sulfurique, à la température de 40 ou 50 degrés, on filtre ensuite et l'on ajoute au liquide filtré quelques gouttes de sous-acétate de plomb qui déterminent un précipité assez abondant. On obtient par une nouvelle filtration une liqueur parfaitement transparente et très-propre à ce genre de recherches.

Le sérum étant ainsi préparé, on l'introduit dans un tube d'observation de 20 centimètres de longueur et après l'avoir fermé, on le place sur l'instrument pour obtenir le nombre de degrés, indiquant la déviation que la lumière polarisée éprouve en traversant le liquide sucré. Si l'on a trouvé, je suppose, 28 degrés, il suffira de consulter la table dressée à cet effet par M. Poggiale (1) pour avoir le poids du sucre contenu dans 1 litre de petit-lait.

201,90 est la quantité de sucre de lait, qui, dissoute dans l'eau distillée et portée au volume de 1000 centimètres cubes, produit une déviation de 100 degrés.

DEGRÉS trouvés.	QUANTITÉ de sucre dans un litre de petit-lait.	DEGRÉS trouvés.	QUANTITÉ de sucre dans un litre de petit-lait.	DEGRÉS trouvés.	QUANTITÉ de sucre dans un litre de petit-lait.
	gr.		gr.		gr.
15	30,28	24	48,45	33	66,62
16	32,30	25	50.47	34	68,64
17	34,32	26	52,49	35	70,66
18	36,34	27	54,51	36	72,68
19	38,36	28	56,53	37	74,70
20	40,38	29	58,55	38	76,72
21	42,39	30	60,57	39	78,74
22	44,41	31	62,58	40	80,76
23	46,43	32	64,60	100	201,90

Dans la table ci-dessus on trouvera depuis

(1) Poggiale, *Traité d'analyse chimique*. Paris, 1858, p. 516.

1 degré jusqu'à 100 la quantité de sucre contenue dans 1 litre de petit-lait, mais il ne s'y trouve que les chiffres réellement utiles. — La première colonne comprend les degrés trouvés et la deuxième le poids du sucre.

Il résulte des observations de M. Poggiale que le lait vendu dans le commerce ne marque au saccharimètre que de 19 à 23 degrés. Cela tient évidemment à ce que les marchands ajoutent généralement de l'eau au lait après avoir enlevé une partie de la crème.

M. Rosenthal, médecin hongrois, a essayé de rendre le procédé précédant plus simple en opérant directement sur 5 centimètres cubes de lait, auxquels il ajoute 20 centimètres cubes d'eau. On mesure le lait et l'eau dans un tube portant deux traits. D'un autre côté, on mesure dans un tube 2 centimètres cubes de la liqueur d'épreuve de Fehling, et on l'étend de 10 centimètres cubes d'eau.

On introduit ce dernier mélange dans un tube et on le porte à l'ébullition ; puis on y fait tomber goutte à goutte, au moyen d'une burette, le lait étendu, jusqu'à ce que la dernière goutte décolore complétement la liqueur cuivrique.

Le précipité rouge de protoxyde de cuivre se sépare assez facilement ; quelquefois cependant il reste longtemps suspendu. Il faut environ 1 centimètre cube de lait pur pour décolorer les 2 centimètres cubes de liqueur d'épreuve. Pour le lait du commerce, il ne faut jamais moins de 1, 4 à 2 centimètres cubes pour précipiter tout le cuivre.

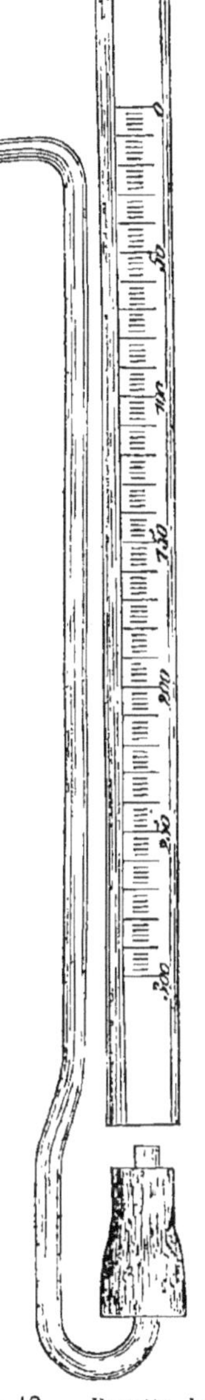

FIG. 12. — Burette de Gay-Lussac modifiée par M. Rosenthal.

M. Rosenthal emploie la burette de Gay-Lussac, qu'il a modifiée de manière à la rendre d'un prix peu élevé et d'un nettoyage facile (fig. 12). Elle est formée d'un tube ouvert à ses deux extrémités qui est gradué ou sur lequel on colle une échelle de papier. A l'extrémité on fixe, à l'aide d'un bouchon, un tube recourbé. Ce procédé, très-simple, peut rendre de véritables services, mais il n'a pas, à beaucoup près, la précision de celui que nous avons proposé.

Afin d'éviter les calculs, M. Chevallier et O. Reveil ont fait construire une burette, qui sert successivement à mesurer le réactif et l'eau qu'on doit y mélanger et qu'on emploie ensuite pour le dosage du sucre. On opère comme nous l'avons dit précédemment et, en lisant sur la burette le volume de petit-lait employé, on trouve le chiffre correspondant de lactine contenue dans 1000 grammes de lait. La burette est graduée depuis 62 jusqu'à 25 ; si l'on a employé du sérum jusqu'au chiffre 42, cela indique que le lait contient 42 de sucre de lait pour 1000. M. Chevallier et O. Reveil étendent le petit-lait de son volume d'eau afin d'obtenir des résultats plus précis.

Après avoir déterminé la proportion de lactine qui existe dans le lait, si l'on conservait encore quelques doutes, il faudrait doser le beurre par le procédé de M. Marchand et constater la quantité de crème par le *crémomètre* ou par le *lactoscope* de M. Donné. Ces procédés se rattachant à la méthode des volumes, et pouvant d'ailleurs servir à contrôler le dosage du sucre contenu dans le lait, je vais les exposer ici.

3° *Lacto-butyromètre de Marchand.* — Un procédé butyrométrique a été imaginé par M. Marchand (1). — Le procédé que ce chimiste a proposé pour le *dosage du beurre* est basé sur la solubilité de ce corps gras dans l'éther, sur son peu de solubilité, au contraire, dans un mélange à volumes égaux d'éther et d'alcool et sur l'inaction d'une petite quantité de soude caustique sur

(1) Marchand, *Bulletin de l'Académie de médecine*, t. XIX, p. 1101.

les matières grasses mêlées avec le sucre de lait et la caséine.

M. Marchand se sert d'un instrument auquel il a donné le nom de *lacto-butyromètre* (fig. 13). Il est formé d'un réservoir cylindrique surmonté par un tube plus étroit. Le réservoir a 25 millimètres de diamètre, 110 millimètres de longueur et une capacité de 53 à 54 centimètres cubes. Le diamètre du tube étroit est de 8 millimètres. L'instrument est divisé en trois parties égales, d'une capacité de 20 centimètres cubes chacune, et les traits d'affleurement sont marqués des lettres L ou lait, E ou éther et A ou alcool. Le tube étroit doit jauger au dessous de la lettre A, environ 6 centimètres cubes divisés en 30 degrés, que l'on marque sur le verre. Ce tube porte également 10 divisions au-dessus du trait A. Les degrés ayant près de 4 millimètres d'écartement,

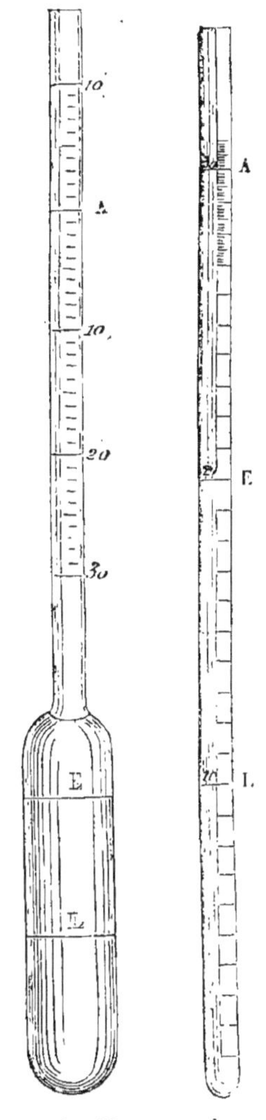

Fig. 13 et 14. — Lacto-butyromètre de Marchand.

la lecture se fait facilement, et l'on obtient avec cet instrument des résultats très-satisfaisants.

Cet instrument exigeant une dépense assez considérable d'éther et d'alcool, M. Marchand préfère, pour l'emploi ordinaire, un tube droit gradué (fig. 14) d'un diamètre de 10 à 12 millimètre. Il est divisé, comme le précédent, en trois parties égales d'une capacité de 10 centimètres cubes chacune, au lieu de 20 centimètres cubes. La première ligne de démarcation porte la lettre L, la seconde la lettre E et la troisième la lettre A. La capacité comprise entre les lettres E et A est partagée en dix parties égales, et les trois ou quatre dixièmes supérieurs sont divisés eux-mêmes en centièmes. On prolonge comme dans la forme précédente, dix divisions au-dessus du trait A.

Voici comment on opère :

Après avoir bien agité le lait, on en remplit le lacto-butyromètre jusqu'au trait L, on y ajoute une goutte ou deux de dissolution de soude caustique et l'on verse de l'éther jusqu'au trait E. L'instrument est ensuite fermé avec un bouchon et les deux liquides mêlés avec soin. Puis on remplit le tube jusqu'au trait A avec de l'alcool à 90 degrés centésimaux, on mêle avec le plus grand soin toute la masse liquide et l'on plonge le tube fermé dans un bain-marie chauffé à 40 degrés. On doit l'y maintenir jusqu'à ce que la couche de beurre liquide qui se réunit à la surface n'augmente plus de volume.

Cela étant fait, on lit de bas en haut sur l'échelle le nombre de divisions occupées par la couche oléagineuse, et l'on cherche dans le tableau dressé par M. Marchand la quantité de beurre correspondante.

M. Marchand a reconnu, en effet, qu'à la température de 40 degrés il faut 12gr,60 de beurre pour saturer la liqueur mère. Par conséquent un lait qui ne contiendrait par litre que cette quantité de matière grasse, ne donnerait pas de résultats appréciables au lacto-butyromètre.

M. Marchand recommande d'employer des volumes égaux de lait et d'éther et de remplir ensuite avec de l'alcool jusqu'au trait A sans tenir compte de la diminution de volume qu'on observe en mêlant les deux premiers liquides. Une inexactitude dans le jaugeage du lait, de l'éther et de l'alcool fausse les résultats.

Lorsque l'échantillon de lait à examiner est pauvre en beurre, on doit remplacer l'éther ordinaire par de l'éther contenant de 3 à 3,5 pour 100 de ce corps gras. On soustrait ensuite du volume de la matière grasse le nombre de degrés au lacto-butyromètre donnés par l'éther chargé de beurre.

M. Marchand a fixé à 36gr,43 la proportion de beurre contenue ordinairement dans 1000 gram.

de lait ; le minimum serait de 30^{gr},55. Par conséquent tout lait commercial qui renferme moins de 30 grammes de beurre par litre a été écrémé. Si l'on admet une tolérance de 3 grammes, on doit rejeter le lait qui contient moins de 27 grammes de beurre par litre ou qui ne marque pas 6°,2 au lacto-butyromètre. 7°,5 correspondent à 30 grammes. Il importe de faire remarquer que le chiffre du beurre est très-variable, même dans le lait pur ; par conséquent le dosage seul de cette matière grasse ne suffit pas.

Quantités de beurre dans un kilogramme de lait correspondantes aux degrés du lacto-butyromètre.

Degrés.	Poids du beurre.	Degrés.	Poids du beurre.	Degrés.	Poids du beurre.	Degrés.	Poids de beurre.	Degrés.	Poids du beurre.	Degrés.	Poids du beurre.
	gr.		gr.		gr.		gr.		gr.		fr.
0,0	12,60	5,0	24,25	10,5	37,06	16,0	49,88	21,5	62,69	27,0	75,51
0,1	12,83	5,5	25,41	11,0	38,23	16,5	51,04	22,0	63,86	27,5	76,57
0,5	13,76	6,0	26,58	11,5	39,40	17,0	52,21	22,5	65,03	28,0	77,74
1,0	14,93	6,5	27.74	12,0	40,56	17,5	53,37	23,0	66,19	28,5	78,91
1,5	16,09	7,0	28,91	12,5	41,73	18,0	54,54	23,5	67.36	29,0	80.07
2,0	17,26	7,5	30,07	13,0	42,89	18,5	55,71	24,0	68,52	29,5	81,24
2,5	18,42	8,0	31,24	13,5	44,06	19,0	56,86	24,5	69,68	30,0	82,40
3,0	19,59	8,5	32,40	14,0	45,22	19,5	58,03	25,0	70,85	30,2	82,87
3,5	20,75	9,0	33,57	14,5	46,39	20,0	59,20	25,5	72,02	30,3	83,10
4,0	21,92	9,5	34,73	15,0	47,55	20,5	60,36	26,0	73,18	30,4	83,33
4,5	23,08	10,0	35,90	15,5	48,72	21,0	61,53	26,5	74,34	30,5	83,57

Ce procédé d'analyse du lait par le butyromètre de M. Marchand est un moyen commode mis à la disposition des chimistes et même des personnes étrangères à cette science pour déterminer la proportion de beurre renfermée dans le lait et pour apprécier approximativement sa valeur vénale.

Le procédé est simple, d'une exécution très-facile, et avec le tableau ci-joint (p. 246), le résultat peut être obtenu en quelques minutes, avec une exactitude suffisante pour la pratique. Toutefois, de même que tous les procédés qui ne tiennent compte que d'un seul élément, il ne donne pas une idée absolue de la richesse du lait, mais seulement sa richesse relativement au beurre.

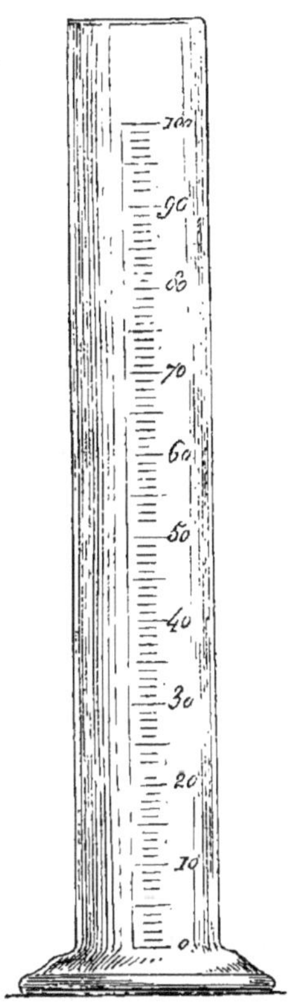

Fig. 15. — Crémomètre.

4° *Crémomètre.* — Un quatrième procédé consiste dans l'emploi d'un autre *lactomètre* (fig. 15), il a été inventé pour mesurer l'épaisseur de la couche de la crème du lait de femme. Il repose sur ce fait que lorsque le lait est abandonné à lui-même, il se sépare en deux couches, dont la supérieure, due à la réunion des globules laiteux, constitue la crème; or, la quantité de crème donne la richesse du lait, tout au moins quant à ses matières grasses. Ce lactomètre consiste en une éprouvette divisée en

100 parties ; après l'avoir remplie de lait et laissé reposer vingt-quatre heures, pour que la séparation soit complète, on note le nombre de 10 à 15 degrés occupés par la crème. Un lait de bonne nature doit renfermer environ 8 parties de crème pour 100.

5° *Lactoscope.* — Il est encore un *lactomètre* qui appartient à M. Donné et qui porte le nom de *lactoscope ;* il permet de mesurer l'opacité du lait, laquelle est proportionnelle, comme on sait, à la quantité de beurre ou de crème.

Le *lactoscope* (fig. 16) consiste en un tuyau

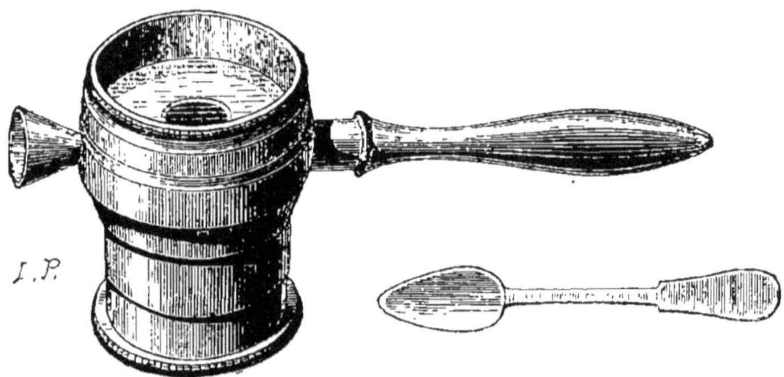

Fig. 16. — Lactoscope de M. Donné.

oculaire, composé de tubes concentriques, montant l'un sur l'autre, à vis. Chaque tube porte une glace plane ; les deux glaces peuvent être, au moyen d'un pas de vis, amenées à un contact parfait. Le rapport des tubes entre eux est indiqué à cet instant par la coïncidence d'un zéro placé sur l'un d'eux, vis-à-vis d'une petite flèche gravée sur l'autre ; l'espace généré entre les glaces, à mesure que l'on dévisse les tubes, est indiqué par une division tracée sur la circonférence du tube intérieur.

Comme l'inclinaison du pas de vis est fort petite, on comprend que la division inscrite sur la circonférence permettra d'apprécier avec facilité des quantités même minimes ; puisque, par exemple, cette circonférence, divisée en 50 parties, donnera le moyen de fractionner par 1/50 l'espace engendré à chaque tour par un pas de vis d'un demi-millimètre d'écartement.

C'est dans l'espace compris entre les deux glaces, et variable à volonté, que l'on verse le lait que l'on veut comparer. Il en faut une quantité suffisante pour ne plus permettre de voir la flamme d'une bougie placée à 1 mètre de distance. L'instrument, ainsi chargé, s'intercale entre l'œil de l'observateur et la lumière. En diminuant alors progressivement la couche du lait, en vissant lentement un tube sur l'autre, et repoussant ainsi les glaces, on arrive à une épaisseur, au travers de laquelle l'image de la flamme commence à poindre; c'est le moment de s'arrêter. La lecture du rapport de la division avec la flèche indicatrice donnera l'épaisseur de la couche à cet instant. En dévissant plusieurs fois de suite ces tubes, pour rendre à la couche de lait son opacité, et les ramenant au point où l'image commence à paraître, si l'on retrouve chaque fois le même rapport entre la division et la flèche indicatrice, on sera certain de l'exactitude d'un tel moyen d'observation.

Cet instrument est, en effet, fort ingénieux, et permet de constater facilement la richesse en crème du lait d'une nourrice. Quoique insuffisant, c'est un bon moyen à employer dans cette circonstance ; car il est impossible d'arriver à aucun résultat positif en faisant bouillir le lait dans une cuiller, en regardant par transparence, au travers d'une goutte de ce liquide déposée sur l'ongle, etc., comme on le faisait autrefois.

Il suffit de mettre dans l'instrument une petite quantité du lait qu'on veut examiner. Une couche mince de ce liquide suffit pour éclipser la lumière de la bougie lorsque la quantité de crème est considérable. Il en faut, au contraire, une couche plus épaisse lorsque le lait est aqueux, appauvri, et ne renferme qu'une petite quantité de crème.

Si l'instrument est bien gradué, comme on a sous les yeux la marque de l'écartement des glaces pour un bon lait ordinaire, ce chiffre sert de comparaison pour les diverses espèces de lait que l'on pourrait avoir à juger.

6° *Procédés de A. Becquerel et de Regnault et Doyère.* — Si l'on veut, au contraire, employer l'analyse chimique pour déterminer la proportion exacte des divers éléments du lait, il faut mettre en usage le procédé de A. Becquerel, ou le procédé de MM. Regnault et Doyère, qui est plus exact, puisqu'il donne de plus que le précédent le chiffre de l'albumine. Voici le procédé de Becquerel :

On prend de 40 à 50 grammes de lait qu'il faut partager en trois portions, l'une de 8 à 10 grammes et les deux autres de 15 à 20 grammes.

La première portion, celle de 8 à 10 grammes, est mise dans un flacon à densité de même capacité, et à l'aide des procédés connus on a très-facilement la densité du lait, comparée à celle de l'eau distillée à une température déterminée. Lorsqu'on n'a qu'une faible quantité de lait à sa disposition, la recherche de la densité ayant moins d'importance que les autres résultats, peut être négligée.

La deuxième partie du lait (de 15 à 20 grammes à peu près) est destinée à fournir la quantité de sucre, le poids des matières extractives et des sels. Pour obtenir le poids du sucre, on traite ces 15 ou 20 grammes de lait par 5 ou 6 gouttes de présure ou 4 à 5 gouttes d'acide acétique. On agite avec une spatule, on porte le tout dans une capsule de platine à une température de 50 à 60 degrés et l'on jette sur un filtre. Dans cette opération, qu'il faut effectuer rapidement, le caséum se coagule, entraînant la matière grasse, et le filtrage laisse passer le sérum parfaitement clair et limpide. Quelquefois il faut une seconde filtration ou un repos de deux à trois heures pour que cette limpidité soit parfaite. Ce sérum est placé dans un *polarimètre gradué* de Soleil. On constate la déviation à droite, et, à l'aide d'une table dressée d'avance, on a d'une manière extrêmement exacte la quantité de sucre de lait contenue, par exemple, dans 1000 parties de lait. Pour avoir le poids des matières extractives et des sels solubles, on dessèche le sérum, on pèse le résidu sec, et la différence entre le poids du sucre et le poids total du sérum desséché donne la quantité de matières extractives cherchée. Cette dernière évaluation n'est toutefois pas aussi exacte que celle du sucre, mais elle est suffisante.

La troisième partie du lait qui a été mise à part et qui est de 15 à 20 grammes, est pesée à l'état liquide, puis desséchée à une température de 70 à 80 degrés centigrades longtemps prolongée ; on prend le poids du produit desséché ; ce produit est traité par l'éther qui enlève toute la matière grasse ; on filtre, on dessèche de nouveau et l'on pèse. Le produit est la somme du caséum, du sucre et des matières extractives. La différence avec le premier poids exprime la quantité de beurre. On rapporte le tout à 1000. On a donc, à part la quantité : 1° du sucre ; 2° des matières extractives ; 3° du caséum. Si l'on additionne ces trois poids et que l'on retranche du produit obtenu le poids fourni par le produit du lait desséché, on a une différence qui donne la quantité du caséum. L'analyse du lait est donc complète, et, ainsi que nous l'avons dit, en rapportant tous les résultats à 1000 grammes de lait, on a : 1° la densité du lait ; 2° l'eau ; 3° le beurre ; 4° le sucre ; 5° les matières extractives solubles ; 6° le caséum. L'incinération donnerait le poids absolu des sels.

7° *Procédé de M. Blot.* — Enfin, si l'on en croit les recherches de M. Hipp. Blot, on aurait un moyen indirect de juger les qualités du lait par l'examen de la quantité de glycose renfermée dans les urines des nourrices.

Il paraîtrait, d'après cet auteur, que chez toutes les femmes en couches et chez les nourrices, l'urine renfermerait une notable proportion de sucre qui varie de 1 à 12 millièmes. La proportion du sucre augmenterait avec la quantité de lait et elle cesserait avec la lactation ; formant ainsi un état puerpéral physiologique et transitoire. Si le résultat de ces recherches est confirmé, ce dont je doute un peu, parce qu'il me semble que M. Blot a pris pour du glycose une matière organique de l'urine capable de réduire les sels de cuivre par la chaleur, on pourra dire qu'il y a dans les urines un caractère capable de faire apprécier les bonnes qualités ou l'insuffisance des nourrices.

LIVRE V

DES NOURRICES.

Quand les mères malades, empêchées ou trop faibles pour nourrir, n'ont pas de lait ou n'ont qu'un lait insuffisant, sont obligées par position à travailler pour vivre ou à seconder leur mari dans les affaires, il leur est souvent impossible d'allaiter leurs enfants. Il leur faut acheter du lait de femme, et ici commencent pour elles les embarras et les soucis de la maternité.

La nourrice s'impose alors comme une nécessité, puisque en dehors de ces mercenaires il n'y a plus que l'allaitement au biberon, au verre ou par un animal qui puisse être employé, et ce sont des moyens dont on redoute généralement l'emploi. — Parlons d'abord des nourrices et des règles qui doivent guider dans leur choix.

CHAPITRE PREMIER.

DES NOURRICES SUR LIEU ET DES NOURRICES DE CAMPAGNE.

Il y a deux sortes de nourrices :

Celles qui viennent prendre des enfants à Paris pour les emmener à leur domicile et pour les élever à la campagne, ou *nourrices de campagne.*

Celles qui veulent entrer au milieu d'une famille pour nourrir sous la surveillance des parents. Ce sont des *nourrices sur lieu.*

Par suite de leur éloignement de Paris, les premières ne peuvent être surveillées; absolument maîtresses d'elles-mêmes, elles soignent l'enfant bien ou mal, selon leur bon cœur, avec inintelligence ou parcimonie, et souvent avec une dureté qui fait peine à voir.

S'il en est d'excellentes, il en est beaucoup de mauvaises, et dans ce choix tout est livré au hasard. Tant mieux si la nourrice habite dans un pays où l'on connaisse quelqu'un qui puisse la visiter souvent pour lui donner des conseils et lui montrer qu'on veille ; mais il n'en est pas toujours ainsi. Les nourrices emportent un nouveau-né loin de sa famille, après avoir promis de sevrer leur propre enfant ; mais souvent elles n'en font rien, elles donnent à teter à l'un et à l'autre, et il va sans dire que le leur est le mieux partagé. Comme elles n'ont pas assez de lait pour deux enfants, on donne de la soupe au nourrisson étranger, au risque de lui faire mal, et ce qui les encourage dans cette manière de faire, c'est le défaut de surveillance.

Le choix des nourrices mercenaires est un des plus importants problèmes de la vie domestique et de la famille. C'est à la fois une question de médecine et une question d'hygiène publique et sociale. Malheureusement, elle se trouve complétement abandonnée au caprice de chacun, et l'initiative individuelle, dont il ne faut pas médire, reste à cet égard libre de faire ce qui lui convient, sans qu'aucune indication ne vienne guider le choix des mères où sans qu'aucune protection défende leur petit enfant contre la cruauté de nourrices égoïstes et cupides. La médecine sait combien est grande la mortalité des enfants qu'on envoie en nourrice, et cela par suite des mauvais traitements qu'on leur fait subir; elle a même bien des fois élevé la voix en faveur de ces pauvres victimes de l'infanticide légal en appelant sur elles l'attention de l'autorité, mais sa voix est restée sans écho et les petits enfants continuent à partir pour la campagne, emportant les espérances et le bonheur d'une mère qu'ils ne reverront peut-être plus. Il ne faut pas qu'elle se décourage, la médecine a une mission sociale qui la place tellement au-dessus de toutes les autres branches des connaissances humaines, qu'elle peut bien ne pas tenir compte des oppositions qu'elle rencontre. Elle a mis la vaccine dans ce berceau du nouveau-né pour le préserver des horribles conséquences de la petite vérole, elle a su régler son régime de façon à faciliter le passage de la vie intra-utérine à la vie de la mamelle et de celle-ci à la vie indépendante; en étudiant les détails de son organisation, et l'influence que lui font subir les influences extérieures, elle a découvert les moyens de préserver et de conserver sa vie au point d'avoir étendu la durée de sa vie moyenne; elle est enfin la dispensatrice de toutes les ressources qui sont nécessaires à l'homme pour neutraliser les effets destructeurs de ses excès, de ses passions, de sa manière de vivre, de se nourrir ou de se vêtir, et de sa naissance à sa mort elle l'accompagne en lui faisant perpétuellement sentir qu'il ne vit que par sa protection *hygiénique* ou *thérapeutique*.

De tels services sont difficiles à reconnaître pour ce qu'ils valent, et c'est sans doute pour cette raison qu'on voit tant d'ingrats soulever contre elle les oppositions les plus inintelligentes jusqu'au jour où, personnellement mis en cause, ils seront obligés de venir implorer ses bienfaits.

Depuis longtemps les médecins ont signalé le mal qui résulte du défaut de surveillance des bureaux de nourrices et surtout du défaut de surveillance des enfants emportés loin de leurs familles par des nourrices mercenaires. Rien n'a encore été fait pour répondre à leur appel. Mais quand viendra la réforme, et elle ne peut manquer d'avoir lieu, on la verra se produire entre deux réclamations de la science, et l'on peut être sûr qu'elle sera faite au nom de quelque philanthrope usurpant à son profit tout l'honneur d'une idée scientifique qui ne lui appartient pas et qui aura été formulée par les personnes compétentes.

Il ne faut pas que les médecins s'étonnent de cette manière de faire. Il en a toujours été ainsi, et cela sera toujours de même, parce que cela est dans la nature des choses. Chacun envie plus grand que soi, et l'on n'a jamais vu l'administration accepter sans peine les arrêts de la science. Espérons toutefois qu'avec le temps, dans cette question de la surveillance des nourrices et des bébés conduits à la campagne, la voix du médecin unie à celle des mères finira par être entendue assez loin pour que, d'en haut ou d'en bas, par le fait d'une association privée, on mette un terme à ce que j'oserai appeler l'*infanticide légal.*

Afin que chacun puisse juger l'importance des faits qui motivent la sévérité de ce langage; je vais raconter ce que c'est qu'une nourrice mercenaire emportant un bébé en province, les abus de ce trafic du lait de femme relativement aux nourrices et aux enfants, et l'on pourra voir combien est urgente la réforme que j'appelle au nom de l'hygiène, de la morale publique et de l'humanité.

Sans vouloir rien exagérer et sans prétendre, comme quelques médecins, *que tout enfant qu'on envoie en nourrice est un enfant qu'on envoie à la mort*, je dirai, en empruntant ces pages à Francisque Sarcey :

« Il y a de bonnes nourrices, cela est certain. Les femmes de la campagne sont des femmes, après tout ; il s'en trouve parmi elles qui ont des entrailles et dont le cœur se fond au sourire d'un enfant qui leur tend ses petits bras. Mais on comprend bien, en réfléchissant un peu, que ce ne doive pas être le plus grand nombre.

» Elles ont toutes reçu, à la campagne, la rude éducation de la pauvreté. A peine ont-elles pu se servir de leurs bras et de leurs jambes, qu'on les a forcées d'aller aux champs ou aux bois ; on a chargé leurs dos de fagots ou d'herbe ; on les a maigrement nourries, largement souffletées ; leur cœur et leur corps se sont endurcis à la fois. Elles se sont habituées à voir dans l'enfant un instrument de travail dont la perte ne devait pas coûter grand'chose, s'il n'était pas bon.

» Leur esprit s'est si fort courbé aux nécessités matérielles d'une vie excessivement dure, qu'il ne leur reste plus de sensibilité pour les souffrances morales. L'enfant n'est pas pour elles cette créature chétive et sacrée qui ne vit que du regard de sa mère incessamment attaché sur lui. Elles le laissent aller, comme elles ont poussé elles-mêmes, à la grâce de Dieu.

» On comprend qu'elles ne traitent pas mieux les enfants des autres qu'elles ne traitent ceux qui leur appartiennent. Leur insensibilité naturelle s'accroît encore, avec eux, de l'appât du gain. L'argent acquiert une valeur extraordinaire dans les pays où il a peu de cours. Il n'y a pas d'avarice plus effroyable que celle du paysan français; aucun sentiment ne prévaut contre cet incessant désir d'amasser sou sur sou pour payer quelque jour un lopin de terre et s'arrondir. Les nourrices ne regardent plus les bébés qu'on leur remet que comme des champs ou des prés, dont elles doivent tirer tant par année.

» Elles ne songent pas que le petit être qui crie dans son berceau est une créature humaine, qui a une âme, et sur qui une famille a mis ses espérances de bonheur; ces idées ne les touchent point : elles supputent ce qu'on leur donnera au bout du mois, et comment elles pourront s'y prendre pour tout garder. On leur demande du dévouement, elles ne font pas même leur métier.

» Si elles ont jamais su ce que c'est que d'être mères, elles l'oublient pour ne plus songer qu'au gain à empocher. Elles finissent par avoir un cal au cœur, comme elles en ont aux mains. Elles contractent, à la longue, une insensibilité qui semblera bien incroyable aux dames de la ville. Deux femmes de la campagne se rencontrent dans une rue de village :

» — Tiens ! dit l'une, on sonne ; pour qui sonne-t-on donc ?

» — Oh ! rien, répond l'autre ; c'est un petit *Paris* qui est mort ce matin.

» On appelle de ce nom dans les campagnes les nourrissons qui viennent de la grande ville. Un petit *Paris* qui meurt ! qu'est-ce que cela ? Vaut-il la peine d'y faire attention ? il en meurt tant ! Et puis, comme disait encore une autre nourrice, qui était philosophe :

» — Bah ! ils en feront d'autres !

» Il est certain que la mortalité est effrayante dans les villages où l'on envoie les bébés en nourrice. Un médecin de campagne a compté dans une commune de 1756 habitants les petits enfants morts faute de soins ; la moyenne est de onze par année. Onze meurtres contre lesquels la justice ne peut rien, et qui ne laissent pas même un remords aux malheureuses qui les ont commis (1).

(1) En circonscrivant cette question très-importante d'hygiène publique à l'arrondissement de Nogent-le-Rotrou (Eure-et-Loir), où l'unique industrie des femmes est de venir chercher des nouveau-nés à Paris pour les allaiter, M. le docteur Brochard la résout de manière à lever tous les doutes à cet égard. Sur 2429 nourrissons arrivés en 1859, il a constaté officiellement, comme chargé du service médical de la direction des nourrices dans cet arrondissement, qu'il en était mort 866, soit 53 pour 100 ; tandis que, sur 2165 naissances survenues pen-

» Qui ne sait qu'elles sont parfois plus sottes encore que dénaturées. Un bébé tombe ; il se brise quelque membre. La première idée de la nourrice, c'est de cacher l'accident aux intéressés. Elle se garde bien d'appeler le médecin, d'écrire aux parents. Non, elle aime mieux attendre. Qu'attend-elle? car enfin il faudra bien que tout se découvre. Mais ce sont toujours trois semaines de gagnées. Elle ne voit pas plus loin que cela. Et cependant le bras de l'innocente créature, qu'il eût été si

dant ce temps dans l'arrondissement, il n'y a eu que 496 décès d'enfants n'ayant pas deux ans, soit 22 seulement pour 100, défalcation faite, bien entendu, des 866 précédents enregistrés par erreur comme formant la mortalité locale ; soit 1362 décès sur 2163 naissances. Ainsi se trouve faussé le mouvement annuel de la population parisienne et celui des départements où s'exerce l'industrie des nourrissons. La différence est ici authentique et très-frappante, d'autant plus qu'aucune cause locale ou endémique n'avait agi durant cette période.

Les causes réelles de cette extrême mortalité chez les nourrissons de Paris ne ressortent pas moins clairement de cette statistique. Elle a été de 17 pour 100 chez les nourrissons parfaitement surveillés de la direction des nourrices ; de 42 sur ceux des bureaux particuliers privés de surveillance ; de 55 parmi les Enfants assistés de Paris, quoique surveillés comme les premiers, et de 60 à 75 parmi ceux du département, qui sont tous élevés au biberon par ordre supérieur (*). C'est donc bien au défaut de soins et d'allaitement naturel, soit dans les huit à dix premiers jours de la naissance, soit indéfiniment, comme chez ces derniers, qu'il faut s'en prendre, sans que la différence de constitution avec les enfants des campagnes, des prédispositions héréditaires morbides, etc., puissent y être invoquées.

(*) Brochard, *Journ. de méd. de Bordeaux*, février 1866, et *Union méd.* du 3 mars 1866.

facile de remettre le premier jour, gonfle et se gangrène; et voilà un enfant estropié pour la vie, à moins même qu'il ne meure, ce qui est incontestablement plus heureux.

» Et ne croyez pas que ce soient là des tableaux de fantaisie. J'ai connu, au lycée, un pauvre garçon dont les deux jambes étaient tournées, et qu ne marchait qu'avec des béquilles; c'était sa nourrice qui l'avait laissé choir et n'avait avoué l'accident que trois semaines après, quand il s'était agi de rendre l'enfant à la mère.

» Il est vrai que le bureau des nourrices fournit aux parents des intermédiaires qui se chargent de voir les nourrissons et de rapporter des nouvelles. Ce sont les *meneurs* ou *meneuses*. On les appelle ainsi parce qu'ils ont pour métier de faire la traite des nourrices, de les mener à Paris, et de les ramener chez elles, par convoi de cinq ou six. Mais on comprend assez que le contrôle de ces meneurs ne puisse être sérieux : toute leur industrie consiste à tirer des pourboires, et de la nourrice qu'ils effrayent, et de la mère qu'ils flattent par de bonnes nouvelles. En l'état, les mères ne doivent se fier qu'à la surveillance qu'elles exercent elles-mêmes; et combien n'en peuvent exercer aucune!

» La nourrice sur lieu a des inconvénients moindres, mais elle en a d'autres. Beaucoup de médecins croient, et cela n'est point dénué de fondement, que le changement brusque d'air et de région doit altérer la qualité du lait. Toutes les mères savent d'ailleurs que la nourrice sur lieu exige une surveillance incessante ; que la plupart, aussitôt qu'elles ont un quart d'heure de libre, s'en vont dans d'infimes gargottes se repaître goulûment des saletés dont on les prive à la maison ; qu'à la promenade, elles abandonnent leur enfant à une payse pour aller à des rendez-vous que leur indique ou leur mari, ou quelquefois même un amant ; qu'elles donnent presque toujours plus de peine qu'elles ne rendent de services.

» Mais le plus grand mal n'est pas là encore. Les mères qui font venir des nourrices à Paris, et qui les installent chez elles, ne se doutent guère que le plus souvent elles ruinent ces malheureuses et contribuent même à ruiner le pays d'où elles viennent. J'ai trouvé sur ce sujet les renseignements les plus curieux dans un très-bon livre qu'a publié M. de Magnitot (1).

» M. de Magnitot est préfet de la Nièvre. Il s'occupe probablement, comme tous ses confrères, de combinaisons électorales et autres, c'est la profession qui le veut. Mais enfin tout son temps n'est pas pris par ces misères de la haute politique. Il a trouvé le moyen d'étudier les problèmes

(1) Magnitot, *De l'assistance en province.*

sociaux où le pays qu'il dirige est intéressé ; c'est lui qui le premier a exterminé la mendicité de son département, qui a organisé l'assistance laïque, et a réuni sur toutes les questions qui se rattachent à celle-là une foule de documents statistiques et moraux d'où est sorti l'ouvrage dont je parle : un ouvrage excellent, et plût à Dieu que tous nos préfets voulussent nous en écrire de pareils !

» L'industrie des nourrices sur lieu a perdu, cela est à la lettre, quelques communes du département de la Nièvre, et il en doit être de même en Bourgogne et en Normandie ; les mêmes causes produisent partout les mêmes effets. C'était jadis les plus pauvres qui se décidaient à quitter leur famille pour vendre leur lait à un étranger. Toutes aujourd'hui se mettent de la partie, même les plus aisées.

» C'est un métier si commode ! Le mari se croise les bras, tandis que sa femme lui gagne de l'argent. On demandait à un ouvrier de la campagne, qui ne travaillait plus :

» — Qu'est-ce que tu fais donc, maintenant ?

» — Moi ! répondit-il, je suis nourrice sur lieu.

» Il était aussi fier que ces maris qui sont chanteuses à l'Opéra. Que ferait-il à la maison ? Il s'ennuie tout seul ; il prie la voisine de soigner les enfants, et il va boire au cabaret. Sa femme s'en donne là-bas ; il est bien juste qu'ici il ne se prive de rien.

» La femme, en effet, tombe d'une étroite indigence dans une vie plantureuse. On la gorge de viandes succulentes, on lui donne quelquefois une femme de chambre ; c'est la mère souvent qui se fait sa domestique, pour la maintenir en bonne humeur. Madame se goberge dans cette situation si nouvelle ; elle prend toutes ses aises, elle ne s'inquiète de ses propres enfants, de ses enfants, à elle, non plus que s'ils n'existaient pas.

» Savez-vous pourtant ce qu'ils sont devenus? Elle est arrivée avec son poupon dans les bras, escortée de la meneuse. Elle l'a montré à la mère, qui l'a trouvé gros, gras et vermeil. Les poupons qu'apportent les nourrices, comme échantillon de leur lait, sont toujours frais et dodus. Car vous saurez, ô mères de famille, qui l'ignorez peut-être, que lorsqu'une nourrice a un enfant malingre, elle en loue un dans le village pour s'en faire honneur. Cela coûte trente francs, prix fait, dans la Nièvre. Notez que le pauvre bébé a déjà fait le voyage de Paris avec sa vraie mère, en troisième classe, et souvent par des froids terribles ; elle expose une seconde fois cette frêle créature aux périls de l'aller et du retour, elle met la vie de son fils sur un enjeu de trente francs. Tout cela est aussi vrai qu'incroyable.

» Quand la nourrice a trouvé une condition, elle y entre aussitôt et remet son enfant à la meneuse, qui doit le remmener au pays. Il n'est pas que vous n'ayez vu, ou dans les rotondes de diligences, ou dans les troisièmes de chemin de fer, de ces femmes qui portent à la fois trois ou quatre bébés. Vous avez cru peut-être que c'étaient des mères en qui Dieu avait renouvelé les miracles de la fécondité égyptienne. Point du tout ; ce sont des meneuses qui, armées d'un biberon, rapportent ces enfants à leurs pères respectifs.

» Ces misérables n'ont point d'entrailles ; l'habitude du métier qu'elles font leur a endurci le cœur. Elles mêlent au lait du biberon quelques gouttes de laudanum ; les bébés s'endorment d'un sommeil inerte, qui est parfois le sommeil éternel, et elles voyagent ainsi avec des colis humains qui ne les embarrassent plus. Beaucoup de personnes révoqueront en doute ces faits révoltants ; mais ils sont attestés par tous les médecins. Quelques-uns même m'ont assuré que l'usage du laudanum est très-répandu dans les campagnes ; que les nourrices, quand elles ont à sortir, ne se font point faute d'administrer à leurs nourrissons du sommeil à forte dose, et que plusieurs périssent ou se ressentent toute leur vie de cet empoisonnement quotidien.

» La meneuse, chargée de trois ou quatre bébés

qui se ressemblent et ne l'intéressent guère, se trompe quelquefois en les rapportant aux pères, et rend l'un pour l'autre. Mais à la campagne on n'y regarde pas de si près. Un enfant, quel qu'il soit, n'est-ce pas toujours la même charge? M. de Magnitot conte, comme un fait authentique, que deux villageois, à qui la meneuse présentait deux enfants vêtus des mêmes loques, étaient fort en peine de distinguer leur bien.

» — Bah ! dit l'un, plus avisé, ils se valent tous les deux ; tirons à la courte paille.

» — Tope ! dit l'autre.

» La femme d'un de nos auteurs dramatiques les plus en vogue me contait une scène singulière, dont elle avait été témoin dans une gare de chemin de fer. Un petit clan de nourrices causait, au milieu de la salle, les poings sur les hanches, elles avaient préalablement déposé leurs nourrissons dans un coin, en un gros tas malpropre. La cloche sonne, elles se précipitent sur les bébés, et ne les reconnaissent plus dans la confusion :

» — Voilà le tien !

» — Mais non, c'est le tien !

» — Ah bah ! c'est toujours une fille.

» Et parlez-moi, après cela, de la voix du sang ! Je crois bien que ces échanges sont rares ; il suffit qu'ils soient possibles, et il est certain qu'ils ont eu lieu quelquefois. J'imagine que les mères qui lisent ces lignes en prendraient moins aisément leur parti que ces bons paysans, ces poétiques fils de l'églogue champêtre.

» Je reviens à eux. Croyez-vous qu'après douze ou quinze mois passés à Paris, dans une bonne maison et où l'on mange si bien, la nourrice soit enchantée de revenir au village, de retrouver l'affreuse et dure vie qu'elle a quittée? Elle y revient, sans doute, si le mari l'exige; mais elle n'a plus d'autre envie au monde, c'est de retourner à Paris; elle veut être mère de nouveau, non pour le bonheur d'avoir un fils; elle n'a point élevé les siens; elle ne les connaît pas; ils ne lui rappellent que des idées de misère. Non, c'est pour redevenir nourrice, pour reporter son lait à ceux qui l'achètent. Le mari finit par entrer dans ces raisons; tous les liens de famille sont peu à peu rompus.

» Le plus souvent la nourrice trouve à se caser à Paris; elle devient femme de chambre; elle attire alors son mari par de belles promesses; il sera lui-même domestique. C'est un si bon état que celui de domestique, un métier de fainéant. S'il résiste, on l'abandonne, ou on lui rend la vie si dure qu'il est bien contraint de céder. La famille s'embarque pour la grande ville, et Dieu sait ce qu'elle y devient.

» M. de Magnitot assure que pour son département du moins, l'émigration des nourrices qui traînent après elles leurs maris et leurs enfants est une des causes les plus actives de la dépopulation dans les campagnes. Les ménages qui ont résisté à cette contagion n'en sont pas moins presque toujours des ménages perdus, et dont l'exemple devient déplorable pour ceux qui les entourent.

» Les femmes ont rapporté de Paris de détestables habitudes, et quelques-unes même des vices, qu'elles répandent autour d'elles. Le mari, lui, s'est abruti dans la boisson. M. de Magnitot en cite un qui avait fondé sur le lait de sa femme l'achat d'un billard, un billard qui devait l'enrichir ! Il était cabaretier ; mais il but le billard, par avance, et son fonds en même temps. Il était sur la paille quand sa femme revint. Les fils, en grandissant, ne trouvent que de mauvais exemples chez leurs parents; ils disparaissent du pays, et on les retrouve sur les bancs de la police correctionnelle. Pour les filles, il est inutile de dire ce qu'elles deviennent : les honnêtes femmes en coudoient quelques-unes sur le trottoir.

» Pour les autres, elles restent au village. Mais les récits qu'on leur a faits des plaisirs de la ville et de la douce vie qu'on y mène leur ont monté la tête : elles prétendent être nourrices à leur tour, mais elles ne veulent pas avoir les tracas d'un ménage légitime, car elles savent que ce qui effraye le plus les bourgeoises de la ville, qui choisissent une nourrice, c'est l'idée qu'elles se mettent une famille sur les bras. Ces filles cherchent partout leur défaite, non par amour, non par tempérament, non par aucun des motifs qui pourraient, sinon justifier leur faute, l'excuser tout au moins, mais par amour du gain, par industrie.

» Elles veulent être mères pour jouir des avantages de la nourrice ; et quand elles ont terminé une première éducation, elles se mettent en quête d'en mériter une seconde, puis une troisième, jusqu'au jour où il ne leur reste plus d'autre asile que la rue. Elles se sont, jusqu'à l'âge de trente-cinq ans, dévouées aux bébés ; ce métier leur manque, elles se chargent des jeunes filles. Elles leur aplanissent les voies du crime ; elles se font les pourvoyeuses des maisons où elles auraient mérité d'entrer, où elles commencent souvent par envoyer leurs propres filles.

» Vous le voyez, mettre son enfant en nourrice, c'est une chose mauvaise pour la mère d'abord, puis pour le bébé, mais aussi pour la nourrice elle-même. Y a-t-il à cette horrible situation un remède certain ? »

Que peut-on faire pour remédier à de pareils malheurs et pour empêcher tant d'infanticides causés par ineptie ou commis par imprudence. — Sur les 16 ou 18 000 enfants que Paris envoie chaque année en nourrice, il y en a peut-être la moitié qui succombe ; il faut voir dans quel état on rend l'autre moitié aux parents pour comprendre l'indispensable nécessité d'un patronage des nourrices.

Substitution d'enfant, — *Rachitisme*, — *Consomption* et *Mort prématurée*, telles sont les conséquences très-fréquentes du système actuel de l'envoi des enfants en nourrice. Il y a dans ce fait autre chose qu'un deuil de famille causé par la mort des enfants, il y a un mal moral et social auquel il importe de remédier, mal moral si l'on considère que l'envoi en nourrice peut être un moyen déguisé d'infanticide, et un mal social, puisque la mort de tant d'enfants qui pourraient arriver à l'âge d'homme, enlève au pays des bras qui pourraient lui être utiles. Sans entrer dans les considérations économiques que soulève ce côté de la question, afin de ne pas m'éloigner du point de vue hygiénique et médical de ce livre, je me contenterai de dire qu'il n'est pas de sujet plus digne d'exciter l'attention et la compassion des économistes ou des philanthropes. Au reste, je ne doute pas que tôt ou tard cet appel ne soit entendu. La médecine, qui est la première des sciences sociales, a le privilége et le devoir de promulguer des vérités qui sont tout d'abord combattues par l'administration que cela gêne, mais avec le temps l'idée fait son chemin, l'initiative privée s'en empare, la fait entrer dans la pratique, et bientôt chacun profite du progrès qu'on avait d'abord méprisé et dont l'auteur restera peut-être toujours inconnu.

Il y a si longtemps que la science réclame l'institution officielle ou privée d'une inspection et d'un patronage des nourrices et des bébés sans pouvoir l'obtenir! Il faut aujourd'hui que ceux dont la sensibilité s'émeut à l'idée des périls et des souffrances du nouveau-né mis en nourrice avisent aux moyens de faire par eux-mêmes ce que pourrait faire beaucoup plus aisément l'autorité. Du reste, la résistance administrative n'est pas un mal; au contraire, elle pousse chacun à s'habituer de faire par l'association ce qui paraît utile à la société tout entière. Nous sommes trop disposés à remettre en toutes choses nos pouvoirs à l'autorité, et la meilleure éducation d'un peuple qui veut être libre est celle qui consiste à faire de son initiative privée par l'association, une puissante force industrielle, morale et sociale. Tant qu'une nation n'aura pas fait cet apprentissage, elle ne pourra pas jouir de la liberté politique.

Ce que l'administration n'a pas fait pour le patronage des nourrices, l'initiative privée peut le faire. Voici comment :

Une société de surveillance des nourrices par des dames mères de famille peut s'organiser et correspondre avec les dames charitables, les maires ou les curés des pays où sont envoyés les enfants, de façon à savoir ce que les nourrices font du petit être qui leur a été confié, et ce que devient cet enfant loin de la surveillance maternelle ; avec le dévouement et l'ardeur que les femmes apportent à faire le bien, en raison de leur nature aimante, douce et sensible, c'est à elles que revient la mission de protéger l'enfant au berceau pour l'arracher à la mort qui le menace, et tant de souvenirs s'éveillent en elles à la vue d'un nouveau-né qu'elles sont les meilleurs soutiens des œuvres de la maternité. Il n'y a qu'elles pour savoir comprendre les besoins de l'enfance, pour deviner ce qui lui est utile, et attirées par les cris d'un nouveau-né qui ne leur est rien par le sang, il y a bien peu de femmes qui ne se sentent pas en elles les tressaillements d'une mère.

Si cette société voulait même essayer d'un moyen de surveillance autre que celui des maires, des curés ou des patronesses de province, elle pourrait, comme l'ont demandé quelques médecins, et avec eux M. Sarcey dans l'article que j'ai indiqué, faire concourir à leur œuvre les médecins cantonaux ou tel autre médecin qui conviendrait. Il faudrait pour cela se mettre en rapport avec eux, et, moyennant un faible salaire (1) semblable à celui que l'assistance publique donne à ses médecins de nourrices en province, ils visiteraient les enfants et donneraient chaque mois un bulletin sérieux sur une feuille imprimée, faisant connaître l'état moral de la nourrice et l'état physique des enfants.

Quelle est la mère qui ne payerait pas cette modique rétribution pour avoir un bulletin véridique de la santé de son enfant, et qui ne serait pas heureuse de savoir qu'une surveillance réelle protége le petit être que son peu de fortune et les occupations du commerce l'ont obligée d'abandonner.

Mais s'il est difficile de créer d'un seul coup à Paris une société de surveillance des nourrices, se mettant en rapport avec les âmes charitables de la campagne où habitent les nourrices, il serait possible à une *Société maternelle* déjà instituée d'étendre ses attributions à l'enfance. On connaît à Paris plusieurs sociétés qui se sont fondées dans le but de secourir les malheureuses filles victimes de leur inconduite et qu'un état de grossesse rend si misérables, peut conduire au désespoir et de là au suicide ou à l'infanticide. Est-ce qu'une de ces sociétés maternelles ayant pour mission de secourir le courage des mères coupables, ne pourrait pas

(1) En donnant 25 centimes par visite, comme pour une œuvre de bienfaisance, on aurait des médecins qui feraient ce service.

encore, une fois l'œuvre de la maternité finie, étendre ses bienfaits à l'enfant de la malheureuse assistée, et, d'une manière générale, à toute l'enfance que les parents sont obligés d'envoyer en nourrice. Quand une société est fondée, dure depuis un certain nombre d'années et n'a plus qu'à s'étendre pour chercher de nouvelles adhésions et des correspondants de province, la tâche est bien plus facile à remplir et n'a rien d'irréalisable. — Dieu veuille que ces lignes soient lues et appréciées comme elles le méritent par une femme de cœur, appartenant à l'une de ces sociétés de bienfaisance. Si cela peut être, nous verrons se créer une association nouvelle pour le patronage des nourrices et la conservation des enfants; mais jusque-là les nouveau-nés continuent comme par le passé à mourir pour le profit des nourrices, au détriment de l'État et au grand chagrin des bonnes mères.

CHAPITRE II.

DU CHOIX DE LA NOURRICE.

Lorsque, par suite des circonstances de santé indiquées plus haut, ou par tout autre motif d'absence de fortune et d'occupations indispensables, la mère renonce à nourrir de son lait, elle doit confier son enfant à une nourrice. Que doit-elle faire et quelle nourrice faut-il prendre ?

Le choix en est difficile. Beaucoup de femmes, à Paris ou en province, veulent faire ce métier, et il en est un grand nombre qui n'ont aucune des qualités nécessaires pour le remplir convenablement. Il faut juger des nourrices d'après leur aspect extérieur, d'après leur état de santé et d'après l'examen de leur lait.

Ce n'est pas d'aujourd'hui que le problème du choix des nourrices intéresse les mères, car au temps d'Athènes, voici comment s'exprimait Mnésithée de Cyzique à cet égard (1) :

« Pour nourrir un enfant, il faut prendre une femme de nation thrace ou égyptienne, ou quelque autre qui leur ressemble. Elle devra avoir une grande taille, la poitrine bien développée, les chairs d'une bonne nature, être belle à voir, s'arranger facilement de toute espèce d'aliments et ne pas être sujette aux dérangements du ventre. Elle sera exempte de toute maladie, et surtout de l'épilepsie et des étouffements hystériques, ou de ceux qui se développent par une influence divine. Elle devra être propre dans ses vêtements ainsi que dans les autres détails de la vie ; sa peau n'aura pas de mauvaise odeur ; elle aura un caractère gai,

(1) Oribase, *OEuvres*, trad. de Daremberg, t. III, p. 122.

facile, doux et simple ; son âge ne dépassera pas trente ans et restera même en deçà d'un ou de deux ans ; ses règles ne doivent pas paraître pendant l'allaitement. Qu'elle soit sévère pour le commerce avec les hommes ; qu'elle ait déjà achevé l'allaitement de plusieurs enfants, et que son dernier enfant soit du même âge et du même sexe que celui de la mère. Son lait doit avoir quarante jours après l'accouchement pour être dans la meilleure condition. Nous préférons surtout les mères elles-mêmes, ou, si cela ne se peut pas, leurs proches, leurs parentes ou les femmes qui leur ressemblent pour la forme. Les meilleures conditions pour les seins sont d'être volumineux, de présenter une grande égalité par rapport à la masse des chairs, de ne pas être lâches ou spongieux à la région moyenne, ou vides et semblables à des sacs dans le voisinage de la poitrine, enfin de ne pas être trop saillants ; ils doivent présenter des papilles grandes avec des canaux mous et des ouvertures lisses et bien percées. »

Nous n'avons pas changé grand'chose à ces principes, qui ont été, qui sont et qui seront toujours les meilleurs dont on puisse s'inspirer. Voici maintenant quelle est notre manière de faire :

I. *Il faut prendre une nourrice expérimentée.* — Une femme primipare, c'est-à-dire à son premier enfant, n'a pas toujours l'expérience qui est nécessaire pour élever les enfants, surtout s'il n'y a personne d'éclairé auprès d'elle pour la diriger. Il vaut mieux avoir pour nourrice une femme qui ait allaité d'autres enfants, et surtout qui ait fait une nourriture dans une famille où l'on puisse aller prendre des renseignements sur elle.

II. *Age du lait.* — On doit d'abord s'informer de l'époque de l'accouchement de la nourrice, c'est-à-dire de l'âge du lait. En effet, ce liquide change de caractère à mesure que l'on s'éloigne du moment des couches, et, quand il est vieux, il n'est plus convenable pour le jeune enfant qui vient de naître. Il n'a pas les propriétés laxatives du premier lait sécrété après la naissance, il ne renferme pas de colostrum ; c'est presque toujours un aliment indigeste et peu abondant, dont il ne faut pas conseiller l'usage. On dit, il est vrai, qu'un jeune enfant renouvelle le lait, parce que les mamelles se distendent de nouveau, et qu'on observe à peu près tous les phénomènes de la fièvre laiteuse. Cela est faux, ou du moins n'est pas démontré par l'analyse chimique et microscopique. L'engorgement de la glande mammaire n'a lieu, dans cette circonstance, que parce que le nouveau nourrisson ne consomme pas autant de lait que le premier.

Il faut toujours choisir, parmi les nourrices, celles qui sont accouchées depuis deux à six mois environ, et dont l'âge se trouve entre vingt et trente-cinq ans. Elles ont rarement les qualités désirables lorsque leur lait est plus vieux et leur âge plus avancé. Un tableau placé plus loin fera connaître d'une manière précise l'influence de l'âge sur la composition de leur lait.

III. *Aspect extérieur de la nourrice, ses cheveux, ses dents, ses gencives.* — Les nourrices doivent avoir des formes assez arrondies, potelées, le sein bien fait, assez fort, non ridé, un peu dur, marbré de veines bleuâtres, le mamelon bien saillant, les gencives bien colorées et les dents assez belles. Toutefois le caractère tiré de l'intégrité des dents n'a pas autant d'importance qu'on lui en accordait jadis. Il y a des femmes dont les dents sont mauvaises, et qui cependant sont d'excellentes nourrices. Il en est d'autres, au contraire, qui, avec de très-belles dents, ont une constitution affaiblie qui les empêche d'entreprendre l'allaitement.

La coloration rouge et la fermeté des gencives ont beaucoup plus d'importance aux yeux des médecins que l'intégrité de la denture. On juge d'après l'état de ces parties la force des sujets, leur état de santé, et jusqu'à un certain point les qualités de leur sang. Il est évident que des gencives décolorées appartiennent à une femme dont le sang est aqueux et appauvri, qui peut être d'ailleurs d'une assez bonne santé, mais qui sera toujours une mauvaise nourrice.

Elles doivent avoir les cheveux bruns et noirs plutôt que blonds et rouges ; ces dernières ont ordinairement beaucoup de lait, mais il est séreux, et occasionne facilement de la diarrhée.

IV. *Caractère des nourrices.* — Il est nécessaire de choisir une femme dont le caractère soit doux, et dont l'intelligence soit assez développée pour surveiller l'enfant qu'on lui confie. La gaieté de l'humeur est une chose qu'on ne saurait trop rechercher dans les nourrices ; elle sert à égayer les enfants ou à les distraire dans leurs souffrances. Ils finissent alors par prendre des habitudes de légèreté et d'enjouement qui ont toujours une heureuse influence sur le développement de leur cœur et de leur esprit.

V. *Santé des nourrices.* — Les nourrices doivent être examinées avec soin sous le rapport de leur constitution et de leur santé, car elles ne doivent pas avoir la moindre maladie, leur nourrisson pouvant en hériter (1). Elle doivent même être visitées, autant que la décence le permet, pour s'assurer qu'il n'existe à l'intérieur du corps aucune cicatrice ou empreinte qui indique l'existence actuelle ou antérieure d'une maladie rachitique,

(1) Oribase, *Œuvres*, trad. de Daremberg, t. III, p. 119.

scrofuleuse, dartreuse ou syphilitique. Il faut examiner l'anus, les organes génitaux et l'intérieur de la bouche, parties qui sont plus spécialement le siége de l'affection syphilitique.

Il est évident qu'il faut, pour les nourrices mercenaires que l'on examine, tenir compte des mêmes circonstances que l'on admet à l'égard des mères pour autoriser ou interdire l'allaitement, et qu'il faut rechercher, chose difficile, dans leur famille et d'après leurs réponses, les renseignements qui peuvent éclairer sur l'existence latente des différentes diathèses et de quelques maladies héréditaires. Cette recherche est souvent inutile : les femmes ignorent ce dont on leur parle, ou feignent de ne pas le comprendre. On arrive très-difficilement à un résultat positif. C'est un motif de plus pour être très-sévère dans l'examen local de la nourrice qui se présente.

CHAPITRE III.

DES PAYS QUI FOURNISSENT LES MEILLEURES NOURRICES.

Quand un enfant doit être élevé à la campagne, il faut, si cela est possible, choisir un endroit peu éloigné de Paris, où l'on puisse aller facilement pour surprendre la nourrice lorsqu'elle ne s'y attend pas. On prendra de préférence des femmes qui habitent des pays secs et non marécageux. Ainsi les nourrices normandes, picardes et bourguignonnes sont les meilleures; les nourrices de l'Orléanais, du Berry, de la Sologne, sont très-mauvaises, à cause des localités où elles emmènent les enfants. Ces pays sont infectés par une maladie endémique grave, la fièvre intermittente, et les enfants y sont, en général, pâles, étiolés et fiévreux ; leur ventre est gros, leur rate gonflée, leurs jambes œdématiées ; ils ont souvent la fièvre qu'on ne sait pas reconnaître, et qui finit par les faire périr. Ces pays sont ceux de tous où la mortalité des enfants est le plus considérable.

Parmi les nourrices de la campagne qui viennent à Paris chercher des enfants, il en est qui sont filles ; d'autres sont mariées à des ouvriers, et d'autres à des cultivateurs ; il faut autant que possible choisir parmi ces dernières. En voici la raison. Elles ont leur ménage, une vache; et si, par hasard, elle n'en ont pas, il s'en trouve toujours dans le voisinage. Alors on est sûr que, dans le cas d'indisposition de la nourrice, ou de diminution dans la quantité de son lait, l'enfant ne peut souffrir, puisqu'on peut lui donner du lait de vache, très-facile à se procurer.

Au contraire, les femmes d'ouvriers qui se proposent pour être nourrices n'ont pas de ferme et pas de vache de labour ; elles habitent quelquefois dans des lieux où il est difficile de se procurer du lait. Lorsque l'ouvrage manque, la misère entre au logis ; la femme souffre, son lait s'altère, et l'enfant en subit la conséquence, car on lui donne des bouillies, des soupes, du pain sec, et d'autres aliments qui ne conviennent pas à ses organes encore trop peu développés.

Dans le premier cas, les nourrices peuvent, sans se déranger, donner de bon lait aux enfants ; il ne leur en coûte rien ; dans le second, il faut aller un peu loin pour s'en procurer ; la paresse, les intempéries des saisons, l'argent qui manque, et une multitude d'autres circonstances, font que les nourrices restent chez elles, et prennent d'autres moyens pour alimenter les enfants, au détriment de leur santé.

Les *nourrices sur lieu* sont celles qui entrent dans une maison pour y nourrir un enfant, sous la surveillance de sa famille. On les trouve dans les différents bureaux de location de Paris. C'est surtout à celles-là que s'appliquent les préceptes que je vais donner et qui pourront être également utiles aux mères qui se sont fait les *nourrices* de leur enfant et aux nourrices de campagne.

CHAPITRE IV.

DES BUREAUX DE LOCATION DES NOURRICES.

Les nourrices de campagne et les nourrices sur lieu se trouvent : 1° dans les *bureaux particuliers de nourrices*, 2° dans le *grand établissement municipal* de la rue Sainte-Apolline, placé sous la surveillance de l'administration; mais dans ce dernier bureau, créé par la bienfaisance et entretenu par la ville de Paris, il n'y a que des nourrices de campagne.

I. *Établissement municipal des nourrices de la rue Sainte-Apolline.* — Cet établissement est le seul qui fasse le placement désintéressé des nourrices, parce qu'il est sous la dépendance d'une administration désireuse d'aider les personnes de la classe moyenne dans la tâche difficile d'élever leurs enfants. Il est entièrement gratuit, et l'administration de l'assistance publique n'est là qu'un intermédiaire honnête et éclairé entre les parents et les femmes qui veulent nourrir l'enfant des autres.

Des nourrices viennent de l'Orléanais, de la Bourgogne, de la Picardie et de la Normandie, choisies par les agents et les médecins que l'administration a désignés pour ces fonctions en province. — Moralité et santé, telles sont les conditions requises. — Une fois à Paris, elles logent à l'établissement de la rue Sainte-Apolline, où elles sont nourries à une table commune, et à peu de frais, en attendant qu'elles aient trouvé un nourrisson, ce qui ne se prolonge guère au-delà de deux ou trois jours. A leur arrivée, le médecin de service les examine, apprécie les qualités de leur lait, visite leur enfant pour savoir s'il est sain, et leur donne un bulletin de visite établissant qu'elles sont de première, de deuxième ou de troisième qualité, ou enfin qu'elles sont mauvaises.

Les parents qui ont besoin d'une nourrice pour lui confier leur enfant à la campagne, viennent après cette inspection, et choisissent comme ils l'entendent, après avoir lu le bulletin médical.

Le prix, qui varie entre 12 et 20 francs par mois, est fixé d'un commun accord et librement devant l'administration, qui sert de témoin et de banquier. Elle reçoit, tous les mois et d'avance, sans en rien retenir, la somme convenue, qu'elle transmet aux nourrices, et si les parents ne la payent pas, elle garantit pendant un an un minimum de 12 francs qu'elle envoie sur ses propres deniers. De cette façon, les femmes qui font le métier de nourrices sont assurées de ne rien perdre de ce qui leur revient pour les bons offices qu'elles rendent aux familles.

Le choix étant fixé, le nourrisson remis est présenté, dans les vingt-quatre heures, au médecin, pour savoir s'il est vacciné, s'il est de mauvaise santé, s'il n'a pas de maladies contagieuses, et si la nourrice peut le prendre sans inconvénient pour elle ou pour son propre enfant. De cette manière, on protége la nourrice comme par la visite médicale de sa personne on avait pris les intérêts de l'enfant à lui donner.

Quand tout est réglé, que l'inspection de la nourrice et de son enfant a eu lieu, que la visite du nourrisson est faite, que l'engagement est signé, le départ a lieu immédiatement, et dans le pays l'agent de l'administration et le médecin envoient tous les mois à Paris un bulletin de santé véritable et sincère que les parents peuvent venir lire dans les bureaux de l'établissement.

Tout cela est gratuit, et si dans la pratique il y a quelque chose qui laisse à désirer, sachons reconnaître qu'en principe cette organisation, au plus haut point charitable, mérite les plus grands éloges et l'approbation de tous ceux qui aiment véritablement l'enfance.

Malgré tous ces avantages, l'établissement n'est cependant pas très-connu ; il ne place que 16 à 1800 nourrissons par an, tandis que les bureaux particuliers en placent 16 000, mais il est vrai de dire que ces derniers donnent une prime de

5 à 10 francs à tous les médecins, sages-femmes ou autres qui veulent l'accepter, comme prime, pour leur amener des enfants. C'est là un effet fâcheux de la concurrence, mais nonobstant ce désavantage, l'établissement municipal doit être conservé, et il y aurait seulement à élever de 6 francs la garantie administrative fixée en 1794 à 12 francs, chiffre insuffisant aujourd'hui, pour maintenir cette institution au rang que voulurent lui donner ses généreux fondateurs.

II. *Bureaux particuliers de nourrices.* — Fondés par la spéculation désireuse de vivre et de s'enrichir aux dépens de ceux qui ont besoin d'elle, les bureaux ouverts pour la location des nourrices à Paris sont très-nombreux. En voici l'énumération :

Mademoiselle Bertin, route d'Orléans, 41, à Montrouge.

Madame Barthélemy, rue Pascal, 7.

Madame Chérut, rue Fourcy-Saint-Jacques, 8.

Madame Collet, passage des Petites-Écuries, 4.

Madame Coulbeaux, rue Pagevin, 11.

Madame Devauze, rue de la Victoire, 69.

Madame Hecquet, passage de l'Industrie, 17.

Madame Julliot, rue des Écouffes, 5.

Madame Labussière, rue Lacépède, 31.

Mesdames Lugaud et Leblanc, rue de la Harpe, 5.

Madame Moréno, rue de la Pépinière, 52.

Madame Pommereuil-Boulay, rue Cherche-Midi, 24.

Madame Thévenot, rue Pascal, 13.

Dans ces bureaux particuliers de placement des nourrices qui se mettent en location pour vendre leur lait, rien ne ressemble à ce qu'on trouve dans l'établissement municipal des nourrices, fondé par la ville de Paris. Créés par la spéculation, privés de toute surveillance médicale sérieuse, et par cela même sans sécurité pour ceux qui sont dans l'obligation de s'y adresser, les bureaux particuliers de nourrices sont très-souvent un lieu d'exploitation des femmes qui veulent nourrir l'enfant des autres. Tout s'y paye fort cher par les nourrices qu'on y loge et qui s'y nourrissent à leurs frais, en attendant la place qu'elles désirent, et une fois placées on leur retient le premier mois de location. S'il est quelques-uns de ces bureaux, je dois le reconnaître, où l'installation est convenable, dans le plus grand nombre le logement privé d'air est malsain par suite de l'encombrement, et la nourriture est insuffisante et mauvaise. Je ne comprends pas que, dans une grande ville comme Paris, où l'on s'occupe avec tant de soin de l'hygiène publique, où l'on inspecte les bêtes et les gens, les ruisseaux et les ordures, où l'on peut fermer les logements insalubles, où l'on fait la visite des boissons, du lait, des autres aliments, tels que le poisson et les viandes apportés dans les halles, ou débités dans les magasins, il n'y ait pas une inspection officielle des maisons ou se fait le commerce du lait de femme.

C'est là une lacune dans l'administration, ordinairement si vigilante et si sévère pour tout ce qui concerne la santé publique. Espérons que tôt ou tard cette lacune sera comblée, et qu'on parviendra à régulariser au point de vue des mœurs et de la santé, le service particulier aujourd'hui assez mal compris de la location des nourrices. La tolérance en pareille matière est une chose impossible, et il suffit de signaler le bien à faire pour songer qu'il sera fait.

Dans ces bureaux particuliers, les nourrices qui viennent y chercher des enfants sont ordinairement des filles-mères, et il y en a peu qui soient mariées, tandis que dans le grand établissement municipal de la rue Sainte-Apolline ce sont toutes des femmes mariées ayant les modestes ressources de la campagne. Elles arrivent avec leur enfant dans les bureaux créés par la spéculation, et là, entassées en grand nombre dans des chambres peu aérées, elles se nourrissent comme elles le peuvent, c'est-à-dire très-mal, en attendant qu'une jeune mère vienne leur confier son enfant pour la campagne, ou peut-être les emmener chez elle comme nourrices sur lieu. On sait d'où elles viennent, car une ordonnance de police leur enjoint d'avoir des papiers qui indiquent leur provenance et un certificat de bonne vie et mœurs, mais en ce qui touche leur santé, l'autorité ne s'en occupe pas sérieusement. Il existe bien à la date du 20 juin 1842, une ordonnance de M. le préfet de police (1), qui enjoint à toute nourrice de la campagne, qui vient à Paris prendre un nourrisson, de présenter 1° un certificat de la préfecture de police, où, sur le dépôt qu'elle en fera, il sera procédé à son inscription sur les livres de l'administration; 2° un autre certificat, dûment légalisé, délivré par un docteur en médecine ou en chirurgie, et attestant qu'elle réunit, sous le rapport sanitaire, toutes les conditions désirables pour élever un nourrisson.

(1) Cette ordonnance n'est ni plus rigoureuse ni plus prévoyante que n'étaient la déclaration des 29 janvier 1715 et 1er mars 1720, l'édit de juillet 1729 et l'arrêt de règlement du 19 janvier 1737, qui formaient l'ancienne législation sur les *recommandaresses* et les nourrices.

On nommait recommandaresses les femmes préposées par le lieutenant de police, à Paris, à l'effet de tenir les bureaux dans lesquels on allait chercher des nourrices pour les enfants.

Les recommandaresses devaient avoir au moins quarante ans accomplis. — Leur nomination appartenait au lieutenant général de police. — Elles étaient au nombre de quatre seulement, et tenaient un registre sur lequel elles inscrivaient, d'après un certificat émanant du curé de la paroisse où demeurait la nourrice, le nom, l'âge et *les mœurs* de celle-ci, la profession de son mari, l'âge de son propre enfant mort ou vivant, et l'attestation qu'elle n'avait pas d'autre nourrisson, car il était expressément défendu

Ces pièces doivent rester déposées dans les bureaux de la préfecture, et le certificat présenté à la préfecture, doit, en outre, spécifier :

1° Que la nourrice a des moyens d'existence suffisants.

2° Qu'elle et son mari sont de bonnes vie et mœurs.

Tout cela est inutile, car il n'y aucune enquête sur l'âge ni sur les antécédents de ces nourrices, nulle constatation de l'identité des enfants, nulle inspection officielle de l'état sanitaire, enfin il y a liberté absolue dans le commerce du lait de femme. Celui qui prend une nourrice doit savoir qu'il peut introduire ainsi chez lui des femmes malsaines, ou n'ayant pas de lait, ayant présenté un enfant qui n'était pas à elles, et il est souvent obligé de les renvoyer au bout de quelques jours.

d'*avoir deux nourrissons étrangers à peine du fouet contre la nourrice et de* 50 *livres contre le mari*. — Les droits qui étaient payés aux recommandaresses s'élevaient à 30 sols par nourrisson. — Il n'était point permis de prendre des nourrices ailleurs que dans ces bureaux, de sorte qu'il était défendu à *toutes autres personnes*, sous peine de 50 livres d'amende, de loger les nourrices ou de leur procurer des nourrissons. — Lorsque les nourrices retournaient dans leur pays pourvues d'un enfant, elles devaient emporter un extrait du registre de la recommandaresse contenant le nom, l'âge de l'enfant, les noms, la demeure et *la profession des père et mère*, conformément à la sentence de police du 27 août 1743 ; à leur arrivée, elles présentaient cet extrait au curé de la paroisse, qui leur en donnait un certificat ; elles étaient tenues d'envoyer ce même certificat au lieutenant de police.

Les personnes riches qui vont prendre leurs nourrices dans les bureaux bien tenus, là où je prends moi-même celles dont j'ai besoin, les font examiner par leur médecin, et elles ont raison. Mais dans les classes moyennes, qui donnent leur enfant à emporter et qui cherchent à épargner la dépense, les parents choisissent eux-mêmes leur nourrice sans contrôle de médecin, et il en résulte quelquefois les plus graves inconvénients.

Des nourrices sur lieu, prises dans les bureaux particuliers. — Ici, l'individu fait pour son enfant ce que beaucoup de personnes réclament de l'administration supérieure. Il se protége lui-même, mais il n'a pas toujours les moyens de le faire. Il ne peut savoir, par exemple, si l'enfant qu'on lui présente avec une nourrice est bien celui de cette nourrice. Or, très-souvent l'enfant qu'on montre a été loué pour la circonstance au prix de trente francs par mois, et après avoir servi d'enseigne à l'une il sert d'enseigne à l'autre. D'une autre part, l'intérêt de ces femmes mérite aussi d'être sauvegardé, et personne ne les protége contre l'exploitation dont elles peuvent être l'objet de la part de ceux qui leur servent d'intermédiaire.

Quoi qu'il en soit, on a besoin d'une nourrice sur lieu, et on va en chercher une au bureau de location. Le médecin envoyé par la famille constate qu'elle n'a pas de maladie contagieuse, et que son lait est bon. On l'arrête en faisant avec elle condition d'un prix qui varie de 50 à 60 ou 80 francs par mois. Ce prix est payé d'avance et le premier mois reste tout entier entre les mains de l'intermédiaire qui a servi au placement, de sorte que la nourrice ne touche rien. De plus, la famille paye un prix variable de 20 à 25 francs pour le voyage de l'enfant de la nourrice qui est renvoyé à ses parents pour être sevré prématurément et soumis à un régime qui sera peut-être la cause de sa mort. Cela fait, la nourrice appartient à la famille qui l'emmène dans son intérieur.

Des nourrices de campagne, prises aux bureaux particuliers. — Les familles assez peu fortunées pour ne pas prendre de nourrices sur lieu, envoient leurs enfants à la campagne et s'adressent également aux bureaux particuliers de location ou elles trouvent des nourrices à 20 et 30 fr. Ici les inconvénients sont encore plus grands, car le nourrisson doit être emmené à la campagne, et là il n'y a plus aucune sécurité pour les parents ni pour les enfants. Une réforme sur ce point est absolument nécessaire, et il faut absolument que l'administration ou une société privée fasse quelque chose tant en faveur des mères qui sont obligées d'envoyer leurs enfants en nourrice, que pour sauvegarder les intérêts des femmes que la misère ou l'intérêt obligent à trafiquer de leur lait. Ici, la protection et la surveillance sont absolument nécessaires, et elles sont relatives.

1° A la famille qui, cherchant une nourrice, doit lui remettre un enfant exempt de maladie contagieuse susceptible d'altérer sa santé ou celle de son enfant.

2° A la nourrice mercenaire qui doit être de bonne santé et incapable de communiquer au nourrisson une maladie contagieuse qu'elle aurait dissimulée.

3° A l'enfant qu'on emporte loin de la famille. En effet, quand ces nourrices d'un bureau particulier emportent avec elles l'enfant à la campagne, quelle garantie reste-t-il à la mère pour les soins qu'on donne à son enfant? Aucune. Existe-t-il, loin d'elle, une surveillance désintéressée qui puisse l'avertir que son enfant souffre? Non. Enfin, y a-t-il dans le pays un médecin dont le devoir soit d'écrire aux parents que leur enfant est malade? Non. Toutes ces garanties ne se trouvent que dans l'établissement municipal et gratuit de la ville de Paris situé rue Sainte-Apolline. Ici, au contraire, livrée à elle-même, sans surveillance, la nourrice écrit ce qu'elle veut.

Son intérêt exige qu'elle n'inquiète pas la famille; elle dissimule les maladies, elle compte des visites de médecin qui n'ont pas eu lieu; et ce n'est que lorsque l'enfant est épuisé qu'on commence à le dire malade. Il est trop tard. Les parents qui le reprennent ne retrouvent plus qu'un être cachectique voué à une mort prochaine, ou, ce qui est bien pis, à une existence maladive insupportable.

En résumé, l'installation actuelle des bureaux de nourrice est tout a fait insuffisante et compromet sérieusement la santé de l'enfance.

Il faudrait que l'administration ou une société maternelle autorisée exerçât sur les bureaux de location, dirigés par des particuliers, une surveillance spéciale sous le contrôle de plusieurs médecins.

La surveillance des bureaux de nourrices a un double but : 1° l'intérêt de l'enfance, et 2° celui des femmes que leur position oblige à trafiquer de leur lait.

Il faut qu'une inspection médicale officielle, en éloignant une nourrice malsaine et atteinte de maladies contagieuses, puisse préserver les enfants de cette maladie.

Réciproquement on ne devrait pouvoir donner aux nourrices que des enfants sains non susceptibles de leur transmettre des maladies contagieuses.

Quant à la surveillance des bébés chez leur

nourrice, c'est comme je l'ai dit plus haut (page 274) un rôle dont il faut charger une société de bienfaisance organisée à cet effet.

CHAPITRE V.

DU RÉGIME ALIMENTAIRE CHEZ LES NOURRICES.

Il ne faut rien changer aux habitudes et au régime des nourrices qui viennent de la campagne pour vivre au milieu des familles. Il est impossible d'exiger d'une paysanne les goûts d'une femme du monde ; et les aliments qui plaisent à l'une ne plairont certainement pas à l'autre. Il ne faut pas les tracasser à cet égard. Toutefois, si leur manière de vivre n'est pas en rapport avec ce que l'on a droit d'exiger d'elles, dans l'intérêt de l'enfant, le médecin doit modifier progressivement ce qui ne lui paraît pas être convenable.

Autant que cela est possible, le régime de ces femmes ne doit pas être différent du régime ordinaire de la famille où elles se trouvent placées. Il faut les priver des aliments de haut goût, rendus trop excitants ou trop échauffants par les condiments qu'ils renferment. A part cela, les nourrices doivent manger de toutes viandes, de tous légumes excepté des graines farineuses flatulentes telles que les fèves et les haricots, de la *salade*, des *fruits*, boire du vin en petite quantité, de la bière, du cidre, si telle est leur habitude ; en un mot, elles peuvent user de tout ce qu'elles digèrent sans se faire mal.

Comme le dit Oribase, elle évitera l'insuffisance des aliments aussi bien que la réplession et le trouble du ventre aussi bien que la constipation trop prolongée, car le premier état donne suite à une nutrition insuffisante et le second à une fatigante accumulation de résidus.

Un régime spécial n'a aucune importance, car il est démontré par tous les médecins, qu'on ne peut faire à l'égard de l'espèce humaine ce que l'on a réussi à faire chez les grands animaux domestiques. On ne peut, chez la femme, modifier les qualités du lait par l'usage de tel ou tel autre aliment. Il est probable qu'on y parviendra un jour ; mais en attendant, il est inutile d'astreindre les nourrices à tel aliment plutôt qu'à un autre. Il faut leur laisser suivre le régime des personnes chez lesquelles elles se trouvent, manger ce qu'elles peuvent digérer parfaitement.

Si les nourrices sont faibles et un peu pâles, il faut leur donner chaque jour de l'eau ferrée avec le vin en mangeant ; un peu de vin de quinquina avant le repas, et cependant si la pâleur persiste, c'est une nourrice à changer. Sous cette influence, elles digèrent mieux, la nutrition est plus active et le lait devient en conséquence bien meilleur.

CHAPITRE VI.

DE L'EXERCICE ET DE LA PROMENADE CHEZ LES NOURRICES.

Les nourrices doivent prendre chaque jour, par tous les temps, et surtout au soleil, un exercice modéré. Cela leur est aussi nécessaire qu'à l'enfant qu'elles élèvent. Il faut, autant que possible, accompagner la nourrice au dehors. Il peut y avoir de grands inconvénients à les laisser sortir seules, surtout lorsqu'on n'est pas sûr de leur conduite et qu'elles ne sont pas très-réservées dans leurs mœurs.

CHAPITRE VII.

DES RAPPORTS SEXUELS CHEZ LES NOURRICES.

Quand on a une nourrice sur lieu, il faut tâcher de la surveiller d'assez près pour qu'elle ne puisse pas faire de mauvaises connaissances, si elle est fille, et pour la tenir aussi éloignée de son mari que possible, si elle est mariée.

Cette observation me conduit à parler de l'espèce de privauté dans laquelle il faut tenir les nourrices, conduite généralement adoptée par tous les médecins jusqu'au XVIe siècle. A cette époque, une opinion contraire s'est produite, et Martianus (1) entreprit de démontrer que le coït ne favorisait pas moins la qualité et la quantité du lait, qu'il égayait la nourrice, la maintenait en santé tandis que tous les effets contraires résultaient de la privation des plaisirs amoureux. Ce fut aussi la manière de voir de Ramazzini (2).

Bien que je ne croie pas que l'union des sexes puisse altérer les qualités du lait, et aucune analyse n'a été faite, on doit l'interdire. La conception peut en être la conséquence, dans ce cas seulement, le lait diminue, s'altère, reprend les qualités du colostrum, et devient nuisible à l'enfant. Toutefois si les rapports sexuels doivent être interdits à une nourrice que l'on a dans son intérieur, en raison des embarras qu'une grossesse possible pourrait entraîner, je ne serai pas aussi affirmatif en ce qui concerne les rapports du mari et de la femme, lorsque celle-ci, dévouée à ses enfants, a pris la tâche de les nourrir. Comme il n'est pas prouvé que les rapports sexuels altèrent le lait (voy. page 118), et qu'on ne les défend que par crainte d'une grossesse, qu'une nourrice merce-

(1) Dujardin, *Histoire de la chirurgie*, Paris, 1780, t. II, p. 642.

(2) Ramazzini, *Traité des maladies des artisans*, par Ph. Patissier. Paris, 1822, p. 184.

naire dissimule afin de garder sa place en continuant à donner de mauvais lait, il est évident qu'une mère qui devient enceinte en nourrissant ne tarde pas à le savoir, et qu'aussitôt elle s'arrange pour sevrer son enfant dans la crainte de lui être nuisible.

CHAPITRE VIII.

DE LA SANTÉ HABITUELLE DES NOURRICES.

Il faut aussi, durant l'allaitement, suivre avec soin les modifications de la santé des nourrices. Quelques-unes sont sujettes à la constipation et ne veulent pas le dire dans la crainte de se nuire auprès des parents. Il est convenable, lorsqu'on découvre leur ruse, de leur en faire reproche, et les engager à avoir dorénavant plus de franchise, sous peine de renvoi. Cette indisposition ne peut jamais avoir de conséquences bien fâcheuses, et il suffit, pour la faire disparaître, de donner à une ou plusieurs reprises les remèdes usités en pareille circonstance.

Quant aux autres maladies de la nourrice, et à l'influence qu'elles exercent sur le lait et sur la santé des enfants, j'en parlerai plus loin. Je ferai connaître alors l'action des maladies antérieures et des maladies actuelles de la nourrice sur la santé des enfants, leur influence, action *immédiate* ou *éloignée* dans les divers cas où il existe une altération appréciable du lait, et même en l'absence de toute altération de ce liquide.

CHAPITRE IX.

DU RETOUR PRÉMATURÉ DES RÈGLES.

Il y a des nourrices, et elles sont en assez grand nombre, qui voient leurs règles revenir avant la fin de l'allaitement. C'était autrefois un événement fort grave, qui alarmait beaucoup les familles et qui nécessitait le changement de la nourrice. On pensait qu'à ce moment le lait prenait des qualités nuisibles à l'enfant. Il n'en est souvent rien, et il ne faut pas se guider d'après cette seule circonstance pour renvoyer une nourrice dont on est satisfait sous tous les autres rapports. En effet, quand on observe avec soin et qu'on recherche, comme je l'ai fait sur un grand nombre de femmes qui ont eu leurs règles pendant l'allaitement quels sont les phénomènes présentés par le nourrisson, on voit que le plus grand nombre d'entre eux ne paraît pas en souffrir. Quelques-uns sont un peu maussades à ce moment, ils ont des coliques et rarement de la diarrhée. D'autres sont plus vivement impressionnés, ils ont de fortes coliques et une diarrhée abondante, ou bien ils dépérissent et ne profitent plus.

En conséquence, dès que les règles reparaissent chez une nourrice, il ne faut pas se hâter de préjuger des événements ultérieurs. Il faut les attendre, et tout ce qu'on doit décider est évidemment subordonné à l'observation attentive de ces phénomènes. La nourrice doit continuer l'allaitement, et on ne le fera suspendre que dans le cas où, aux époques menstruelles, le nourrisson serait dans un état de santé inquiétant.

CHAPITRE X.

DES GERÇURES DU SEIN ET DES CREVASSES DU MAMELON CHEZ LES NOURRICES.

Des gerçures, des crevasses et des ulcérations peuvent se faire sur le mamelon et à sa base, sous l'influence du mâchonnement exercé par l'enfant. C'est aussi la conséquence d'un lait peu abondant, de mauvaise qualité, ou d'une maladie de la bouche du nourrisson.

Ces crevasses sont très-douloureuses, surtout lorsque l'enfant veut teter, et la douleur est quelquefois si violente que la succion est impossible. Il en résulte souvent une inflammation des conduits galactophores qui amènent le lait à l'extérieur, un engorgement du sein et par suite un abcès de la mamelle, enfin l'ulcération circulaire de la base du mamelon qui amène la chute de cette partie tout entière.

On remédie à ces accidents en faisant usage de bouts de sein, tels que ceux dont nous représen-

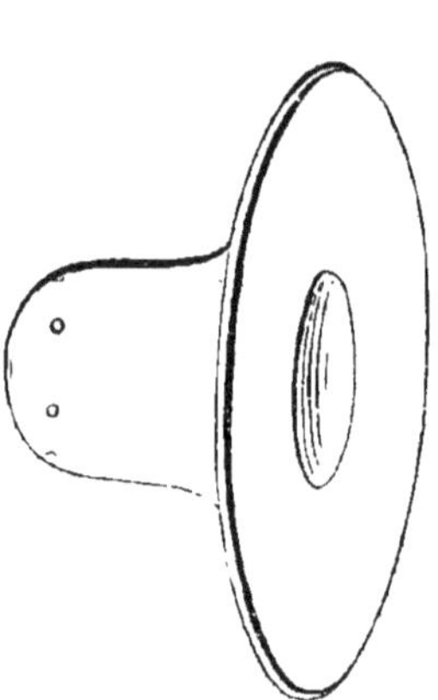

Fig. 17. — Instrument pour mettre le tetin ulcéré d'une nourrice. (A. Paré.)

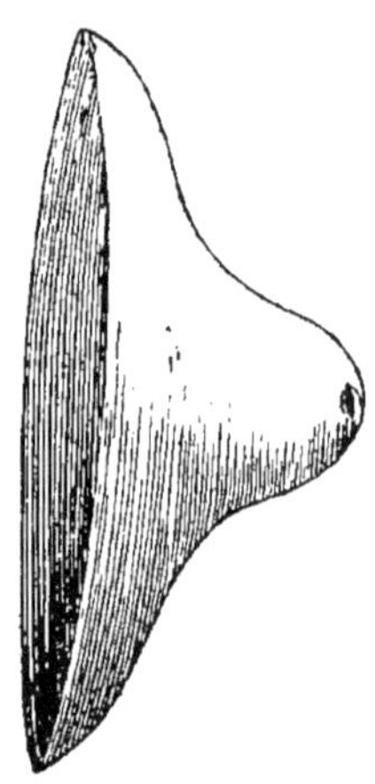

Fig. 18. — Bout de sein, mamelon de caoutchouc.

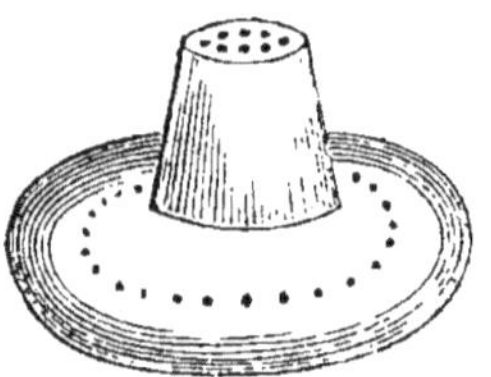

Fig. 19. — Bout de sein de Pierre Amand (1) : Étui en fer-blanc et enveloppe cutanée d'une tetine de vache.

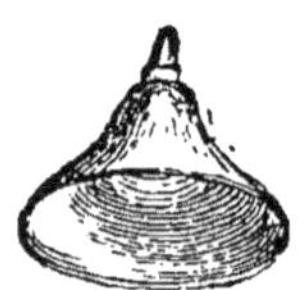

Fig. 20. — Bout de sein de Charrière : Plaque de bois s'appliquant sur le mamelon et tetine d'ivoire flexible.

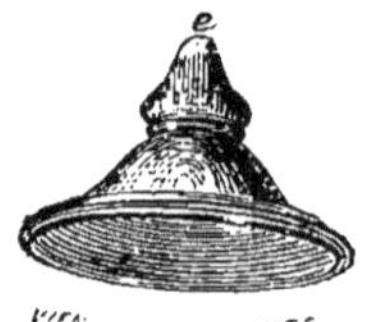

Fig. 21. — Bout de sein de Galante : Plaque de bois s'appliquant sur le mamelon et tetine de caoutchouc vulcanisée *e*.

tons les diverses variétés (fig. 17 à 21), mais les

(1) Taufflied, *Gazette médicale de Strasbourg*, décembre 1850 et *Bulletin de thérapeutique*, 1851, t. XL, p. 87.

enfants ont souvent de la peine à les prendre ; des lotions avec une *faible solution d'acétate de plomb* ou de *sublimé*, de la *pommade de concombre*, *l'eau de madame Delacour* peuvent également être employées avec succès.

Dans quelques cas, on a réussi par le moyen très-simple que M. Boudel (1) a imaginé. Ce moyen consiste à enduire le bout du sein *de teinture de benjoin* en se servant d'un pinceau de blaireau très-fin. Par l'évaporation de l'alcool, le benjoin se dépose en poudre impalpable sur la surface de la crevasse et permet ainsi à la petite plaie de se cicatriser en la mettant à l'abri du contact de l'air. Cette substance n'ayant aucune propriété nuisible pour l'enfant, il n'est pas nécessaire de chercher à l'enlever à l'aide de lotions quand on veut lui donner à teter. Immédiatement après qu'il a quitté le sein, on applique une nouvelle couche de benjoin.

Lorsque ces moyens échouent, on peut employer le traitement imaginé par Legroux, et qui consiste à *envelopper le mamelon d'un épiderme artificiel*, sur lequel se passerait l'effort de succion. La baudruche est très-propre à remplir cette indication. Seulement il faut l'agglutiner à l'aide d'une substance insoluble dans la salive, le lait, la transpiration cutanée. Le collodion, rendu élas-

(1) *Union médicale*, 1863.

tique par l'addition de 50 centigrammes d'huile de ricin et 1 gramme 50 centigrammes de térébenthine par 30 grammes, peut rendre ce service.

« A l'aide d'un pinceau, on étale au pourtour du mamelon une couche mince de cette substance, dans un rayon de quelques centimètres. On applique par-dessus une pièce de baudruche percée de quelques trous d'épingle, au niveau du mamelon pour laisser passer le lait. On évite d'étendre le collodion sur le mamelon, qui en serait très-douloureusement impressionné.

» La vaporisation rapide de l'éther amène une prompte dessiccation du collodion et l'agglutination presque immédiate de la baudruche. Le mamelon se trouve ainsi plus ou moins affaissé par la baudruche qui le recouvre et qui se tend en se desséchant.

» Lorsque l'on veut approcher l'enfant du sein, on mouille avec de l'eau sucrée le bout du mamelon. La baudruche qui le recouvre devient molle et souple, se prête à l'ampliation de ce petit organe, tout en préservant les ulcères et crevasses contre les efforts de la succion. L'allaitement se fait alors avec une extrême facilité, avec peu de douleurs. Et dans l'espace de quelques jours, les ulcères et crevasses sont guéris.

» On peut dire qu'avec ce moyen, il n'y a plus d'ulcères ou crevasses du mamelon.

» Là ne paraissent pas devoir s'arrêter les services que l'on peut en attendre.

» Sur une femme dont l'affection du mamelon avait provoqué une tuméfaction phlegmoneuse de la partie inférieure du sein, la baudruche, appliquée sur le mamelon, et prolongée sur toute la partie phlegmonée, permit à la mère de livrer son sein à l'enfant, et le dégorgement inflammatoire s'opéra dans l'espace de deux à trois jours. Sans doute, l'élimination du lait a dû contribuer à la résolution. Mais l'imperméabilité de l'enveloppe ne paraît pas devoir lui être étrangère, car sur une autre femme, le sein droit, privé de mamelon, ne put être dégorgé par la succion, il devint le siége d'un engorgement considérable, avec douleur et dureté. Il fut enveloppé de baudruche, et, dans l'espace de deux à trois jours, il s'est dégorgé. »

CHAPITRE XI.

DES HABITUDES DE LA NOURRICE POUR L'ALLAITEMENT.

Les habitudes des nourrices, sous le rapport des intervalles de l'allaitement, doivent être surveillées avec attention, autant à leur égard qu'à l'égard de l'enfant (1). Il faut les empêcher de donner le

(1) Voyez le chapitre consacré au *Régime des enfants pour les époques de l'allaitement pendant le jour et pendant la nuit.*

sein à chaque instant, soit qu'elles le fassent pour un bon motif, parce qu'on dit qu'un enfant ne saurait trop teter, soit qu'elles veuillent apaiser des cris qui les fatiguent. En donnant à teter trop souvent elles peuvent épuiser le lait et fatiguer la glande, ou nuire à la santé de l'enfant par de trop fréquentes digestions.

Les heures de l'allaitement doivent être réglées d'une façon régulière, mais quand l'enfant a fait son repas et qu'il crie sans motif, on doit le distraire autrement qu'en lui mettant le sein dans la bouche. C'est là le moyen de l'indigérer, de lui donner des coliques, de la diarrhée verte et de le faire vomir.

Pendant la nuit, les nourrices doivent se ménager, autant que les mères, et prendre plusieurs heures de repos. Pour cela, elles n'ont qu'à habituer l'enfant à prendre moins souvent le sein que dans le jour, et il leur suffit de donner deux fois le sein entre neuf heures du soir et sept heures du matin ; la nourrice peut, si l'enfant crie dans ces intervalles, l'apaiser et l'endormir sans lui donner à teter ; c'est une habitude que l'enfant ne tarde pas à prendre, et il ne se réveille bientôt plus qu'à l'heure de son repas.

LIVRE VI

DE L'ALLAITEMENT ARTIFICIEL AU PETIT POT ET AU BIBERON.

Le nom d'*allaitement artificiel* est réservé à un mode particulier d'alimentation des enfants dans lequel, à défaut du sein d'une mère ou d'une nourrice, on leur donne à boire du lait ou d'autres substances au moyen d'un verre ou d'une bouteille disposée à cet usage.

C'est ce qu'on appelle élever des enfants au *biberon* ou au *petit pot*.

Cette pratique, adoptée par un grand nombre de personnes de Paris ou de la province, est dangereuse, et, malgré les exemples de succès qu'on pourrait citer en sa faveur, il faut dire que les enfants nourris de cette manière sont plus difficiles à élever que les autres, qu'ils sont plus souvent malades, et enfin qu'ils succombent pour la plupart aux suites de ce mode d'alimentation. Elle réussit plus souvent dans les campagnes qu'à la ville, en raison de l'influence du bon air et par les excellentes qualités du lait qu'on peut se procurer. Mais dans les villes, quelle compensation y a-t-il en faveur de ces enfants ainsi alimentés? Presque tous sont petits, faibles, et le plus grand nombre finit dans un état de rachitisme, de phthisie pulmonaire ou au milieu de maladies intestinales tuberculeuses et inflammatoires qui amènent la mort. En peut-il être autrement? Comment suppléer aux qualités d'un bon lait de femme, qui est en définitive l'aliment naturel des enfants? Comment obtenir cette température douce, toujours égale, de ce liquide, et de quelle manière espère-t-on remplacer la couvée de la mère sur le nourrisson, qui est suspendu à son sein? C'est assurément impossible. Quelles que soient les précautions qu'on mette en usage, la nourriture artificielle sera toujours inférieure à l'allaitement maternel et à l'allaitement par une bonne nourrice. Or, si l'on accepte qu'à Paris ce mode d'alimentation réussit moins que les autres, c'est déclarer qu'il est nuisible : il faut donc le bannir sans réserve.

C'est là une des causes les plus puissantes de l'excessive mortalité qui pèse sur les enfants trouvés élevés à l'hospice.

On devra donc toujours combattre les idées des jeunes mères qui, ne pouvant point nourrir leurs enfants, ne veulent pas davantage les confier à une nourrice étrangère, et comptent, dans une grande ville, pouvoir les élever au *petit pot* ou au *biberon*, deux procédés d'alimentation essentiellement dangereux. Toutefois quelques circonstances exceptionnelles, la faiblesse, la maladie de la mère et l'impossibilité de louer une nourrice, peuvent autoriser la pratique dont il est question. A part cette position malheureuse, à coup sûr très-exceptionnelle, une femme bien portante, si elle est pauvre, peut nourrir son enfant et travailler en même temps ; ou, si elle travaille sans relâche, elle peut encore gagner de quoi louer une nourrice.

On ne peut blâmer au même degré l'allaitement artificiel entrepris *après plusieurs mois d'allaitement* par une nourrice. L'enfant est déja plus robuste, ses organes sont accoutumés à digérer le lait et quelques aliments solides, et il souffre moins de ce mode d'alimentation, qui réussit alors très-souvent. C'est un sevrage anticipé qu'autorisent une foule de circonstances : la pauvreté des mères qui ne peuvent payer les mois de nourrice, la difficulté de trouver de l'ouvrage lorsqu'on est dérangé une ou deux fois par jour pour nourrir un enfant, la maladie de la nourrice, etc.

Lorsque, par suite de ces diverses causes, l'allaitement artificiel est adopté, comment faut-il le diriger ? Quels sont les aliments dont il faut faire usage et comment faut-il les prendre ?

Le lait de vache est le plus ordinairement employé, car c'est le moins dispendieux et celui qu'on peut se procurer le plus facilement. Chez les jeunes enfants, il faut le couper avec de l'eau d'orge, de gruau d'avoine, et avec de l'eau panée. On se sert aussi avec quelque avantage de l'eau de poulet, lorsque les enfants sont plus avancés en âge, mais alors on peut donner le lait dans son état de pureté.

Le mélange doit être sucré et préparé par petites quantités, à mesure que l'enfant a besoin de boire, pour éviter tout travail de fermentation qui altérerait les qualités du lait. Il faut que la température du liquide soit agréable et toujours à peu près la même, qu'elle ait environ 15 degrés en été et 20 degrés en hiver.

Le lait coupé suffit à la nourriture de l'enfant pendant les premiers temps ; mais à un âge plus avancé, vers quatre ou cinq mois, lorsque l'enfant manifeste le besoin d'une nourriture plus substantielle, on doit joindre à cette boisson des aliments à demi liquides. On peut donner deux fois par jour des bouillies claires faites avec la farine de froment ou avec de la mie de pain desséchée et réduite en farine.

Il est une foule d'autres substances qu'on emploie à cet usage, le tapioca, — la semoule, — la fécule de pommes de terre, — l'arrow-root, — la crème d'orge, — la crème de riz, — le racahout, — les biscottes de Bruxelles, — le gruau d'avoine et un grand nombre d'autres pâtes qui sont excellentes, mais inférieures à celles que nous venons d'indiquer.

A ces aliments, on pourra par la suite joindre successivement des panades préparées avec le pain, du beurre et un jaune d'œuf, des potages faits avec de légers bouillons de viande, des œufs frais cuits à la mouillette, et de petits morceaux de pain. Plus tard, à l'époque naturelle du sevrage, on fera prendre à l'enfant les aliments qui, par la suite, doivent composer sa nourriture.

Les enfants prennent facilement les boissons à la cuiller et au verre; mais cela ne leur donne aucune peine et n'exerce pas leurs muscles comme la succion, par exemple, qui exige le concours des muscles spéciaux et l'action simultanée des muscles de la respiration. Ce motif seul doit faire adopter l'usage de biberons, sur l'orifice desquels l'enfant applique la bouche et fait des efforts de succion comme s'il était au sein de la mère.

C'est d'ailleurs un instrument indispensable si l'on craint la transmission d'une maladie héréditaire telle que la syphilis de l'enfant à sa nourrice (1).

De tous les biberons, le plus simple, le moins dispendieux est le meilleur. On le fabrique soi-même en prenant une fiole de verre de la conte-

(1) Voyez plus loin *De la syphilis transmise aux nourrices.*

nance de 150 grammes, pour la fermer incomplétement avec un cylindre de vieux linge replié sur lui-même et roulé de manière que l'extrémité plucheuse soit au fond de la bouteille et l'extrémité libre au dehors, soit celle où l'étoffe est remployée. Ce cylindre, d'une longueur de 10 à 15 centimètres, ne doit pas être trop serré et ne doit pas remplir le goulot de la bouteille. Une fois imbibé de lait, les efforts de succion de l'enfant détermine un afflux modéré de lait suffisant pour la nourriture de l'enfant. Dans certains cas, on remplace le linge par un cylindre d'éponge fine taillée exprès, qui dépasse le goulot de la bouteille d'un pouce, et l'on coiffe le tout avec un morceau de batiste ou de mousseline que l'on fixe au moyen d'un fil. Ce fil doit serrer modérément sur l'éponge pour ralentir l'écoulement du liquide. Il faut avoir soin de tenir les cylindres de linge ou d'éponge humides et de les bien laver deux fois par jour, pour que le lait ne s'altère pas dans leur intérieur, et ne donne pas mauvais goût à celui qui les traverse.

Il y a d'autres biberons plus élégants, mais non plus utiles. On en fabrique de toutes les formes et de toutes les dimensions, tels que les représentent les figures 22 à 34. Celui qui est le plus convenable et le plus propre à mettre dans la bouche des enfants, c'est le biberon de M. Charrière. Le bout, qui a la forme du mamelon, est percé au centre par une petite ouverture ; il est en ivoire, rendu flexible par une préparation particulière et souple quand il est humide.

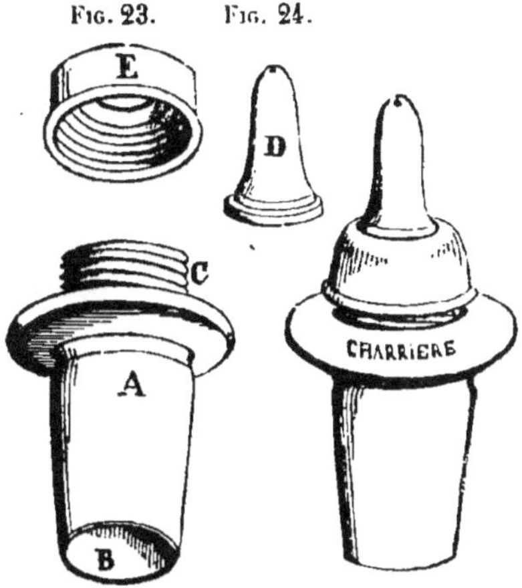

Fig. 26. Fig. 25.

Fig. 22 à 25. — Les parties démontées du biberon Charrière. — Fig. 22, A, Bouchon en bois du biberon ; C, Ouverture inférieure du bouchon. — Fig. 23, E, Ecrou se fixant également sur le bouchon A et sur le bout de sein. — Fig. 24, D, Mamelon en ivoire ramolli se fixant sur l'écrou E. — Fig. 25, Bout de sein du biberon.

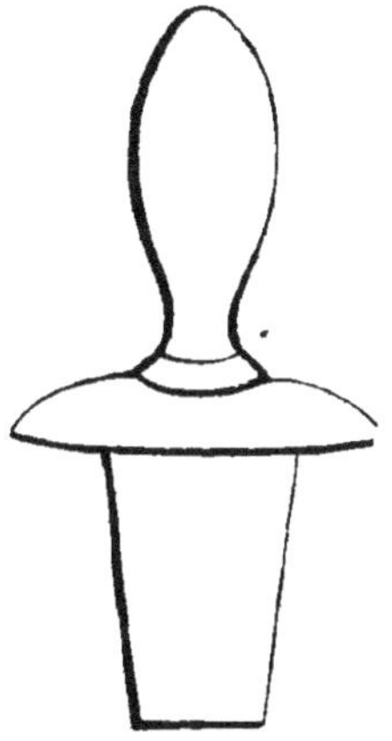

Fig. 26. — Autre bout de sein du biberon Charrière.

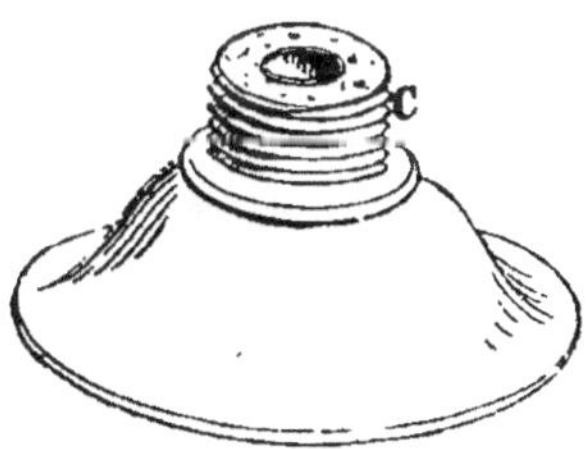

Fig. 27. — Biberon Charrière. C, Pas de vis.

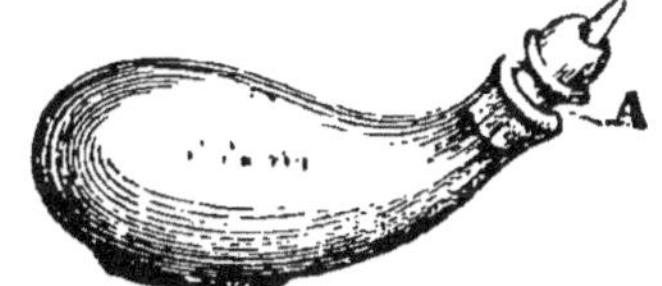

Fig. 28. — Biberon Charrière. Flacon en cristal, mamelon en ivoire flexible sur bois.

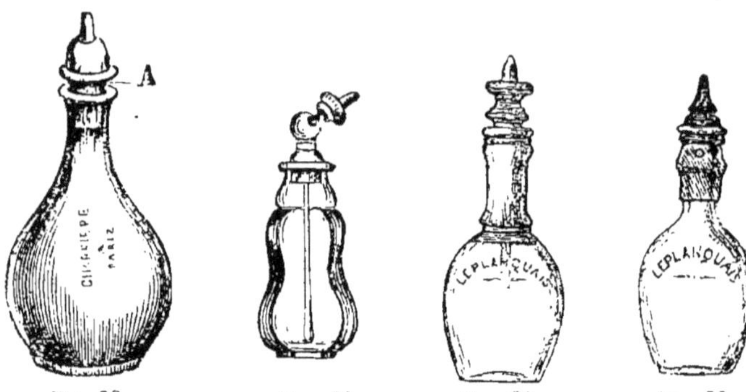

FIG. 29. FIG. 30. FIG. 31. FIG. 32.

FIG. 29. — Biberon Charrière. — Mamelon en ivoire monté sur bois ou d'une seule pièce tout en ivoire.

FIG. 30. — Biberon Leplanquais avec bouchon s'adaptant.

FIG. 31. — Biberon Leplanquais à goulot flexible, aérifère et avec tube plongeur à rotule.

FIG. 32. — Biberon à tube pliant de Thiers.

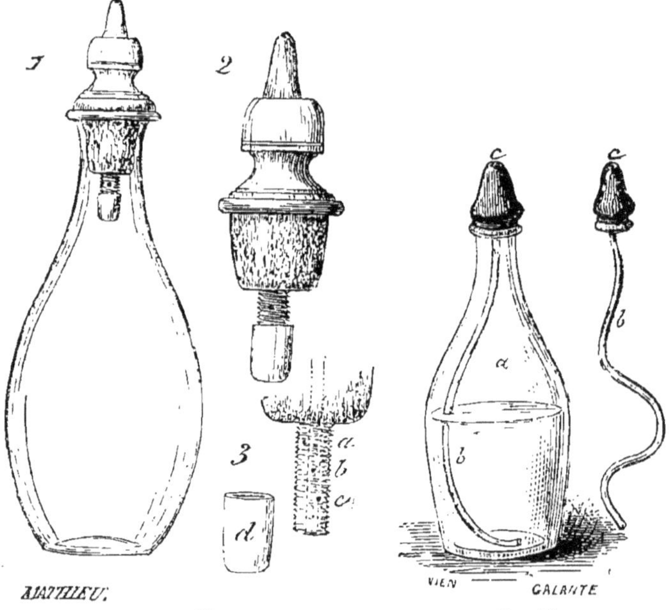

FIG. 33. FIG. 34.

FIG. 33. — 1, Biberon Mathieu. — 2, Son mamelon, ayant la tige centrale munie d'un pas de vis et d'un chapeau à écrou destiné à boucher les trous *a*, *b* et *c*, représentés dans la figure 3, et qui servent à laisser passer plus ou moins de liquide. — *d*, chapeau.

FIG. 34. — Biberon Galante : *a*, vase de verre ; *b*, tube plongeur ; *c*, tetine.

M. Galante a proposé pour remplacer le biberon un sein artificiel (fig. 35 et 36). Constitué par une

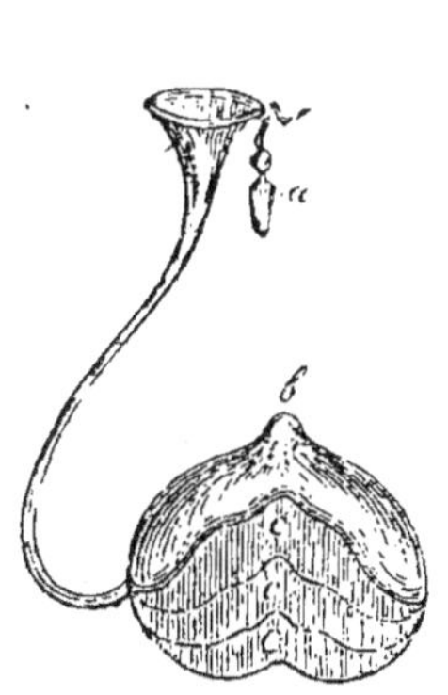

Fig. 35. — Sein artificiel de Galante : *a*, bouchon destiné à fermer le tube pendant l'allaitement ; *b*, mamelon ; *ccc*, développement successif de l'appareil lorsqu'on y introduit un liquide par la partie écrasée du tube d'introduction.

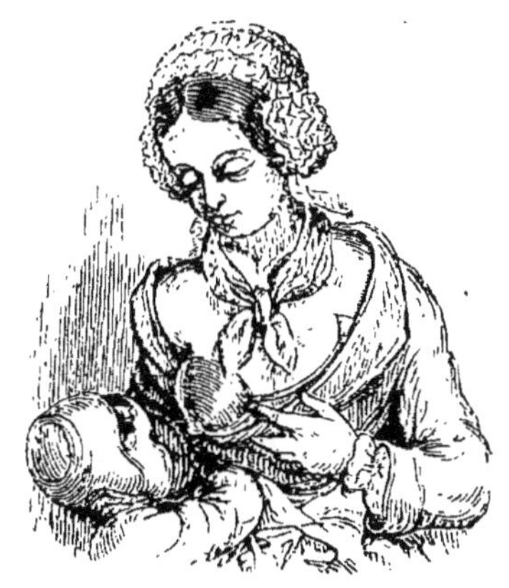

Fig. 36. — Sein artificiel de Galante appliqué sur la poitrine de la nourrice. Le mamelon est logé dans l'enfoncement que présente la partie inférieure de l'appareil même dans son plus grand développement.

cavité dont les parois en caoutchouc vulcanisé ne se dilatent que lorsqu'on y introduit du lait, il est très-peu volumineux lorsqu'il est vide ; roulé sur lui-même il représente à peine le volume de deux doigts de la main ; mais lorsqu'on le remplit de lait il prend un développement considérable et peut tenir facilement 6 à 800 grammes de liquide.

Les parois étant élastiques, il n'est pas sujet à se briser comme les biberons en verre.

Le bout du sein *b*, également en caoutchouc vulcanisé, participe à l'imperméabilité de l'appareil; lavé à grande eau, il ne donne jamais lieu à l'acidité du lait que nous avons signalée plus haut.

Dans la figure 35, la partie dessinée en relief représente le sein vide de lait. Pour introduire commodément le lait dans l'appareil, il faut avoir soin de tenir la partie évasée du tube plus haut que le niveau du haut du sein.

Le sein artificiel présente une disposition nouvelle qui ne manquera pas d'être appréciée. Sa partie inférieure présente au centre, même dans le plus grand développement de l'appareil, un enfoncement destiné à loger le mamelon, dans le cas où la nourrice voudrait appliquer le sein artificiel sur sa poitrine, position la plus naturelle pour la mère et la plus commode pour l'enfant.

On donne à boire à l'enfant toutes les deux heures pendant le jour, ou une fois pendant la nuit, et quand vient le moment de l'alimenter d'une manière plus substantielle, on lui fait prendre d'abord une fois, puis deux fois par jour, les potages dont nous avons parlé. Après son repas, on lui redonne son biberon, le liquide sert à délayer sa nourriture et en facilite la digestion.

LIVRE VII

DE L'ALLAITEMENT PAR UN ANIMAL.

La mode en est passée ; mais autrefois on employait assez souvent les animaux pour allaiter les enfants. Il faudrait avoir beaucoup observé pour juger les résultats de cette pratique. Voici ce qu'en a dit Désormaux. Ce que j'en ai vu ne me dispose pas en sa faveur, mais je m'abstiendrai de toute critique.

« C'est la chèvre que l'on emploie le plus communément à cet usage. La grosseur et la forme de ses trayons, que la bouche de l'enfant peut saisir facilement, l'abondance et les qualités de son lait, la facilité avec laquelle on la dresse à présenter sa mamelle à l'enfant, l'attachement qu'elle est susceptible de contracter pour lui, sont les motifs de la préférence qu'on lui donne. On a aussi recommandé le lait d'ânesse, comme présentant plus d'analogie avec celui de la femme ; mais comme il est très-difficile que l'enfant puisse le prendre à la mamelle de cet animal, son usage est presque exclusivement réservé pour les cas où l'on élève l'enfant au biberon. Ce mode d'allaitement exige les mêmes précautions que l'allaitement par une nourrice étrangère ; et, en outre, beaucoup de soin et d'attention dans le commencement pour présenter l'enfant à la mamelle, le garantir des accidents auxquels il serait exposé par la pétulance de l'animal, jusqu'à ce que cet animal soit habitué à venir offrir de lui-même sa mamelle à l'enfant, qui doit être placé dans un berceau peu élevé exposé sur le sol. Le choix de l'animal mérite aussi quelque considération. Il faut autant que possible choisir une chèvre jeune qui ait naturellement mis bas, qui ne soit pas à sa première portée et qui soit d'un naturel doux, facile à diriger ; celle qui aurait déja servi à nourrir un enfant serait bien préférable. Le lait d'une chèvre trop âgée n'a pas autant de qualités et n'est pas aussi abondant ; celle qui est à sa première portée a moins de lait et il tarit plus tôt, s'il y avait longtemps qu'elle eût mis bas, elle ne pourrait en fournir assez longtemps, car la sécrétion laiteuse est suspendue lorsque l'animal est en chaleur, et le peu de lait qu'il fournit alors est de mauvaise qualité. On pense généralement que le lait des chèvres de la variété qui n'a pas de cornes est meilleur et à moins de cette odeur hircine qui est propre à ce lait ; mais les chevriers des environs de Lyon, où l'on élève une grande quantité de ces animaux pour la fabrication du fromage, assurent que cette opinion n'est nullement fondée. La couleur de l'animal, au contraire, influe d'une manière bien manifeste sur la nature de son lait ; celui des chèvres blanches est presque dépourvu d'odeur. La nature des aliments, comme on le sait, influe aussi sur celle du lait ; on a même profité de cette observation pour lui communiquer, dans certains cas, des qualités médicamenteuses. Enfin la qualité du lait dépend aussi de l'idiosyncrasie de l'animal qui le fournit. Il est des animaux qui ne donnent qu'un lait de mauvaise qualité et de saveur désagréable, ce qu'on ne peut connaître qu'en le goûtant. Il est vrai que ces cas sont fort rares. »

LIVRE VIII

DU RÉGIME ALIMENTAIRE DES ENFANTS.

Il faut absolument régler la nourriture des enfants à la mamelle et l'ordre de leurs repas, si on tient à les rendre forts et vigoureux et si on ne veut pas les exposer aux indigestions et aux petits accidents de diarrhée, qui sont si fréquents chez ceux qui sont nourris sans méthode et sans régularité.

CHAPITRE PREMIER.

DES ÉPOQUES DE L'ALLAITEMENT PENDANT LE JOUR ET PENDANT LA NUIT.

Les enfants sont, comme je l'ai dit, fort exigeants dans les premiers mois qui suivent la naissance, et ils seraient toujours pendus au sein de leur nourrice si on suivait aveuglément leur volonté. De bonne heure, c'est-à-dire dès les premiers jours, il faut les règler et instituer leur régime de façon à les fortifier sans les affaiblir. Pendant le jour il leur suffit de teter toutes les deux heures. Durant la nuit, au contraire, leurs repas doivent être écartés, afin de laisser à la nourrice quelque temps de repos, et on peut les habituer à ne teter que deux fois entre huit heures du soir et huit heures du matin. Encore faut-il, vers le troisième et le quatrième mois, prendre de nouvelles dispositions pour éloigner dans la nuit les heures de l'allaitement; alors, entre neuf heures du soir et sept heures du matin, on ne devra donner le sein qu'une seule fois. Tout d'abord l'habitu de est difficile à prendre, mais au bout de quelques jours, l'enfant ne se réveille plus qu'à son heure de repas. Quand on donne trop souvent à teter aux enfants, on ne leur fait prendre que du lait séreux, peu nourrissant, et capable de produire la diarrhée. De plus on leur donne indigestion sur indigestion, car ils n'ont pas eu le temps de digérer leur premier repas qu'on leur en fait faire un second, leur estomac s'irrite, s'enflamme, ainsi que l'intestin et il en reste de graves maladies dans les voies digestives. Au contraire, en éloignant les heures des repas, les enfants sentent le besoin de prendre davantage, et ils épuisent alors tout le lait renfermé dans les seins, lait plus riche et plus chargé de crême que les premières parties soutirées.

Lorsque les enfants sont en train de teter, il faut donc les laisser se satisfaire à leur aise, et attendre qu'ils veuillent quitter le sein d'eux-mêmes. Souvent ils s'y endorment; alors on les place doucement dans leur berceau, où ils sont infiniment mieux que sur les genoux de leur nourrice.

CHAPITRE II.

UN ENFANT QUI S'ENDORT AU SEIN SANS POUVOIR TETER A UNE MAUVAISE NOURRICE.

Quelques enfants dorment beaucoup dans le jour et ne se réveillent pas pour teter; on doit les laisser tranquilles. Cependant lorsque leur sommeil se prolonge au delà d'un certain temps, il est quelquefois le résultat d'un état morbide de la nourrice, qu'il faut découvrir et dont il faut s'inquiéter sérieusement. Ainsi, M. Donné rapporte qu'on voit certains enfants forts et bien constitués, pourvus de belles nourrices en apparence, dormir beaucoup dans les premiers jours de leur existence sans paraître avoir aucun appétit et aucun besoin ; mais cela est bien plus fréquent chez des enfants faibles et mal nourris. Quand les enfants dorment dès qu'ils sont au sein, c'est que le lait vient mal et péniblement, soit parce que le mamelon mal formé est difficile à prendre, soit parce que le bout du sein est mal perforé, soit enfin parce que le lait de leur nourrice ne leur offre pas une nourriture ni assez abondante ni assez substantielle : fatigués par des efforts inutiles, épuisés par le défaut de nourriture, ils languissent et s'endorment comme si la nature voulait ainsi compenser l'insuffisance de l'alimentation. Le sommeil exagéré est donc, en certains cas, le signe d'une alimentation incomplète, médiocre, et doit appeler l'attention du médecin sur l'état de la nourrice. L'examen fera souvent découvrir que son bout de sein est mal conformé, qu'elle n'a qu'une petite quantité de lait, ou que son lait est pauvre et séreux ; et si l'on observe l'enfant, on ne tardera pas à s'apercevoir qu'il ne profite pas ; or, la manière dont l'enfant profite est le plus sûr moyen de juger les qualités de sa nourriture, surtout dans les commencements, à l'époque où sa vie n'est encore troublée par aucune souffrance ni par aucun accident.

Dans ce cas, il faut immédiatement changer de nourrice.

CHAPITRE III.

A QUELLE ÉPOQUE IL FAUT DONNER AUTRE CHOSE QUE DU LAIT AUX ENFANTS.

Le lait doit être l'aliment exclusif des enfants pendant les premiers mois qui suivent la naissance. Au quatrième ou cinquième mois, il faut leur donner à sucer une croûte de pain et leur donner à boire un peu d'eau rougie sucrée. Au sixième, on leur fait prendre du lait de vache et de petits potages au maigre, composés comme il a été dit à propos de l'allaitement artificiel. Toutefois, si l'enfant vient bien avec sa nourrice, s'il est gras et bien développé, il est inutile de recourir à ce nouveau mode d'alimentation. On peut laisser l'enfant au sein de la nourrice jusqu'au septième mois ; mais il est prudent, à cette époque, de lui donner d'autres aliments, pour que son estomac y soit habitué dans le cas où une maladie de la nourrice forcerait à suspendre l'allaitement.

Dès que l'on commence à alimenter l'enfant, ce doit être à l'aide de *bouillies*, de *potages au lait*, au *bouillon* ou au *beurre*, les aliments gras solides, tels que la viande, doivent être interdits jusqu'à la fin de l'allaitement. Ces substances sont plus difficiles à digérer que les potages dont nous avons parlé, et ne sont pas, à cette époque, suffisamment appropriées aux besoins de l'enfant. Elles ne conviennent bien qu'au moment de son passage de la vie de la mamelle à la vie indépendante, transition qui ne peut guère avoir lieu sans accident que vers l'âge de dix à douze mois.

Quand les jeunes enfants peuvent manger et qu'on a décidé d'introduire une modification dans le régime lacté de l'allaitement par la nourrice, il faut donner d'abord *un seul potage* au milieu du jour, puis à sept mois *deux par jour*, un le matin et un le soir; enfin, à dix mois, on peut donner jusqu'à *trois petits potages*.

Ce nouveau régime consiste en *bouillie claire* bien cuite faite avec de la farine de froment et du lait, ou en *potages* gras ou maigres au beurre et au lait ou au chocolat: — le *tapioca*, — l'*arrow-root*, — le *sagou*, — le *racahout*, — la *semoule*, — la *crème de riz*, — la *fécule de pommes de terre*, une cuillerée pour faire un potage, — les *biscottes de Bruxelles*, — les *croûtes de pain* bien cuites et tamisées, etc., peuvent servir à cet objet. — Ces différentes fécules sont cuites au lait, à l'eau, assaisonnées au beurre, au bouillon de poulet ou au bouillon ordinaire de bœuf. On en donne d'abord quelques cuillerées, et la quantité augmente à mesure que se prononcent davantage les goûts de l'enfant.

Vers dix à douze mois, on peut donner des *croûtes de pain* trempées dans le jus de viande, un *os de côtelette ou de poulet* à sucer, un *œuf* cuit à point ou des *œufs brouillés*, de la *purée de pomme de terre*, etc. De temps à autre on peut essayer de faire prendre un peu d'*eau rougie sucrée* que les enfants prennent avec assez de plaisir.

CHAPITRE IV.

DES PATISSERIES.

Pendant la durée de l'allaitement, on ne saurait trop défendre l'usage des gâteaux à la farine et au beurre, qui n'ayant pas subi comme le pain une fermentation nécessaire à la digestion, troublent les fonctions de l'intestin et à la longue nuisent à la santé. Ce sont des aliments lourds, indigestes, qui empêchent les enfants de se développer convenablement. Ils donnent souvent lieu à des indigestions ; ils engendrent de la diarrhée, et une fois l'inflammation gastro-intestinale qu'ils produisent bien établie, la santé est plus ou moins troublée pour le reste de l'enfance.

TROISIÈME PARTIE

LE SEVRAGE ET LES SOINS CORPORELS

TROISIÈME PARTIE

LE SEVRAGE ET LES SOINS CORPORELS.

LIVRE PREMIER

DU SEVRAGE.

On donne le nom de *sevrage* aux changements introduits dans l'alimentation des enfants, lorsqu'on veut les priver du sein de leur nourrice, afin de leur créer une existence indépendante, en les habituant aux aliments dont ils doivent faire usage dans le cours de leur vie.

Ce moyen est assez souvent critique pour les enfants, soit que la transition n'ait pas été convenablement ménagée et qu'elle ait été trop brusque ou prématurée, soit qu'elle n'ait pas été accomplie dans un moment opportun.

CHAPITRE PREMIER.

DE L'ÉPOQUE DU SEVRAGE.

A moins de circonstances spéciales, telle qu'une maladie grave de la mère ou de la nourrice, l'allaitement ne doit pas être interrompu avant l'âge de douze à dix-huit mois. Ce serait vouloir porter un grave préjudice à l'enfant que de le sevrer trop tôt ; d'abord, parce que son développement éprouve un moment d'arrêt ; ensuite, parce que ses organes ne sont pas assez habitués à l'excitation des aliments qu'on pourra lui donner, et d'où résultent quelquefois des accidents plus ou moins sérieux ; enfin, parce que, au moment de l'évolution dentaire, le sein est une grande consolation pour les enfants, qui s'y attachent avec ardeur et y trouvent un grand soulagement à leur souffrance. Il faut attendre que le travail de la dentition soit fort avancé ou presque terminé ; par conséquent, l'époque du sevrage doit être fixée à l'âge de douze ou dix-huit mois. Pour mon compte, je choisis toujours, pour ordonner le sevrage des enfants, l'un de ces moments de repos qui existent dans la sortie de leurs dents, et je ne supprime l'allaitement qu'après la sortie des dents canines. De cette manière, l'enfant se trouve avoir les quinze ou seize premières dents caduques, dont l'évolution est la plus pénible, et il ne lui reste à percer que les quatre dernières molaires qui viennent ordinairement avec une grande facilité.

Il est également fâcheux de prolonger trop longtemps l'allaitement ; car on éprouve souvent de grandes difficultés pour l'interrompre, et l'enfant pourrait souffrir de n'avoir pas une nourriture assez substantielle pour son âge.

CHAPITRE II.

DE LA MANIÈRE D'OPÉRER LE SEVRAGE.

Lorsque le moment fixé pour le sevrage est arrivé, il faut commencer par cesser l'allaitement de la nuit, et familiariser l'enfant avec les aliments qui devront, à l'avenir, faire partie de son régime. De cette manière, on ne le prive du sein de sa nourrice, c'est-à-dire du lait, que lorsqu'il est en état d'être nourri différemment. C'est alors qu'il faut l'habituer au pain, à l'eau rougie sucrée, aux bouillies féculentes simples, aux bouillies avec de la fécule torréfiée, à l'infusion du café de glands doux, aux potages maigres et gras, une fois ou deux par jour ; à l'usage de la viande, qu'on lui donne par petits morceaux à sucer ; et enfin, lorsqu'il est convenablement accoutumé à ces aliments, au bout d'un mois environ, on cesse tout à coup de lui donner à teter. D'abord il crie et s'obstine ; mais, s'il n'est pas malade, il faut lui résister, et bientôt il cède en se dédommageant sur les aliments du sein qu'on lui refuse. Quelques-uns cependant restent obstinément attachés au sein de leur nourrice, et il faut, pour les en dégoûter, mettre autour du mamelon une solution amère, mais inoffensive, de sulfate de quinine, de gentiane ou d'aloès, dont la saveur est très-désagréable et les repousse sans retour. On a vu des mères prolonger l'allaitement bien au delà du terme où il doit cesser, mais cela est exceptionnel. Ainsi, Baffos racontait autrefois à ses élèves de l'hôpital des Enfants l'histoire d'une dame qui redoutait beaucoup l'époque du sevrage pour son fils. Elle continuait de l'allaiter, et vers l'âge de trois ans, un jour qu'elle l'appelait pour lui donner à teter, ce fut l'enfant qui répondit : « Ma foi, maman, je n'en veux plus. »

Sous l'influence des idées chimiques modernes, quelques médecins se sont élevés contre l'usage des bouillies féculentes, pour les remplacer par des fécules torréfiées, du bouillon peu cuit, dit de Liebig, et de la viande crue. C'est un tort. Sans doute ces aliments sont quelquefois utiles, mais il ne faut pas songer à les substituer à ceux qui ont servi jusqu'ici à la nourriture des jeunes enfants.

Ces conseils sont motivés sur ce que les amylacés ne se dissolvent pas complétement dans l'eau bouillante, et qu'il faut, pour obtenir ce résultat, l'emploi de la marmite de Papin, ou la torréfaction, jusqu'à ce que l'amidon commence à jaunir. Dans ce dernier cas, il perd 16 à 24 pour 100 en poids, se transforme en gomme et en dextrine, devient soluble et se digère plus aisément, une partie des modifications qu'il doit subir étant opérées antérieurement.

Quelques médecins veulent aussi, avant et après le sevrage, joindre le régime animal au régime féculent, et donner, outre le bouillon de bœuf ordinaire, de la viande crue hachée et du bouillon de Liebig.

Pour la viande crue, c'est du meilleur filet de bœuf, bien dégraissé et raclé en bouillie fine, deux cuillerées à bouche par jour, avec ou sans sucre, ou bien ajoutée à la soupe préparée aux féculents.

Le bouillon de Liebig s'obtient avec de la viande hachée de bœuf maigre et dégraissée. Une livre de viande est mélangée avec même quantité d'eau et un peu de sel. On fait bouillir légèrement une demi-heure et l'on passe à travers un linge. La graisse, l'albumine coagulée et la fibrine restent sur ce filtre et le bouillon contient les principes aromatiques et nutritifs de la viande, la créatine, les acides lactique, inosique, et les sels. On le donne seul ou avec des féculents torréfiés. La viande de cheval peut servir à la préparation de ce bouillon.

Le régime, après le sevrage, doit être simple et composé des substances les plus délicates de la nourriture de famille. Il ne doit y entrer aucun de ces aliments de haut goût, fortement épicés, convenables peut-être pour les adultes, mais assurément nuisibles pour ces jeunes enfants. Il leur convient de faire plusieurs repas par jour, car, s'ils mangent peu à la fois, ils doivent manger souvent ; c'est d'ailleurs ce que savent très-bien les mères de famille, qui ne sont guère embarrassées à cet égard.

Il faut, autant que possible, proscrire les pâtisseries et tous les gâteaux avec lesquels on affriande les enfants. A cette époque, comme pendant l'allaitement, elles sont très-souvent nuisibles. Du pain avec des gelées de fruits, voilà la meilleure nourriture (1) à donner aux enfants qu'on vient de sevrer.

Maladies du sevrage. — On parlait autrefois des maladies du sevrage comme de maladies d'une nature spéciale, en rapport avec le changement d'alimentation des enfants. Ces affections n'ont rien de particulier et présentent, à cette époque, les mêmes caractères que dans les autres périodes de la première enfance. La plupart apparaissent comme de simples phénomènes de coïncidence, sans relation de cause à effet. Il en est une cependant qui paraît être plus spécialement en rapport avec le sevrage, c'est l'inflammation des voies digestives. Elle résulte d'une alimentation trop sub-

(1) Voyez *Du régime alimentaire* (p. 321) *et des pâtisseries* (p. 327).

stantielle ou indigeste, et les gâteaux ou les pâtisseries qu'on donne aux enfants sont pour beaucoup dans son apparition. Ses caractères ne sont point modifiés, et l'on peut prévenir son développement par l'emploi des moyens destinés à ménager la transition entre l'allaitement et la vie indépendante.

CHAPITRE III.

DES SOINS A DONNER AUX MÈRES ET AUX NOURRICES A L'INSTANT DU SEVRAGE.

Après le sevrage, les seins se gonflent, deviennent durs et douloureux ; ils coulent plus ou moins abondamment, suivant les femmes, et cet état peut se prolonger assez longtemps.

C'est par exception que le lait tarit dès qu'on cesse de donner à teter. Quand le lait coule et que les seins sont douloureux, il faut les couvrir de ouate, afin d'éviter qu'un refroidissement n'amène un engorgement inflammatoire suivi d'abcès.

Quelques nourrices ont de la fièvre et un peu moins d'appétit. Cela est rare. Dans cet état, il faut qu'elles mangent moins, et qu'elles boivent de la tisane faite avec une *infusion de pervenche*, avec la *décoction de canne de Provence*, avec la *décoction de chiendent nitrée*, qu'elles prennent quelques paquets de 50 centigrammes d'acétate de potasse dans de l'eau sucrée, du bouillon d'oseille, etc. Elles doivent enfin se purger une ou deux fois, à peu de distance, soit avec 60 grammes de *citrate de magnésie*, soit avec 20 grammes d'*huile de ricin préparée à froid* dans du café noir sucré, soit avec *de l'eau de Pullna*, une bouteille en deux jours.

De même qu'on a cherché les moyens d'activer la sécrétion du lait, de même a-t-on voulu en supprimer l'abondance. M. Coutenot (de Besançon) (1) croit y avoir réussi avec l'huile de chènevis, obtenue par expression et appliquée chaude sur les seins, en frictions et en fomentations. Pour lui ce serait un *antilaiteux* par excellence. Voici ses conclusions :

« 1° L'huile de chènevis nous a paru diminuer toujours, arrêter quelquefois la sécrétion mammaire, remédier sûrement aux engorgements laiteux et pouvoir prévenir certains accidents inflammatoires consécutifs, sans avoir aucune prise sur ceux-ci lorsqu'ils se développent ; cette action est prompte.

» 2° L'huile de chènevis doit être récente, obtenue par expression, sans odeur marquée à froid ; il convient de l'employer chaude, en embroca-

(1) Coutenot, *Annales médicales de la Flandre occidentale*, 17e livraison, 1856.

tions abondantes toutes les deux ou trois heures, les seins doivent ensuite être recouverts d'ouate.

» 3° L'extrême prudence conseille de surveiller l'effet trop rapide sur la sécrétion et d'associer à son emploi un révulsif intestinal ou une dérivation sudorale à la peau. »

Comme après le sevrage les mères sont généralement assez fatiguées, il importe de remédier à l'épuisement de leur constitution, et de faire disparaître un certain degré d'anémie qui existe presque toujours. Le séjour à la campagne ou aux bords de la mer, le quinquina, l'arséniate de soude et les préparations ferrugineuses pourront alors être employés avec succès.

LIVRE II

DE LA DENTITION, DE SES RAPPORTS AVEC L'ALLAITEMENT ET DES ACCIDENTS AUXQUELS ELLE PEUT DONNER LIEU.

Pendant la vie de la mamelle, les enfants préparent les organes qui doivent assurer l'exercice régulier de la vie indépendante. Les viscères acquièrent chaque jour une activité plus considérable, et l'on voit dans la bouche les mâchoires s'armer de dents pour faciliter la mastication. Ce travail naturel ne se fait pas toujours sans douleur. Il irrite ces pauvres petits êtres, les empêche plus ou moins de teter et leur occasionne souvent de graves complications. La dentition est la plus sérieuse crise du premier âge, et beaucoup d'enfants sont emportés par elle.

CHAPITRE PREMIER.

DES PHÉNOMÈNES DE LA DENTITION.

Il est rare de voir les enfants naître avec des dents. Elles ne paraissent ordinairement que du cinquième au septième mois chez les enfants en bonne santé, et le retard au delà de cette époque annonce toujours un état maladif, tel qu'un commencement de rachitisme auquel il faut remédier promptement : retard de dentition, grandes fontanelles, marche tardive, tout cela se tient et dépend d'un vice de nutrition du système osseux.

Les deux dents incisives inférieures médianes sortent ordinairement les premières ; elles apparaissent successivement, puis viennent l'une après l'autre aussi les deux incisives médianes de la mâchoire supérieure. On voit ensuite apparaître les incisives latérales supérieures ou inférieures indistinctement, formant les huit premières dents. A la même époque, ou après un court repos, vers la fin de la première année, sortent successivement les quatre premières petites molaires, et, après un nouvel instant de repos, les quatre canines, ce qui forme seize dents dans le cours de la seconde année. Alors paraissent peu à peu quatre autres molaires, et la première dentition, composée de vingt dents, dites *dents de lait*, est terminée.

Dès le troisième mois de la vie à la mamelle, le jeune enfant salive abondamment et mâchonne tout ce qui est à sa portée. Les gencives, encore roses et pâles, sont bordées d'un bourrelet mince de la muqueuse qui annonce que la première dent est encore loin de paraître. Peu à peu cependant ce bourrelet s'affaisse sur lui-même et disparaît, la dent fait saillie sur la gencive qui s'amincit et qui bientôt lui livre passage. Il en est chaque fois ainsi; mais de temps à autre, avec ces phénomènes, il se produit de la rougeur et de la chaleur dans la bouche, une salivation abondante, un agacement et une irritabilité considérables, de l'insomnie, des cris et un état de fièvre qui ne tarde pas à se dissiper.

CHAPITRE II.

DES ACCIDENTS DE LA PREMIÈRE DENTITION.

En même temps que s'accomplit le travail de la première dentition, il se produit chez les enfants des accidents locaux inflammatoires et des phénomènes généraux gastriques, cutanés, pulmonaires ou nerveux plus ou moins graves. Ces troubles ne sont pas constants ; ils peuvent manquer chez un grand nombre d'enfants; mais leur manifestation est souvent de nature à exciter une juste inquiétude. Je vais en dire quelques mots (1).

1. *Accidents locaux de la première dentition.* — Les troubles locaux de la première dentition s'observent dans la bouche. Ce sont :

A. Le *gonflement considérable de gencives* qui sont molles, douloureuses au moindre contact, ce qui oblige quelquefois les jeunes enfants à rester la bouche ouverte, béante, à laisser écouler la salive qui s'accumule au-dessus de la lèvre inférieure.

B. La *tension des gencives* qui engage quelquefois le médecin à faire le débridement de ces parties au moyen de la lancette.

C. Les *aphthes* qui se produisent dans l'angle formé par la gencive et la lèvre, à la face interne des joues, et sur la langue. Ce sont de petites ulcérations douloureuses, à fond grisâtre, pseudomembraneux, qui, à une époque plus avancée de la vie, engendrent la stomatite ulcéro-membra-

(1) Voyez, pour plus de détails, E. Bouchut, *Traité pratique des maladies des nouveau-nés, des enfants à la mamelle et de la seconde enfance*. Paris, 1862, art. DENTITION, p. 423.

neuse et les glandes du cou. On les guérit par le *miel rosat*, l'*alun*, le *chlorate de potasse* ou les *cautérisations*.

D. La *stomatite simple*, ou inflammation de toute la bouche, qui cause une souffrance très-pénible aux jeunes enfants, les empêche de dormir, et les rend désagréables et inconsolables.

E. L'*adénite cervicale*, c'est-à-dire la formation de glandes sous le cou, qui peuvent donner lieu à des abcès sous-maxillaires d'autant plus fâcheux qu'ils peuvent dégénérer en scrofule.

Ces différents troubles locaux peuvent être combattus par les moyens que je viens d'indiquer ; mais on peut essayer de les prévenir en donnant aux enfants un hochet à mordre, un morceau de racine de guimauve à sucer, ou leur frottant les gencives avec du *miel laudanisé* ou du *sirop de karabé*.

II. *Accidents généraux de la première dentition.* — Quand la dentition n'occasionne qu'une inflammation locale des gencives ou de la bouche, de la douleur et un obstacle à l'allaitement, il ne faut pas trop se plaindre, mais, dans quelques circonstances, elle produit de la *fièvre* et des troubles plus sérieux. On voit apparaître des accidents sympathiques sur la peau, sur la muqueuse digestive, pulmonaire, et dans le système nerveux.

A. A la *peau*, il se produit sur le visage ou sur le corps de l'urticaire, de la roséole, du strophulus, de l'eczéma et surtout de l'impétigo. Ces deux dernières maladies paraissent comme accidents fébriles critiques, puis se perpétuent à l'état d'affection cutanée, souvent assez difficile à guérir et pour laquelle les lotions ou les *bains de son* et de *sublimé* sont nécessaires.

B. La *laryngite* et la *bronchite* sont souvent la cause du travail de la dentition ; mais, dans ce cas, l'inflammation de la muqueuse du larynx et des bronches est toujours très-superficielle, et n'entraîne aucun accident grave. Les enfants toussent plus ou moins souvent, et leur indisposition ne réclame que l'emploi de préparations calmantes.

C. Les *vomissements* sont chose très-fréquente au moment de la sortie des premières dents. L'enfant, irrité, agacé, souffrant et dormant très-mal, devient dyspeptique. Ses digestions sont mauvaises, le lait s'indigère et le nourrisson rejette souvent en abondance tout ce qu'il a teté.

D. La *diarrhée* est bien plus fréquente que les vomissements. C'est l'accident le plus ordinaire. On constate un bien plus grand nombre d'évacuations que dans l'état habituel; et comme l'accident se reproduit chaque fois qu'une dent se prépare à sortir, il n'y a pas lieu de douter de la cause du mal. Les matières rendues très-fréquemment sont jaunâtres, glaireuses, mêlées de mucus filant comme du blanc d'œuf, et quelquefois de matières vertes avec grumeaux blancs de lait coagulé et non digéré. Les enfants ont de violentes coliques, quelquefois telles qu'on ne peut calmer leurs cris ; ils se tordent, rendent des vents et paraissent dans un grand état de souffrance. Si l'état se prolonge, ils pâlissent ; leurs chairs deviennent molles, flasques, et il se déclare une véritable inflammation d'entrailles qui peut les faire périr.

Donner moins à teter, supprimer les potages, administrer des lavements laudanisés, de l'eau de son, de riz, de gomme, d'albumine, du sirop de gomme suffisamment bismuthé, appliquer des cataplasmes sur le ventre, etc. ; tels sont, en abrégé, les moyens à employer dans cette circonstance.

E. Les *convulsions*, la *syncope* sont les accidents sympathiques les plus graves de la première dentition. Ils résultent d'une modification inconnue du système nerveux qui, sans désordre matériel, anéantit subitement son action. L'enfant perd subitement connaissance et reste immobile avec de faibles mouvements convulsifs dans les yeux ou dans la bouche. Ce sont des *convulsions internes*. Ailleurs, avec la perte de l'intelligence, se manifestent de violentes convulsions dans la face et dans les membres. Les yeux sont fixes, déviés de leur axe ; les paupières tremblent, la bouche se contourne et le visage offre une expression horrible à voir. Un état convulsif analogue existe dans les membres qui sont roides et s'agitent violemment. Tout cela dure quelques secondes à peine et disparaît jusqu'à la sortie d'une nouvelle dent. Chez quelques enfants, ces désordres se reproduisent à l'état de mauvaise habitude du système nerveux, sous forme d'attaques convulsives intermittentes, pouvant dégénérer en *épilepsie*. C'est souvent ainsi que commence cette névrose. Ailleurs, la convulsion est si forte et la perte de connaissance consécutive si prolongée, qu'il y a lieu de craindre la mort. Ainsi, j'ai connu un enfant, parvenu à l'âge d'homme, aujourd'hui en parfaite santé, qui, au moment de sa dentition, eut ainsi une violente convulsion subite aux Tuileries. On le crut mort, et, comme je l'ai rapporté ailleurs (1), sa bonne, qui était seule, toute désolée, le rapportait chez ses parents dans son tablier relevé devant elle, comme lorsqu'on porte quelque part un paquet qu'on ne veut pas laisser voir. En chemin, l'enfant reprit connaissance et il rentra chez lui en aussi bon état que s'il n'eût rien éprouvé.

(1) Bouchut, *Traité pratique des maladies des nouveau-nés, des enfants à la mamelle et de la seconde enfance*, 4e édition. Paris, 1862, p. 141.

Dans quelques cas, les choses n'ont pas un aussi heureux dénoûment. La convulsion entraîne une perte de connaissance irrémédiable promptement suivie de mort. C'est l'affaire de quelques minutes.

Dans l'état convulsif occasionné par la dentition, les enfants doivent être déshabillés complétement et exposés à l'air frais ; il faut leur souffler de l'air dans les narines, et leur faire respirer du vinaigre ou de l'ammoniaque affaiblie. On doit les frictionner vivement sur tout le corps, leur frapper la paume des mains, fouetter leurs fesses et leur faire prendre du sirop de fleurs de tilleul ou d'éther par petites cuillerées, quelques gouttes d'eau de laurier-cerise, ou de teinture de musc dans une cuillérée à café d'eau sucrée. En outre, pour prévenir le retour de ces accidents, il faut donner des *bains de tilleul*, des *lavements* d'*asa fœtida*, de *chloroforme*, et l'on peut faire prendre aux enfants chaque jour quelques milligrammes de *valérianate de zinc*, de *valérianate d'ammoniaque*, *d'oxyde de zinc*, ou du *sirop d'éther* en petite quantité.

LIVRE III

DES HABITUDES, DE L'EXERCICE, DU COUCHER ET DU SOMMEIL.

CHAPITRE PREMIER.

DES HABITUDES.

Rien n'est plus dangereux que de laisser prendre de mauvaises habitudes d'hygiène aux jeunes enfants. Ils ont ensuite, dans les cris, un moyen de commandement si facile et si absolu, que ceux qui les entourent deviennent leurs esclaves, et se soumettent à leurs moindres volontés, dans la crainte d'exciter leur colère et de leur faire mal.

C'était autrefois la coutume d'endormir les enfants en les berçant dans les bras ou dans leurs berceaux ; mais de justes critiques ont fait abandonner ce moyen, qu'on n'a plus que très-rarement l'occasion de combattre aujourd'hui. Cependant on croit encore assez généralement à la nécessité d'endormir les enfants, soit par des caresses, lorsqu'ils sont dans leur lit, soit en les tenant sur les genoux jusqu'à ce que le sommeil ait appesanti leurs paupières. Il arrive alors que, si d'autres occupations viennent à distraire la nourrice de ce soin, l'enfant crie jusqu'à ce qu'on soit venu pour l'endormir; et quand il se réveille dans la nuit, on est obligé de revenir près de lui recommencer les mêmes caresses. C'est une mauvaise habitude à laisser prendre aux enfants, car ils ne veulent plus dormir que sur les genoux de leur nourrice. On peut les élever tout différemment, et leur sommeil n'en est pas moins profitable. Il n'y a qu'à les placer tout éveillés dans leur berceau, et ils prennent bientôt l'habitude de s'y endormir. Il en coûte peu de suivre cette ligne de conduite dès les premiers jours de l'allaitement; elle est très-profitable en ce sens que les enfants deviennent très-dociles et laissent à la nourrice tout le temps nécessaire à son repos.

Lorsque la mauvaise habitude est établie, et qu'elle devient accablante pour les parents, on peut la détruire avec un peu de courage et de volonté. Il suffit de résister aux cris des enfants, ce qui est possible quand on sait qu'ils ne souffrent pas et qu'ils n'ont besoin de rien. On les laisse dans leur berceau s'endormir seuls ; leur chagrin est grand le premier jour, mais leurs cris s'apaisent bientôt quand ils voient qu'on est résolu à ne pas satisfaire leur caprice. Il en est encore ainsi pendant deux ou trois jours; et enfin on les voit céder et s'endormir dès qu'on les place dans leur lit.

CHAPITRE II.

DE L'EXERCICE.

L'exercice est une des plus importantes parties de l'hygiène de l'enfant des villes. C'est le seul moyen de suppléer au désavantage qu'il y a pour lui à n'être pas élevé au milieu du bon air des campagnes.

Il faut, même pour les plus jeunes enfants, les habituer tous les jours à l'influence de l'air extérieur, en ayant soin de les couvrir convenablement, selon la rigueur de la température. Sauf les jours de pluie abondante, de froid excessif et de tempête, la promenade prolongée, en été comme en hiver, leur est très-avantageuse, favorise leur développement, donne du ton et de la couleur à la peau. Le soleil leur est surtout convenable, et il est inutile de chercher, aussi complétement qu'on le fait, à les garantir de ses rayons, dont ils ressentent la salutaire influence.

Où le soleil n'entre pas, le médecin entre souvent, dit un proverbe italien, et cela est vrai, car les appartements obscurs sont ceux où le rachichitisme, la scrofule et la tuberculose prennent ordinairement naissance.

Il n'est aucune raison, sauf le cas de maladie et de mauvais temps, qui puisse empêcher de sortir les enfants. Ce serait mal calculer leur intérêt que de croire remplacer la promenade et l'exercice sur un tapis, en plein air, dans un jardin, par l'ouverture des fenêtres de leur appartement ; il faut les promener au dehors, et, si cela est possible, y passer la plus grande partie de la journée avec eux.

Il y aurait convenance et utilité à posséder un moyen simple, commode et peu coûteux de porter les enfants en bas âge, sans les exposer à la gêne, à la fatigue, ou, ce qui est infiniment plus grave, à des difformités.

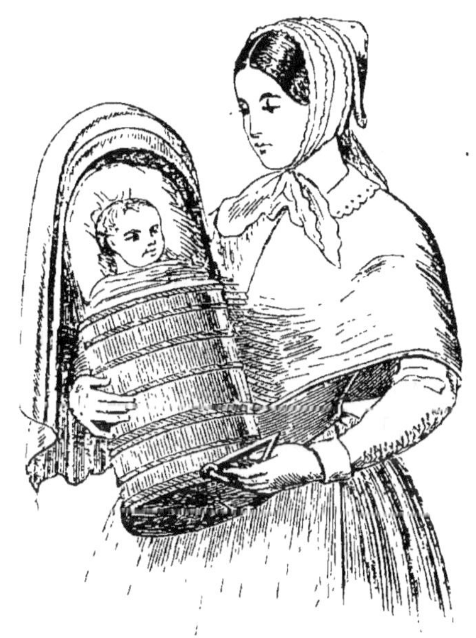

FIG. 37. — Promeneuse pour les enfants en bas âge.

La *promeneuse* (fig. 37), qu'a proposée M. le

docteur A. Didot (de Liége) (1), est une simple corbeille d'osier, ouverte dans sa moitié supérieure, fermée dans sa moitié inférieure par un tablier à charnière, contenant un siége mobile et muni de deux anneaux destinés à recevoir le bras de la personne qui porte l'enfant, en lui donnant plus de sûreté et d'aisance dans ses mouvements.

Pour se servir de la promeneuse, voici comment on s'y prend : l'enfant est enveloppé dans ses langes, et vêtu comme d'ordinaire; la bonne passe son bras dans l'anneau droit pour le bras gauche, et dans l'anneau gauche pour le bras droit; elle le fait cheminer jusqu'au dessus du coude. Alors le bras et l'avant-bras s'étendent obliquement derrière la promeneuse qu'ils soutiennent, et les quatre derniers doigts de la main viennent s'appliquer sur le bord externe du fond qu'ils embrassent. De cette façon, l'appareil est solidement fixé, et n'exige aucun concours de l'autre bras ou de l'autre main.

Le tablier à charnière est ensuite ouvert, l'enfant est placé dans la promeneuse que l'on tient inclinée, puis on ferme la valve mobile que l'on assujettit avec une cheville, et l'on se met en route.

(1) Didot, *Promeneuse pour les enfants en bas âge* (*Bulletin de thér.*, 1852, t. XLIII, p. 237).

Quand les enfants déjà plus âgés et à la fin de leur première ou seconde année ont été malades, ne peuvent marcher parce qu'ils commencent à *nouer*, c'est-à-dire parce qu'ils sont un peu rachitiques, ou s'ils ont une affection de la colonne vertébrale, du cerveau ou de la moelle, ou enfin s'ils sont seulement un peu en retard dans leur développement, il faut encore ordonner de leur faire prendre de l'exercice. Pour eux le lit est funeste. Ils s'y affaiblissent tout à fait et leurs membres s'y déforment sans pouvoir prendre aucune vigueur. Dans ce cas, il ne faut point porter l'enfant sur les bras, il faut le suspendre dans un *sautoir élastique* qui le fait monter et descendre au-dessus du sol à l'aide du moindre effort, ou bien s'il est assez grand le mettre dans un *chariot à roulettes* qui marche dans tous les sens et dont on élève les tiges à volonté, ce qui a été réalisé par M. Flamant (de Paris).

Le *sautoir* destiné aux petits enfants (fig. 38), se compose 1° d'un crochet solidement fixé au plafond ; 2° d'un ressort de caoutchouc approprié au poids de l'enfant ; 3° d'une corde au moyen de laquelle l'enfant pourra être hissé ou baissé selon la hauteur du plafond et elle sera ajustée de façon que la pointe des pieds touche seulement le sol : 4° d'un cercle pour empêcher la moindre compression de la poitrine ou de la gêne dans les mouvements ; 5° d'un vêtement ou petite robe dans laquelle on boutonne solidement l'enfant, formant

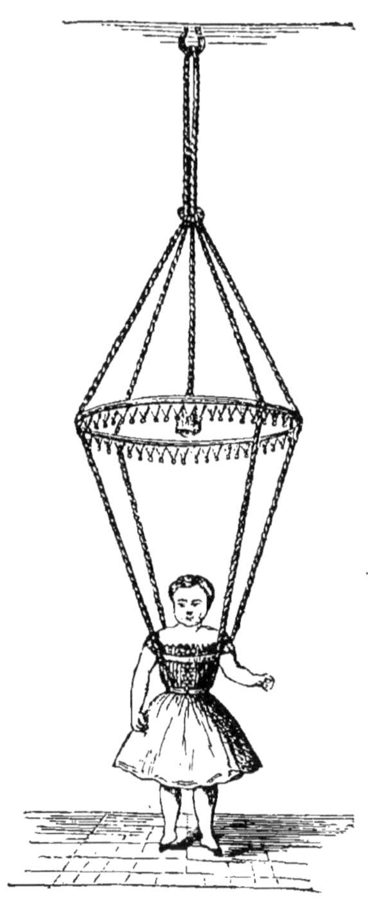

Fig. 38. — Sautoir élastique des enfants.

un petit siége supportant le poids de son corps et laissant ses membres libres et sans contrainte.

Le *chariot* Flamant (fig. 39), destiné à des enfants forts, est rembourré par en haut pour ne

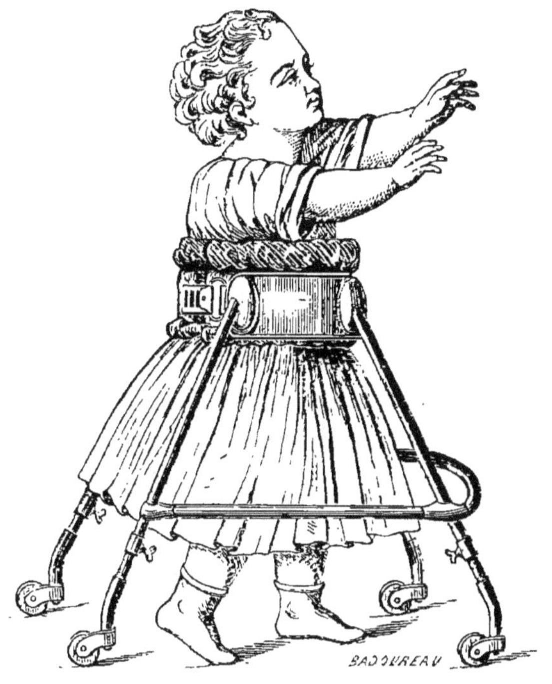

Fig. 39. — Chariot Flamant (de Paris).

pas blesser le corps ni le dessous des bras, et la ceinture est garnie d'une agrafe à crémaillère, qui permet de fixer l'enfant dans l'appareil.

CHAPITRE III.

DU HOCHET.

Le hochet est un corps dur que l'on donne à mâchonner aux enfants à la mamelle, à partir du sixième mois, lorsque le travail de la dentition commence et lorsqu'ils ont un prurit aux gencives qui les engage à mordre. On pense que ce mâchonnement a le pouvoir de faciliter la sortie des dents, parce qu'on suppose que la pression des mâchoires sur un corps dur doit amener l'ouverture des gencives par la dent placée au-dessous.

C'est là une vue qui est plus théorique que pratique, et je ne crois pas que le mâchonnement du hochet ait sur la sortie des dents toute l'importance que lui accordent quelques médecins par trop crédules. Quoi qu'il en soit, comme l'enfant aime beaucoup à mordre, il est bon de lui donner un objet avec lequel il puisse satisfaire son goût et s'amuser.

Parmi les objets qu'on suspend au cou des enfants dans ce but, il y a : une racine de guimauve sèche qui a l'avantage de fournir par le mâchonnement un peu de liquide émollient mucilagineux et adoucissant pour les gencives.

Un anneau d'ivoire ou de caoutchouc, qui a l'avantage de n'offrir aucune aspérité susceptible de blesser l'enfant.

Enfin, les hochets ordinaires, de fer-blanc, d'argent ou de vermeil, terminés par une baguette de verre ou d'ivoire mousse, garnis de grelots et formés d'une cavité à jour dans laquelle il y a de petits corps durs dont l'agitation produit du bruit.

Ici, le hochet est un joujou autant qu'un moyen de favoriser la sortie des dents, c'est un amas de grelots dont le bruit charme les oreilles du bébé, et la tige de verre qui s'y trouve fixée pour être mise dans la bouche n'est qu'un accessoire presque sans importance.

Tous ces hochets sont bons, mais il y a parmi eux un choix à faire. Il faut faire attention à la manière dont ils sont construits, car pour les rendre agréables à l'œil et pour en faire des objets d'art, on les couvre d'aspérités et de ciselures dangereuses capables d'écorcher le visage ou les yeux de l'enfant. Tous ceux qui sont trop ornés ne valent rien, et pour éviter que l'enfant, dans ses mouvements désordonnés, ne se blesse, il faut en prendre un qui soit très-simple et dépourvu de toute aspérité dangereuse.

CHAPITRE IV.

DU COUCHER.

Les enfants doivent être mollement couchés à cause de la délicatesse de leurs membres, et leur berceau doit être garni et matelassé sur les bords, afin qu'ils ne puissent dans leurs mouvements se faire aucun mal.

La confection de la literie mérite une attention spéciale.

Elle se compose d'un berceau de fer, de bois ou d'osier. Le berceau de fer est le meilleur parce qu'il préserve des punaises. Dans sa profondeur, il faut mettre un ou deux paillassons faits avec un sac de toile rempli de *varech*, de *balle d'avoine* bien sèche et sans odeur, ou de *feuilles de fougère*, dont l'arome est fort agréable. Ces paillassons ne doivent pas être trop bourrés afin de ne pas remplir le berceau et que l'enfant puisse y tenir sans crainte de tomber en remuant. La plume, le duvet et la laine sont plus nuisibles qu'utiles à cause de la chaleur qu'ils développent, et de la facilité qu'ils ont à s'imprégner de l'odeur de l'urine.

Sur les paillassons se place une couche de toile, et quelques personnes y mettent de la *toile cirée*, ou du *taffetas gommé*, pour retenir l'urine, ce qui est très-mauvais. L'usage des *feutres absorbants* est infiniment préférable. Les feutres sont mouillés par l'urine, qui ne séjourne ni dans les langes de l'enfant, ni dans les paillassons de balle d'avoine, et l'on n'a qu'à les faire sécher pour s'en servir de nouveau. Si les paillassons viennent à se mouiller, il faut les faire sécher à l'air, au soleil, ou devant le feu, avant de les remettre dans le berceau. Leur intérieur doit être renouvelé tous les mois.

Sur les paillassons, on place pour la tête un oreiller demi-circulaire, également rempli de *va-*

rech ou de *balle d'avoine*, quelquefois de *crin*, chez les enfants qui sont très-nerveux ou très-impressionnables.

Une fois l'enfant dans son berceau, entouré de son maillot, on le couvre d'une couche, d'une couverture de coton ou de laine suivant la saison et la température. En hiver, on peut le recouvrir d'un petit édredon. On aura soin de placer l'enfant de manière que les yeux ne soient point exposés à une lumière oblique trop vive, et soient directement devant le jour. La nuit et pendant son sommeil de jour, il faut entourer l'enfant dans ses rideaux. On devra ensuite renouveler de temps en temps l'air de l'appartement où il se trouve.

Il y a un abus à éviter qui est malheureusement trop commun, c'est celui de couvrir immodérément les enfants dans leur berceau, sous prétexte de les garantir des impressions de l'air ; de cette façon, on les étouffe sous des couvertures pesantes ; ils baignent dans la sueur, et, pendant l'été, ils ont le corps couvert de rougeurs et de vésicules sudorales que l'on prend quelquefois pour une maladie sérieuse, tandis qu'elles sont le résultat d'une pratique vicieuse. Ces éruptions disparaissent dès qu'on cesse de trop couvrir les enfants.

On a beaucoup critiqué le mode de couchage habituellement employé pour les enfants en bas âge, en lui attribuant de graves inconvénients, et en disant que : les sommiers de crin et de laine, par exemple, s'imprégnaient facilement des produits excrémentitiels du nouveau-né, que les sommiers de zostère, de fougère, de feuilles desséchées, pourrissaient très-vite par la même cause, que la surveillance des évacuations des enfants couchés dans les berceaux ordinaires était très-difficile, enfin, que par suite de l'impossibilité de sécher et de nettoyer à fond les sommiers sur lesquels on couche habituellement les enfants à la mamelle il y avait une cause d'insalubrité et de maladies dans les établissements hospitaliers, ou dans les maisons particulières.

Tout cela est fort exagéré, et dans les familles aisées le mode de couchage généralement adopté est excellent. Toutefois, dans le cas où l'on aurait à combattre les inconvénients dont parle M. Henriette (de Bruxelles) (1), on pourrait se servir du *cadre-hamac* (fig. 40) qu'il a imaginé. La construction en est très-simple.

Il se compose d'un bâti de fer et d'une petite toile hamac. Le cadre inférieur du bâti ou la base du berceau forme un carré long construit en fer plat. De chacun des quatre coins s'élèvent des petits montants de fer rond. Deux de ces montants

(1) Henriette, *Bull. de thérapeutique*, 1855, t. XLIX, p. 191.

ont 35 centimètres de hauteur, les deux autres n'ont que 25 centimètres; de sorte que toute surface qui repose sur eux forme un plan incliné de 7 à 8 degrés à l'horizon. A l'extrémité de ces

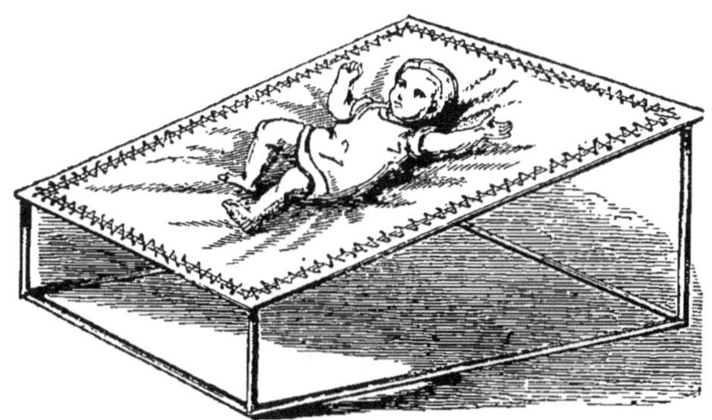

Fig. 40. — Cadre-hamac pour les enfants.

montants se trouve adapté un cadre supérieur de fer rond, que l'on enveloppe d'une forte toile, de manière à ménager une bordure intérieure de 2 centimètres environ. Cette bordure est garnie d'œillets dans toute son étendue.

La toile carrée que l'on attache au cadre supérieur du bâti est également garnie d'œillets en nombre égal à celui de la bordure. L'assemblage se fait au moyen d'un lacet qui traverse alternativement la toile et la bordure exactement comme les œillets opposés d'un corset. Il convient de ménager la tension de la surface de manière à ne pas lui enlever toute élasticité et à ne pas lui permettre de faire le moindre pli.

Ce cadre-hamac peut être un excellent lit de repos pour les enfants du premier âge, mais il ne pourra servir que pendant le jour et pendant la belle saison : pendant le jour, parce qu'on sera à même de surveiller leurs mouvements et de prévenir leurs chutes ; pendant la belle saison, parce que l'air, circulant librement autour du corps de l'enfant, lui procurera une fraîcheur salutaire. C'est un couchage de luxe qui ne vaut pas nos moyens ordinaires.

Les enfants ne doivent pas coucher dans le lit de leurs nourrices. — Un grand nombre de nourrices s'accoutument à placer l'enfant dans leur lit, sans penser qu'il peut tomber à terre, se contusionner la tête et rester idiot, se fracturer un membre, ou qu'il peut être étouffé par elles, ainsi que cela est arrivé bien des fois. C'est la plus dangereuse des habitudes qu'elles puissent prendre. On doit leur faire les recommandations les plus expresses à cet égard ; mais il ne suffit pas de leur donner cet ordre, il faut veiller à son exécution. Cela peut se faire sans dérangement, lorsque la nourrice couche dans l'appartement de la mère. Lorsqu'elle repose dans une chambre voisine, la surveillance est plus désagréable, mais la chose est assez importante pour forcer les parents à se lever, afin de voir si l'enfant est toujours dans son berceau. Les enfants ne peuvent coucher avec leur nourrice que lorsqu'ils sont déjà avancés en âge et qu'il n'y a plus aucun danger de les étouffer.

CHAPITRE V.

DU SOMMEIL.

Les enfants vivent si vite, ils dépensent tant d'influx nerveux et leurs fonctions s'accomplissent si rapidement, qu'ils ont fréquemment besoin de réparer leurs forces et leurs organes. C'est pour cela que l'alimentation souvent répétée et le sommeil leur sont si nécessaires.

La nuit ne saurait suffire au repos des enfants; le jour, ils s'endorment encore pendant quelques heures, et l'on doit, durant les deux premières années de la vie, respecter ce sommeil. Toutefois il faut arranger l'heure de la sieste d'une façon convenable et la fixer entre midi et deux heures, de manière à ne pas empêcher la promenade quotidienne, surtout en hiver, où l'on ne peut sortir qu'à certains moments de la journée où il ne fait pas trop froid, c'est-à-dire entre une heure et quatre. Plus tard, il faut détruire cette habitude, qui gêne beaucoup pour la sortie des enfants; le sommeil du jour n'est plus nécessaire, et il empêche celui de la nuit d'être aussi profitable qu'il le serait sans cette circonstance.

LIVRE IV

DES VÊTEMENTS.

On a enfin compris qu'il fallait habiller les enfants pour les garantir de l'influence des agents extérieurs, et en particulier du froid, et non pas pour apporter une entrave à la liberté de leurs mouvements. Ainsi l'usage du maillot, tel qu'on le confectionnait autrefois, est abandonné. On n'emprisonne plus les enfants dans des draps, leurs jambes allongées et immobiles, leurs bras solidement fixés le long du corps; et la tête attachée sur le devant de la poitrine. On les laisse à peu près libres dans les pièces de linge qui les enveloppent.

Il y a deux manières d'habiller les nouveau-nés: on les laisse en liberté, ou l'on se sert du maillot modifié.

Quand on les élève en leur laissant les membres en liberté, leur vêtement de corps se compose : de la chemisette de toile, de la brassière de laine et de coton ouverte par derrière, d'un semblant de corset, du fichu, de la robe, de chaussettes de laine tricotées et de couches de toile ou de flanelle en culotte. Ce vêtement, convenable peut-être à cinq mois, ne l'est pas au moment de la naissance, et il expose le nouveau-né à des refroidissements dont les conséquences peuvent être mortelles.

Le maillot modifié est infiniment préférable pendant les premiers mois de la vie. Plus tard, on peut le quitter pendant le jour ; mais il faut le reprendre pendant la nuit jusqu'à un an ou dix-huit mois. Le maillot, tel qu'on l'emploie aujourd'hui, n'est susceptible d'aucun reproche ; il ne comprime pas le corps et gêne peu les membres. Il a de plus l'avantage d'empêcher le refroidissement des jambes, et si l'enfant les mouille avec son urine, elles sont au moins en contact avec du linge qui reste tiède en attendant qu'on le renouvelle.

Ce maillot est composé des pièces suivantes : une chemisette de toile et une brassière-de laine, ouvertes par derrière, se fermant avec des cordons ou des épingles, et destinées à recouvrir la poitrine et les bras ; une couche également de toile, et un lange de coton ou de laine, suivant la saison, destinés à envelopper la partie inférieure du tronc et les membres pelviens. On fixe ces pièces de toilette à la partie moyenne du corps, qu'elles doivent entourer. La couche enveloppe les jambes, et sert à les isoler pour empêcher tout frottement de ces darties ; le lange, placé par-dessus, recouvre les jambes réunies, et comme il dépasse de beaucoup la longueur de l'enfant, on le relève en le pliant, pour envelopper de nouveau la partie inférieure du tronc. Toutes ces parties de l'habillement doivent être peu serrées et doivent être assujetties.

avec des cordons plutôt qu'avec des épingles. Dans le cas où l'on emploie des épingles, il faut les placer avec précaution pour ne pas endommager la peau. Quelquefois leur pointe n'est pas complétement sortie au dehors, et s'enfonce dans les chairs à chacun des mouvements de l'enfant. Les malheureux crient sans cesse jusqu'à ce qu'on les ait démaillotés. J'en ai vu un qui avait la peau du dos traversée de part en part en même temps que sa chemisette et sa brassière. Ce petit être poussait des cris horribles. Il resta trois heures dans cette position ; il eut une convulsion assez forte, et ce ne fut qu'en le déshabillant qu'on découvrit la cause du mal. Ce fait doit servir de leçon, et il impose à toutes les mères l'obligation de déshabiller les enfants qui crient avec obstination, pour rechercher si par hasard quelque épingle mal placée ne serait pas la cause de cette manifestation de douleur.

Il faut apprendre de bonne heure aux enfants à garder la tête nue, car cette partie est moins facile à impressionner par le froid que les autres parties du corps. Chez les jeunes enfants, elle doit être peu couverte. On se sert à cet usage d'un bonnet de laine surmonté d'un bonnet de linge, assez grands tous les deux pour ne pas gêner le développement de la tête ni comprimer le cerveau.

Il est important de tenir compte de cette

recommandation, afin d'éviter les accidents qui peuvent résulter de la compression de la tête dans le jeune âge. On a, en effet, mais sans trop de raison, cherché à rapporter à cette cause le développement de plusieurs maladies du cerveau, et en particulier de l'aliénation mentale.

De la flanelle. — Je ne terminerai pas ce qui est relatif à l'habillement des enfants sans parler de la *flanelle*, et sans blâmer son usage, devenu trop fréquent pour les besoins de l'enfance. Ce tissu de laine fort doux, qu'on applique immédiatement sur la peau, ne convient qu'aux enfants nés avant terme, à ceux qui sont trop débiles, et à ceux enfin que l'on suppose faibles de poitrine par suite de la viciation originelle des parents. Alors il est vraiment utile à ceux qui en font usage, et qui se trouvent parfaitement bien de la douce chaleur dans laquelle ils vivent.

Au contraire, les enfants qui sont à peu près bien développés, et qui n'inspirent aucune crainte sous le rapport de la constitution, ne doivent pas être habillés de flanelle. C'est le moyen de les énerver et de les rendre trop susceptibles à l'influence du froid. Il vaudrait mieux adopter un moyen d'éducation tout opposé, et quand ils sont assez grands, les laver tous les jours avec de l'eau froide à 20 degrés centigrades. La flanelle est pour eux un vêtement nuisible, qui maintient la peau à un degré de chaleur trop élevé, surtout au moment des élévations de température extérieure, et il en résulte des transpirations abondantes, et des éruptions sudorales quelquefois accompagnées de très-vives démangeaisons.

Vêtements de nuit. — Une fois arrivés à l'âge d'un an ou dix-huit mois, les enfants que l'on couche avec ou sans maillot se découvrent toujours la nuit, en se retournant dans leur lit et en agitant leurs membres.

On les trouve presque toujours endormis avec le corps à découvert, plus ou moins à nu. C'est là qu'ils prennent froid, qu'ils s'enrhument et contractent des angines dont on ignore l'origine, en raison des soins qu'on a de leur personne pendant le jour. On dit souvent : Je ne sais comment il se fait que mon enfant puisse s'enrhumer ; il est toujours bien couvert et nous le garantissons parfaitement du froid. Cela est vrai pendant le jour, mais il n'en est pas de même pour la nuit. Alors les enfants qu'on déshabille sont mis sous des couvertures qui ne restent pas une heure en place; ils se découvrent et tombent malades. On peut remédier à cet inconvénient de deux manières : ou en attachant les couvertures de chaque côté du lit, ou par de longs *sacs de nuit* qu'on noue au-dessous des pieds.

Les *sacs de nuit* pour l'enfance doivent être de

toile ou de flanelle, avec de longues manches dépassant les mains de 20 centimètres. Une fois l'enfant placé dans son sac noué autour du cou, au-dessous des pieds et à l'extrémité des bras, on le couche, et il a beau s'agiter dans son lit, il a, quoi qu'il fasse, sur le corps une double épaisseur de toile et de laine. De cette façon, il n'a jamais de refroidissement pendant le sommeil, et en outre ce vêtement le garantit contre les mauvaises habitudes d'onanisme qu'il pourrait prendre.

LIVRE V

DES SOINS DU CORPS ET DES BAINS.

On ne saurait surveiller avec trop d'attention l'état du corps des enfants sous le rapport de la propreté. Les *lotions* que l'on met en usage à cet effet forment une des conditions fondamentales de la bonne éducation physique, car ils ont aussi cet avantage, de pouvoir fortifier les individus et de les mettre en état de résister plus facilement aux influences atmosphériques qui pourront les assiéger dans leur vie. Ces lotions sont tout aussi utiles chez les enfants jeunes et délicats, dont la peau, fréquemment salie par les déjections naturelles, est plus susceptible que dans toute autre circonstance de s'enflammer à ce contact, que chez ceux qui sont robustes et vigoureux, envers lesquels il ne semble pas nécessaire de mettre ces précautions en usage. Chez tous, elles ont pour résultat le développement de l'activité des fonctions perspiratoires de la peau, la vigueur de la constitution, et des forces générales de l'individu.

I. *Bains de baignoire.* — De graves questions se sont élevées au sujet des bains, sous le rapport de leur fréquence et de leur température.

On croyait jadis fort essentiel, pour fortifier les enfants, de les laver et de les baigner à l'eau froide quelques jours après la naissance, et de continuer cette méthode jusqu'à un âge assez avancé. Hufeland est de cet avis ; mais il se montre assez scrupuleux dans l'emploi de ces moyens, car il conseille d'attendre, pour les mettre en usage, que la sixième semaine soit arrivée. Alors, dit-il, on lave chaque matin tout le corps avec de l'eau tiède que l'on rend insensiblement plus froide. C'est là le meilleur moyen de fortifier le système nerveux et cutané, et de préserver les enfants des affections nerveuses, catarrhales et rhumatismales. C'est ainsi qu'on les habitue aux influences nuisibles auxquelles ils sont exposés dans le cours de leur existence.

Ces idées ont malheureusement disparu de l'hygiène des enfants, car leur application pourrait être très-utile à beaucoup d'entre eux et surtout aux plus délicats. Quelle que soit la faiblesse de ces petits êtres, si l'on veut les élever, il faut les endurcir au froid, et l'on y arrive à force de soins et de précautions. Ce serait chercher inutilement le danger que de les baigner de trop bonne heure à l'eau froide ; et il faut les habituer au lavage du corps avec de l'eau presque froide, et au moyen d'une éponge à toilette. Cette opération sera faite assez rapidement et aussitôt suivie de frictions légères sur la peau avec une toile douce de lin ou de flanelle, pour absorber l'eau et pour empêcher le refroidissement du corps. Dans la journée, lorsque l'enfant a sali sa couche, on le lave de nouveau, et on le change de linge autant de fois qu'il est nécessaire.

Chaque fois qu'on lave un enfant, il faut, après l'avoir essuyé, saupoudrer son corps, et surtout le voisinage des parties naturelles, avec la poudre à la maréchale ou avec la poudre de lycopode parfumée. Ces substances protégent la peau contre l'action irritante de l'urine et des matières excrémentitielles.

Quelques médecins conseillent l'usage des bains quotidiens ; mais c'est véritablement là une exagération de la pratique des soins de propreté. Quand on pense aux lavages si fréquents dans un jour du corps d'un enfant bien soigné, on doit regarder l'administration d'un bain quotidien comme une chose superflue. Je considère même ce bain comme nuisible, car il fatigue et affaiblit les enfants plutôt que de les fortifier. Un bain d'eau simple, pendant

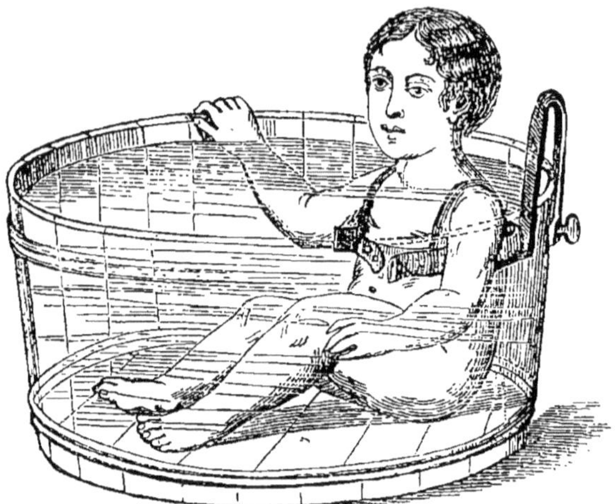

FIG. 41. — Ceinture Hélène-Jullienne, l'enfant assis.

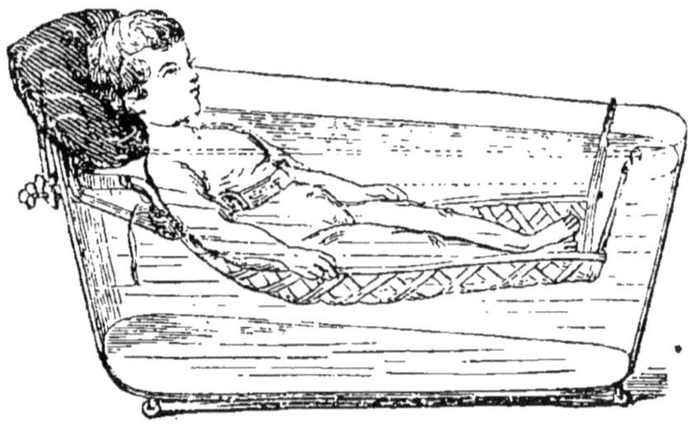

FIG. 42. — Ceinture Hélène-Jullienne, l'enfant couché.

vingt minutes, répété tous les deux jours et même une ou deux fois par semaine, peut suffire pour habituer les enfants à un moyen qui peut devenir indispensable en cas de maladie de la peau ou de phlegmasie abdominale. La température des bains doit être agréable et modérée. Dans l'été, on peut les donner presque froids, mais alors ils doivent être très-courts et prolongés quelques minutes seulement. Ils auront 30 degrés centigrades en hiver, et 27 en été. Aussi, pour maintenir assis ou couchés les enfants dans leur baignoire, ce qui est très-fatigant, très-difficile, et ce qui fait qu'ils sont exposés à n'être presque jamais entièrement dans l'eau, ou bien au contraire à couler, on a imaginé un appareil prenant différentes formes, facile à placer dans la baignoire, et connu dans le commerce sous le nom de *ceinture Hélène-Jullienne*. Je l'ai employé bien des fois avec avantage. C'est

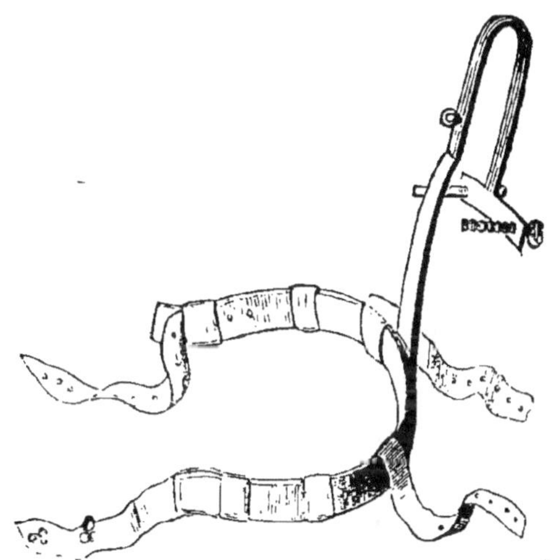

Fig. 43. — Ceinture Hélène-Jullienne : système de vis.

une sorte de *brassière à crochet* dans un cas (fig. 41), et un *hamac* dans l'autre (fig. 42), qui, étant fixé sur la baignoire par un système de vis (fig. 43) ou par une plaque formant coulisse qui se soude (fig. 44) ou se rive à la baignoire, maintiennent l'enfant assis ou couché, selon l'âge et la santé de l'enfant ou la volonté de la mère.

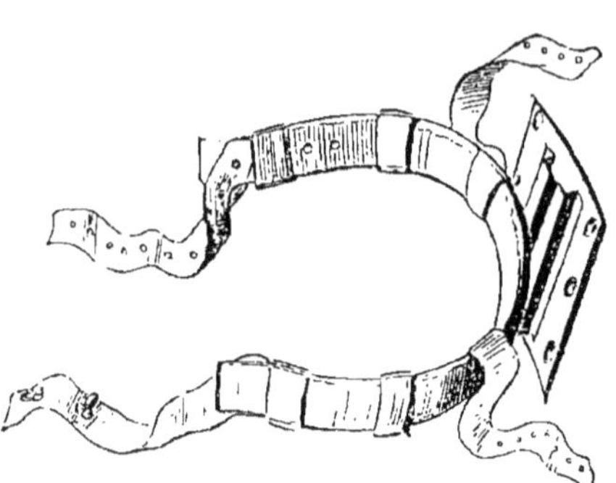

Fig. 44. — Ceinture Hélène-Jullienne : plaque formant coulisse.

II. *Soins de la tête chez les enfants.* — La tête mérite autant de soins, et peut-être même plus de soins que le corps, car il règne encore dans le monde, et surtout chez les personnes de condition inférieure, des préjugés ridicules au sujet de la propreté de cette partie. Un grand nombre de mères de famille considèrent les croûtes brunâtres de la tête, les poux et même les gourmes du cuir chevelu, comme une chose nécessaire à la conservation de la santé de leurs enfants. Beaucoup ne veulent pas toucher à ces ordures. Il faut cependant gagner sur les parents de les faire disparaître pour éviter les maladies du cuir chevelu, l'impétigo en particulier, qui gagne les oreilles et les yeux, et détermine le gonflement des glandes du cou. Il suffit, pour entretenir la tête dans un état de propreté convenable, de la laver en même temps que le corps avec de l'eau simple à la même température.

QUATRIÈME PARTIE

LE CHANGEMENT DE NOURRICE

QUATRIÈME PARTIE

LE CHANGEMENT DE NOURRICE.

Il se présente à chaque instant, dans le cours de la lactation, des circonstances qui font que la personne chargée de l'allaitement est forcée de l'interrompre. Ces circonstances sont relatives à la santé de la nourrice ou au mauvais état de l'enfant. Il arrive alors que les mères cessent d'allaiter, et prennent une nourrice mercenaire, ou, si elles ont commencé avec une nourrice, elles sont obligées d'en prendre une autre; ce qui est pour les familles l'objet d'une vive préoccupation et de grandes inquiétudes. La situation est souvent très-difficile ; mais c'est au médecin d'y remédier, soit en démontrant le peu d'importance des craintes maternelles, soit en les partageant et en ordonnant le changement de nourrice.

A ces égards, le médecin doit parfaitement connaître l'influence des maladies antérieures et actuelles de la mère ou de la nourrice sur la composition du lait et sur la santé des enfants à la mamelle. Ce sera l'objet des chapitres suivants.

LIVRE PREMIER

DE L'INFLUENCE DES MALADIES DE LA NOURRICE SUR LA SANTÉ DES ENFANTS.

L'influence des maladies de la nourrice sur la composition du lait et sur la santé de l'enfant est une des questions les plus controversées, les plus difficiles et les plus élevées de la médecine. Son importance sera surtout bien comprise par ceux qui pratiquent la médecine des enfants. En effet, il est très-essentiel d'apprécier l'état antérieur de la santé des mères et des nourrices au moment de désigner la personne qui doit entreprendre l'allaitement. Il n'est pas moins nécessaire d'étudier les *maladies des nourrices pour arriver à connaître leur degré d'influence sur la santé des enfants*. De cette manière on apprend à distinguer les cas où il faut interrompre l'allaitement de ceux où l'on peut le continuer, et l'on détermine scientifiquement les circonstances qui peuvent autoriser le changement de nourrice.

Ce sujet, qui mérite la plus grande attention, n'a été que fort rarement envisagé de cette manière par les médecins. Tous ceux qui, par l'étendue de leur expérience, auraient pu se prononcer à cet égard, ne l'ont pas fait, ou du moins n'ont pas publié les résultats de leurs recherches. On trouve partout l'histoire des maladies héréditaires ; quant à l'influence des maladies de la nourrice, il en est rarement question dans les auteurs. Peu de personnes ont exploré ce sujet, et je n'ai pour guide dans ce travail que des considérations isolées prises dans des traités d'accouchement, dans des recherches sur le lait et dans les dissertations latines étrangères de Platner, de Baldini, de Marianini, de Wagner, etc. Çà et là se trouvent aussi des renseignements vagues sur ce sujet, des histoires merveilleuses, toujours les mêmes, répétées à l'envi par les auteurs, dans le but de démontrer l'influence des affections morales de la nourrice. Nulle part la question n'est traitée comme on pourrait désirer de le voir faire aujourd'hui. Toutefois, en parlant des altérations du lait, M. Donné s'est occupé de l'influence qu'elles pouvaient avoir sur la santé des enfants, et nous a fourni quelques indications utiles. Je reviendrai plus loin sur ses observations.

Il faut, pour l'intelligence de ce qui va suivre, séparer avec soin :

1° Ce qui se rapporte à l'influence des maladies antérieures de la mère sur la santé des enfants, c'est-à-dire tout ce qui se rapporte à l'hérédité maternelle.

2° Ce qui est relatif à l'influence des maladies actuelles de la mère nourrice ou de la nourrice.

Dans le premier cas, l'enfant n'est pas malade par le lait de sa mère, et la transmission du mal résulte d'une viciation originelle, datant du moment même de la fécondation ; dans le second, au contraire, la viciation est accidentelle, secondaire à la naissance, et s'opère au moyen de l'allaitement. De telles circonstances sont capitales et forment la base d'une division importante.

J'aurai donc à parler : 1° De *l'influence des maladies antérieures de la mère sur la santé des enfants ;* mais je serai bref à cet égard, ayant eu l'occasion d'exposer précédemment (1) les lois de la transmission des maladies par la génération. 2° Je m'occuperai ensuite d'une question plus importante, relative à *l'influence des affections actuelles de la mère nourrice, ou de la nourrice mercenaire sur le nourrisson*, afin d'étudier les maladies de l'enfance produites par l'allaitement. Je terminerai enfin, et ce sera la conclusion de ce livre, par l'exposé des *considérations qui nécessitent le changement de nourrice*.

(1) Voyez le chapitre consacré à l'*hérédité morbifique*, p. 36.

CHAPITRE PREMIER.

DE L'INFLUENCE DES ANCIENNES MALADIES DE LA MÈRE SUR LA CONSTITUTION ET SUR LA SANTÉ DE SON ENFANT.

Dans un grand nombre de cas, les maladies du nouveau-né, provenant de la mère, ne dépendent point de la lactation et ont une origine plus éloignée. Elles dépendent de la constitution et de la santé même de la mère ; ce sont des maladies transmises par génération, et non acquises après la naissance. J'en ai parlé assez longuement au début de cet ouvrage (1) pour n'y pas revenir ici.

Les faits qui se rapportent à l'hérédité maternelle sont en général bien connus et acceptés de la plupart des médecins. Il me suffira de les rappeler. On peut les classer de la manière suivante :

1° Transmission des caractères physiques et moraux ; transmission des traits de la physionomie, de la ressemblance, et des qualités de l'intelligence et du cœur.

2° Transmission des vices d'organisation et des difformités telles que la myopie, la coloration de la peau et des poils, la forme palmée de quelques doigts du pied ou de la main, l'augmentation du

(1) Voyez première partie, *Des lois de la procréation.*

nombre des doigts chez les sexdigitaires, le strabisme, la surdi-mutité, les tumeurs érectiles, le pied bot, etc.

3° La transmission des maladies de la femme enceinte au fœtus, la variole, par exemple, fait parfaitement bien établi et que j'ai moi-même plusieurs fois observé ; la syphilis, la fièvre intermittente, mais les exemples en sont rares : c'est ce qu'on appelle les *maladies connées*. Toutes les maladies de la femme enceinte ne jouissent pas de cette propriété, et, pour n'en citer qu'un fait négatif, je rapporterai le cas d'ictère grave observé par Ozanam sur une femme enceinte, morte au second jour de son entrée à l'hôpital. Les eaux de l'amnios étaient jaunes, ainsi que le cordon ombilical ; mais l'enfant n'était pas ictérique.

4° La transmission de certaines maladies diathésiques, et dont le développement a lieu chez les enfants peu de temps après la naissance : la syphilis et la scrofule dans toutes leurs formes et dans toutes leurs manifestations ; l'hémorrhaphilie, l'herpétisme, la folie, l'épilepsie, l'irritabilité nerveuse, les convulsions, etc.

5° Enfin, la transmission des maladies et des diathèses qui ne paraissent que beaucoup plus tard : la goutte, la gravelle, l'asthme, le cancer, etc.

Je n'insisterai pas sur ces faits, qui n'ont plus besoin de démonstration, et qui d'ailleurs nous importent peu en ce moment. Il est bon de les consulter au moment de donner un conseil pour un mariage, et dans le cours de la grossesse, lorsqu'on a besoin de savoir si la mère peut entreprendre la nourriture de son enfant.

Toutefois, parmi ces affections héréditaires du nouveau-né, il en est une qui, par sa gravité, mérite une attention particulière. C'est la *syphilis*. Encore peu étudiée dans le premier âge, et à cette époque de la vie extrêmement difficile à reconnaître, c'est la seule dont je veuille m'occuper. Je le ferai en réunissant à mes observations les renseignements que le docteur A. Deville, ancien interne de l'hôpital Lourcine, a bien voulu me donner, mais ce ne sera qu'un aperçu général de la maladie.

Pour l'histoire complète de la syphilis infantile, il faut consulter le chapitre que j'ai consacré à cette maladie (1).

De la syphilis héréditaire chez le nouveau-né. — A la naissance, ou dans un intervalle de temps qui varie de quinze jours à deux mois, les enfants offrent souvent des symptômes de syphilis qu'on a cru pendant longtemps être consécutive à la naissance accidentelle et gagnée par le contact d'une personne syphilitique. On sait aujourd'hui

(1) Bouchut, *Traité des maladies des nouveau-nés et de la seconde enfance*, 4e édit. Paris, 1862, p 985.

qu'il n'en est rien, car il n'est pas de fait mieux établi, mieux avéré et plus commun, que la transmission de la syphilis par la génération.

Peut-elle provenir également du père et de la mère? La question est souvent difficile à résoudre relativement au père. En effet, les femmes ignorent souvent l'état de la santé de leur mari à cet égard. Elles ne peuvent éclairer le médecin qui les interroge. Dans les hôpitaux, le père est inconnu, et l'on ne peut l'interroger directement. En ville, on hésite à adresser des questions indiscrètes, qui peuvent quelquefois troubler la paix d'un intérieur. Par conséquent, tout semble s'opposer à ce qu'on puisse découvrir la vérité. On y arrive quelquefois, mais très-difficilement, et alors on court de grandes chances, au milieu des précautions qu'on a prises, de tomber dans l'erreur. C'est sans doute à cause de ces difficultés d'observation que plusieurs médecins ont nié, bien à tort, la transmission de la syphilis provenant du père. Cette transmission est tout aussi réelle que la transmission d'un doigt palmé, de la couleur des poils, de la scrofule, de la phthisie pulmonaire, de l'herpétisme, du cancer, etc.

Quant à l'hérédité par la mère, c'est là le fait vulgaire, celui qu'on observe tous les jours. Il n'est même pas rare de trouver des exemples positifs de transmission de la maladie par la mère seule, le père étant sain. Deville a soigné une dame dont il connaissait la famille, et qui avait eu des chancres et des plaques muqueuses à la vulve. Aucun traitement général n'avait été entrepris, et les phénomènes locaux disparurent. A peine rétablie, la malade, incontestablement affectée de syphilis latente, se maria et devint enceinte ; au huitième mois, elle accoucha d'un enfant mort, couvert de plaques muqueuses. Le père jouissait d'une excellente santé, et n'avait jamais eu de maladies syphilitiques, ce qu'il affirmait avec une franchise et une bonne foi contre lesquelles il n'y avait pas lieu d'élever aucun doute.

La femme qui transmet la syphilis à son enfant peut se trouver, au moment de l'accouchement, dans trois conditions : 1° elle présente des symptômes syphilitiques *secondaires ;* 2° elle n'en présente pas au moment même, mais elle en aura plus tard ; 3° elle en a eu précédemment.

1° La mère est affectée de syphilis secondaire (chancre induré, plaque muqueuse, chute des cheveux et croûtes sur le cuir chevelu, douleurs de tête et dans les articulations, roséole, papules ou pustules suivies ou non d'ulcérations, etc.), au moment de l'accouchement. Ce sont là les cas les plus tranchés, contre lesquels aucun doute ne peut être élevé, et que l'observation la plus superficielle a signalés depuis les temps les plus reculés.

2° La mère présentera plus tard des phénomènes de syphilis constitutionnelle ; mais elle était déjà sous l'influence de la syphilis, elle avait une syphilis latente. Rien de plus commun que cela. Une femme a contracté des chancres ; presque toujours, s'il doit y avoir syphilis constitutionnelle, les chancres se transforment *in situ* en plaques muqueuses ou en chancres indurés, et tout peut s'arrêter là. Mais la malade est affectée maintenant de syphilis constitutionnelle ; bien qu'il n'y ait actuellement rien d'apparent à l'extérieur du corps, et si un traitement régulier n'est pas appliqué, plus tard se développeront des symptômes syphilitiques aisés à reconnaître. Que dans cette période, qui s'écoule entre le moment où une malade a eu un chancre induré ou une plaque muqueuse et celui où elle aura d'autres maladies syphilitiques, la grossesse ou l'accouchement surviennent, et il y aura probabilité pour que l'enfant soit infecté. C'est ce que l'observation a démontré.

3° La mère a eu, soit avant la grossesse, soit avant l'accouchement, des maladies syphilitiques. Si un traitement régulier n'a pas été suivi, bien que ces maladies soient disparues *comme phénomènes locaux et apparents*, la malade n'en reste pas moins sous l'influence d'une syphilis constitutionnelle qui peut, d'un instant à l'autre, se traduire par la manifestation de nouvelles syphilides ou d'autres symptômes extérieurs. C'est dans ces cas surtout qu'elle peut se transmettre à l'enfant.

Les phénomènes syphilitiques *primitifs* sont-ils transmissibles par l'hérédité ? Lorsqu'on veut se donner la peine d'observer, et non pas se créer d'avance des théories auxquelles on veut plus tard plier les faits, on voit bien vite que cette transmission n'a jamais lieu. L'observation attentive nous montre aisément l'origine des *chancres primitifs*, fort rares, du reste, qu'on peut observer chez les nouveau-nés. Toujours alors la mère présente actuellement un chancre dont le pus s'inocule au moyen d'une érosion ou d'une plaie faite à la peau de l'enfant. Mais ce pus proviendrait d'une tout autre source, par exemple, des personnes qui remuent l'enfant ou des linges dont on l'entoure, que le résultat serait le même ; il y aurait également inoculation. Je n'ai pas besoin d'insister pour montrer que ce n'est pas là un de ces faits que l'on comprend sous le nom de maladies héréditaires ; mais il était nécessaire de donner quelques détails à ce sujet.

Les accidents syphilitiques, vraiment, franchement transmissibles par hérédité, sont les accidents *secondaires*.

Est-ce par le *germe* à son origine, ou bien par les matériaux extraits par le fœtus du sang maternel, que cette communication se fait? Il est assez difficile de le dire. On ne peut que faire des conjectures à cet égard. Cependant, si l'on trouvait des cas dans lesquels une femme qui n'aurait rien eu avant sa grossesse gagnât, pendant la gestation, des chancres suivis d'infection constitutionnelle qui se transmettraient à son enfant, il faudrait admettre que c'est par les matériaux fournis au fœtus pour sa nutrition que la transmission aurait lieu. Ce sont des faits très-délicats à observer.

Mais dès l'instant qu'aux accidents *syphilitiques secondaires* font suite les accidents *tertiaires*, l'hérédité cesse aussitôt ou à peu près. Ainsi, on a vu des malades avorter et donner naissance à des enfants mort-nés ou à des enfants infectés, pendant tout le temps que dure la période des accidents secondaires ; mais dès que les accidents tertiaires étaient arrivés, ces mêmes malades, redevenues enceintes, donnaient naissance à des enfants bien portants. C'est peut-être là un élément précieux de diagnostic pour savoir si une malade infectée de syphilis constitutionnelle est dans la période des accidents secondaires ou dans celle des accidents tertiaires. Il est bien entendu que, si une malade infectée de syphilis constitutionnelle secondaire se traite convenablement avec du mercure, la syphilis ne se transmet plus. Dans tout ce qui précède, il s'agit de malades qui ne se sont pas traitées pendant qu'elles étaient sous l'influence de la syphilis.

Une mère affectée de syphilis tertiaire (ulcérations tertiaires, coryza, ozène, gommes, nodussous-cutanés, périostoses, exostoses, etc...) donne-t-elle naissance à des enfants scrofuleux ? Aucune observation positive n'est encore venue à l'appui de cette opinion, qui n'est pas absolument improbable. Mais on ne sait que penser de cette origine syphilitique des scrofules, lorsqu'on voit des personnes qui l'admettent citer à l'appui des observations de soi-disant transmission par des parents qui ont eu de simples blennorrhagies, par une mère qui a eu une simple ulcération du col utérin.

Une question encore pendante est celle de savoir si une nourrice ou une mère nourrissant son enfant, et gagnant la syphilis, peuvent transmettre cette maladie par la lactation. M. Ricord croit que non, et il est certain qu'on observe contre la transmission plus d'exemples qu'il n'y en a en sa faveur. Il faut dire néanmoins que la question a besoin d'être étudiée de nouveau; car certains faits sembleraient plaider pour la possibilité de cette transmission. On trouve beaucoup de difficultés dans les observations de cette nature ; mais il est plus qu'étonnant de voir encore des praticiens se laisser tromper dans certains cas par les nourrices. Un bon nombre de syphilis transmises aux enfants par les nourrices le sont de la manière suivante, qu'il importe de se rappeler : La nourrice a des chancres, le pus de ces chancres s'inocule à l'enfant ; l'enfant a d'abord un chancre (phénomène primitif), et puis, à la suite de ce chancre, mais ni toujours, ni évitablement, il a des accidents syphilitiques secondaires. L'inverse peut avoir lieu, c'est-à-dire que la contagion peut avoir lieu de l'enfant à la nourrice, le premier ayant d'abord un chancre qu'il transmet ensuite à sa nourrice. C'est là le principal mode de communication de la maladie entre l'enfant et la nourrice; car, outre le fait possible d'une transmission par l'allaitement, il y a encore cette circonstance, que des enfants atteints de syphilis secondaire peuvent infecter leur nourrice, en faisant naître autour des mamelons, qu'ils mâchonnent continuellement, une inflammation spécifique ulcéreuse qui entraîne souvent la perte du bout de sein, et qui amène bientôt une diathèse suivie d'autres accidents syphilitiques.

Longtemps on a soutenu qu'un enfant atteint dès sa naissance de *syphilis secondaire*, n'ayant aucun symptôme primitif, ne pouvait rien transmettre à sa nourrice : c'est une erreur, et, en observant avec attention, l'esprit libre de toute idée préconçue, on voit que cette communication d'accidents secondaires peut avoir lieu. J'en ai vu plusieurs exemples, et je ne suis pas le seul qui en ait observé de semblables ; j'ai vu des enfants atteints de syphilis secondaire transmettre à leur nourrice, par le moyen de gerçures au mamelon, des inflammations ulcéreuses faisant tomber le bout de sein, et qui étaient suivies d'angines, de plaques muqueuses et de syphilides cutanées, etc. Il y a des exemples d'enfants qui ont ainsi infecté plusieurs nourrices successivement, et chez lesquelles l'autre enfant, frère ou sœur de lait, a également contracté la maladie. Ces faits sont en assez grand nombre pour fixer l'attention, et si tous ne sont pas également explicites, il en est qui suffisent aux personnes non intéressées dans ce débat pour entraîner la conviction. J'en ai rapporté un très-grand nombre (1). Quelques-uns ont été observés par moi, et j'ai emprunté les autres à Hunter, Cullerier, Rayer, Vidal, Putegnat, Diday, etc.

L'époque à laquelle les symptômes syphilitiques se montrent chez un enfant qui en a reçu le germe par hérédité est à peu près constamment du premier au deuxième mois de la vie extra-uté-

(1) Bouchut, *Traité pratique des maladies des nouveau-nés, des enfants à la mamelle et de la seconde enfance*, 4e édition. Paris, 1862, p. 985 et suiv.

rine : aussi rien de plus commun que de voir des mères syphilitiques donner naissance à des enfants, d'abord bien constitués en apparence ; puis, au bout de quinze jours, un mois ou six semaines, ces enfants sont pris des symptômes syphilitiques dont nous allons parler. Quelques personnes prétendent avoir vu des syphilides se montrer chez des nouveau-nés au huitième jour après la naissance ; ce fait aurait besoin d'une nouvelle confirmation, car rien, dans l'état actuel de la science, n'autorise à le croire vrai. Il faut bien se rappeler, pour pouvoir porter un jugement exact sur ces cas de syphilis héréditaire, que plusieurs médecins confondent à tort plusieurs des éruptions qui surviennent chez de jeunes enfants, avec des syphilides dont elles n'ont cependant aucun des caractères.

La syphilis héréditaire peut-elle se traduire par des symptômes extérieurs apparents sur l'enfant, au moment même de la naissance ? Cette question est encore controversée. Des praticiens du plus haut mérite ont dit que les faits de ce genre ont été observés d'une manière incomplète, et que, dans le petit nombre de cas qui ont été signalés, les enfants étant mort - nés , leurs prétendues syphilides ne seraient que de simples produits de la décomposition commençante du derme. Cette explication n'est peut-être pas très-exacte, car on observe chez des enfants mort-nés des plaques muqueuses bien évidentes, disséminées à l'anus, aux parties génitales et sur diverses parties du corps. On peut donc dire que, presque toujours, la syphilis héréditaire ne se manifeste par des symptômes apparents que vers la troisième, cinquième ou sixième semaine après la naissance ; mais qu'elle peut, dans quelques cas rares, produire des syphilides, alors que le fœtus n'a pas encore vu le jour. En effet, dans la plupart des cas de ce genre observés jusqu'à présent, le fœtus avait succombé dans le sein de sa mère quelques jours avant l'époque de l'accouchement, mais tout récemment on a vu des enfants naître bien conformés, avec des symptômes évidents de syphilis. M. Paul Dubois a vu plusieurs cas de pemphigus syphilitique chez des enfants qui ont vécu. M. Gubler en a également vu un exemple, et j'ai observé le plus curieux de tous ces faits à l'hôpital de la Pitié, chez un enfant qui avait des onyxis à tous les orteils et à chacun des doigts de la main (1).

Les symptômes de la syphilis héréditaire sont constitués par des plaques muqueuses qui se montrent sur tous les points du corps, mais surtout dans le voisinage des plis articulaires, à l'anus,

(1) E. Bouchut, *loc. cit.*, p. 987.

au périnée et au menton. Ces plaques n'offrent, chez l'enfant, aucun caractère plus spécial que chez l'adulte, si ce n'est leur petit volume habituel, leur mollesse extrême, et l'abondance de la matière purulente qu'elles sécrètent. Il est très-rare de voir des ulcérations se développer au palais et au voile du palais. Peut-être faut-il rapporter à la syphilis une forme de coryza chronique que j'ai observé chez un certain nombre d'enfants qui avaient sur le corps de la roséole et au périnée des plaques rouges irrégulières, ulcérées, et qui étaient issus de mères syphilitiques.

Quant aux phénomènes généraux, ils peuvent manquer ; mais, d'habitude, l'enfant s'affaiblit, mange peu, devient pâle et chétif ; les membres s'infiltrent de sérosité, et il finit bientôt par succomber au milieu de la cachexie vénérienne, si des secours intelligents ne lui sont pas administrés.

Les enfants atteints de syphilis héréditaire peuvent guérir rapidement, lorsqu'ils sont traités d'une manière convenable. On en voit même qui sont arrivés au dernier degré du marasme, et qui finissent par se rétablir. Mais, dans ces cas, la mort est beaucoup plus ordinairement la conséquence de la maladie.

Le traitement consiste à faire subir à la mère un traitement mercuriel, soit qu'elle présente elle-même des symptômes apparents de syphilis, soit qu'elle n'en présente aucun.

Quant aux jeunes enfants affectés de syphilis et du coryza chronique, peut-être syphilitique, dont nous avons parlé, on les guérit à l'aide de la liqueur de Van Swieten, une cuillerée à café par jour; à l'aide des frictions mercurielles sous les bras, ou enfin avec de l'iode donné à petites doses, et qu'on administre sous forme d'iodure de potassium. On le fait prendre directement dans un peu d'eau ou de lait sucré à la dose de 2 à 5 décigrammes par jour. Cette petite quantité ne paraît avoir aucun inconvénient. L'iode qui passe par le lait de la nourrice ne paraît pas être en assez grande quantité pour qu'on puisse songer à traiter l'enfant en traitant la nourrice.

Pourrait-on proposer ce traitement mercuriel à une nourrice saine qui soignerait un enfant affecté de syphilis? C'est une question plus sérieuse qu'on ne le croirait au premier abord, car on dit assez généralement sans trop de preuves, que l'emploi du mercure peut avoir des inconvénients très-graves : je ne le crois guère, et pour mon compte, je n'ai jamais vu qu'un traitement mercuriel convenablement dirigé ait eu de fâcheux résultats. Cependant il faut, en faisant une pareille proposition à une nourrice, lui exposer avec soin ce que l'on attend d'elle, afin qu'elle se décide d'elle-même en toute connaissance de cause. Pour la mère, il n'y a plus la même hésitation; car, bien qu'on ait de suffisantes raisons de croire à la réalité de la transmission des accidents syphilitiques par le père, dans un grand nombre de cas la cause se trouve chez la mère. Or, que la mère ait ou n'ait pas de symptômes apparents, elle n'en est pas moins sous l'influence d'une diathèse syphilitique, qui doit être traitée par le mercure. Si elle nourrit, le traitement mercuriel a un double avantage, puisqu'il s'adresse à la fois à la mère et à l'enfant.

Le traitement le plus convenable à mettre en usage, dans ce cas, celui que j'ai vu employer avec le plus de succès, consiste à faire prendre aux nourrices du protoiodure de mercure en pilules de 2 à 3 centigrammes, deux ou trois pilules par jour. Sous l'influence de cet agent, et bien que des analyses exactes n'en aient trouvé aucune trace dans le lait, les enfants reviennent rapidement à la santé, et les accidents syphilitiques disparaissent.

Si l'analyse ne rencontre pas le mercure dans le lait, ce n'est pas une raison pour croire qu'il ne s'y trouve pas; surtout si l'on réfléchit à la quantité minime qui doit être mélangée. Par exemple, des nourrices qui prenaient de 2 à 4 grammes d'iodure de potassium par jour n'avaient que des traces sensibles, il est vrai, mais très-légères, d'iode dans le lait. Puisqu'un agent aussi facile à reconnaître que l'iode ne se retrouve qu'en petite quantité, combien doit-il être difficile de reconnaître le mercure, qui exige des manipulations assez compliquées pour sa recherche, et dont les malades ne peuvent prendre, proportionnellement à l'iode, que de très-légères doses !

CHAPITRE II.

INFLUENCE DES MALADIES ACTUELLES DE LA NOURRICE SUR LA SANTÉ DES ENFANTS.

Parmi les affections locales ou générales diverses qui peuvent atteindre la mère nourrice ou la nourrice, les unes paraissent n'avoir aucune influence sur la santé des enfants, les autres, au contraire, exercent sur elle l'influence la plus fâcheuse.

Leur action est *immédiate* ou *éloignée*.

Celles dont l'effet est immédiat sont faciles à connaître, et l'on peut sans peine établir le rapport qui existe entre elles et les accidents qu'elles déterminent. Il n'en est plus de même des maladies de la nourrice dont l'influence se fait ressentir à une époque éloignée. Ainsi, tout le monde peut raisonnablement supposer que le lait d'une nourrice reconnue tuberculeuse pendant l'allaitement doit avoir les conséquences les plus fâcheuses pour l'avenir, mais personne ne saurait l'affirmer d'une manière positive. On pourrait en dire autant à l'égard de l'affection syphilitique, scorbutique et de l'anémie qui résulte de la mauvaise alimentation. Il est probable que ces maladies diathésiques de la nourrice sont plus ou moins préjudiciables à l'enfant, mais cela n'est point démontré par l'observation.

§ I. — Influence immédiate des maladies de la nourrice sur la santé des enfants.

Ces maladies sont assez nombreuses. Elles doivent être divisées en trois classes. Dans la première, nous placerons celles qui sont accompagnées par une modification dans la sécrétion de la glande mammaire, c'est-à-dire dans lesquelles le lait présente des altérations appréciables à nos moyens d'investigation. Il faut mettre dans la seconde celles qui ne sont accompagnées par aucune altération de ce genre ; et dans la troisième, enfin, celles dont la transmission s'opère par le contact répété de la nourrice et de l'enfant. « *Maxima diversa est ratio, nec rarò miranda, qua ad parvulos morbi tales transferuntur. Partim nimirùm, lacte, partim perspiratione, partim contactu, partim saliva, partim alia via, morbi ad eosdem transire possunt.* » (Wagner.)

PREMIÈRE CLASSE. — *Influence immédiate des maladies de la nourrice avec altération du lait.* — Ce que j'ai dit précédemment des altérations du lait trouve ici son application et doit servir à l'intelligence de cette partie du sujet.

1° Il y a des femmes qui ont toutes les apparences de la santé la plus robuste, et dont la constitution est forte et vigoureuse, qui ne font cependant que de pauvres nourrissons. J'en ai vu des exemples, mais ils sont rares. M. Donné en a rapporté un qui est très-curieux (1). La dame qui fut le sujet de son observation jouissait d'une belle et florissante santé, mais son enfant venait mal, paraissait souffrir après avoir teté, et il avait souvent du dérangement d'entrailles. M. Donné crut devoir rapporter ces accidents à une altération particulière du lait, trop riche, contenant des principes nutritifs abondants, trop substantiels et trop lourds pour l'estomac de l'enfant. En effet, le lait de cette nourrice renfermait une prodigieuse quantité de globules ; ils étaient tellement serrés, qu'à peine voyait-on quelques espaces libres entre eux, et partout ils se présentaient sans confusion ni agglomération. C'est, dit M. Donné, le lait le plus riche que j'aie encore rencontré. D'après cet examen, j'engageai la mère à continuer de nourrir

(1) Donné, *Cours de microscopie*. Paris, 1844.

son enfant, en prenant seulement le soin d'éloigner les heures de l'allaitement, afin de laisser aux digestions le temps de se faire et pour diminuer un peu la consistance du lait par son séjour dans les mamelles. Cette simple précaution suffit pour faire disparaître les accidents, et l'enfant revint bientôt à la santé.

L'excès dans les qualités du lait est donc un défaut ; sa trop grande richesse, c'est-à-dire l'augmentation absolue du chiffre de ses globules chez une nourrice forte et vigoureuse est toujours préjudiciable. L'enfant éprouve, sous cette influence, des indigestions fréquentes qui ne tardent pas à devenir l'occasion de la phlegmasie des voies digestives.

2° La plupart des affections des nourrices ont ordinairement sur le lait une influence toute contraire à celle dont nous venons de parler. Elles déterminent ce qu'on appelle l'appauvrissement de ce liquide, son état séreux, la diminution de sa quantité, la mauvaise élaboration de ses éléments, surtout des globules, qui sont très-sensiblement diminués, et elles le rendent insuffisant pour les besoins de la nutrition. Chose remarquable dans ces cas, les parties solides du lait sont encore en excès, mais elles rendent ce liquide lourd et indigeste, comme dans le cas précédent. La mauvaise qualité du lait dépend donc autant de sa mauvaise élaboration que de la diminution des globules et de l'accroissement du chiffre de ses parties solides. C'est une sorte de concentration du lait dont la fièvre paraît être la cause.

Les nourrices dont la constitution est délicate, sans être altérée par la maladie ; celles qui sont dans cet état de souffrance mal caractérisé qui accompagne la misère et la mauvaise alimentation : celles qui sont maladives et en proie à la diarrhée ou à une affection organique commençante ; la tuberculisation pulmonaire par exemple ; celles enfin qui sont atteintes par une affection aiguë inflammatoire, comme la pneumonie septique, comme la fièvre puerpérale, ou virulente, comme la syphilis ; celles-là, dis-je, présentent très-souvent cette altération du lait. Une sensation pénible produit quelquefois le même résultat : ainsi, E. Siebold a observé une dame chez laquelle l'odeur exagérée du camphre troublait et même suspendait la sécrétion laiteuse.

Dans ces cas, on trouve le lait clair, séreux, peu abondant, renfermant un petit nombre de globules de beurre, tous très-petits et comme réduits en poussière. Ce liquide est relativement plus chargé de parties solides, de caséum et de sucre, ce qui le rend lourd et dangereux pour les enfants. C'est ce que l'on appelle un *lait pauvre et insuffisant*.

Les maladies de la nourrice qui déterminent cet appauvrissement du lait, cette diminution des globules de beurre et cette mauvaise élaboration du lait, sont, comme on le voit, très-variées et fort dissemblables. Elles ont ordinairement pour résultat d'amener chez l'enfant l'irritation des voies digestives, la diarrhée, les coliques, les vomissements, le muguet, etc. La pauvreté du lait qui résulte de la maladie et de la fièvre, comme sa trop grande richesse, c'est-à-dire la surabondance de ses globules, à l'état normal, semble donc être la cause des mêmes accidents chez les nourrissons.

Un fait de pathologie comparée, extrêmement curieux, confirme ce que je viens de dire. Rochou purgeait tous les deux jours, pendant un mois, une vache nourrice, et il vit le lait diminuer, devenir séreux, et le veau avoir la diarrhée. Il recommença de la même manière un peu plus tard, mais cette fois le veau mourut, puis enfin la vache.

3° Les affections dont je viens de parler, et quelques maladies locales, telles que la galactophorite, les engorgements et les phlegmons du sein, la grossesse même, qui déterminent l'appauvrissement du lait de la nourrice, deviennent la cause d'une altération de ce liquide et de son retour à l'état de colostrum. On trouve encore ici une altération unique correspondant à des maladies très-différentes dans leur nature.

Dans ces circonstances si diverses, dans le cours de la grossesse, au milieu de la fièvre qui accompagne le phlegmon de la mamelle, et dans la fièvre de la pneumonie, de l'entérite, etc., le lait, diminué de quantité, appauvri dans ses globules, concentré dans ses parties solides, présente au microscope des globules laiteux, petits, mal circonscrits, confus et comme réduits en poussière, au milieu desquels se trouvent un bon nombre de ces corps granuleux propres au colostrum.

L'influence de ce lait sur les enfants se traduit encore par l'irritation des voies digestives, par des coliques, par des vomissements, par la diarrhée, etc. Néanmoins ce phénomène n'est pas constant, et il arrive que des enfants qui tettent une nourrice malade, dont le lait renferme des éléments du colostrum, ne présentent aucun accident de cette nature.

Ainsi, je rappellerai l'exemple d'une femme que j'ai vue à l'hôpital Necker. Elle avait une fièvre puerpérale légère et des abcès multiples dans le tissu cellulaire sous-cutané des membres ; son lait était pauvre et rempli de corps granuleux : l'enfant, qui ne prenait pas d'autres aliments, resta en assez bon état, sans diarrhée, jusqu'au moment où survint, par suite de circonstances épidémiques, une affection catarrhale des bronches.

Une autre fois j'ai vu dans le même hôpital une femme de vingt-huit ans, douée d'une bonne santé, blanche, lymphatique, qui eut un premier enfant qu'elle allaita et qui vint fort mal ; le père était parfaitement sain. Cet enfant eut de la diarrhée au deuxième mois de sa vie, puis des vomissements et du muguet confluent. Le lait était clair, séreux et peu abondant, ce qui obligea de sevrer. Au vingtième mois, l'enfant n'avait que six dents, il était malingre, ne pouvait se tenir sur ses jambes ; son ventre était énorme, et à chaque instant il avait de la diarrhée.

Quinze mois après, cette femme eut un deuxième enfant ; elle commençait à le nourrir, lorsqu'un mois après sa délivrance elle eut un abcès au sein. L'enfant continua de teter, et il eut des vomissements et de la diarrhée, qui continuèrent après la guérison de la mamelle. Pendant deux mois alors j'examinai le lait : il était très-clair, peu abondant, pauvre en globules, en crème, et rempli de globules granuleux, légèrement acide. La mère eut ensuite un ictère, et le lait devint un peu jaune ; il ne tachait pas le linge, et se recouvrait d'une légère couche de matière colorante bleue, par l'action de l'acide nitrique. Ses autres caractères étaient d'ailleurs les mêmes.

J'ai vu aussi des nourrices, devenues enceintes,

qui continuèrent l'allaitement malgré l'altération de leur lait et son retour à l'état de colostrum. Leurs nourrissons ne parurent pas en souffrir. Néanmoins, dans la majorité des cas, le lait sécrété dans le cours de la grossesse est de mauvaise qualité, et il provoque chez les enfants une irritation plus ou moins violente des voies digestives, caractérisée par la diarrhée séreuse.

Ailleurs, on retrouve la même maladie chez la mère et chez l'enfant. Une fois j'ai vu à l'hôpital Sainte-Eugénie une nourrice atteinte depuis quinze jours d'embarras gastrique, avec anorexie, état saburral de la langue, céphalée, ictère des conjonctives, dont l'enfant, âgé de quinze mois, tomba malade, ne voulait plus teter, et depuis trois jours était atteint d'ictère intense, avec urines brunes et selles régulières jaunâtres.

4° La galactophorite, les engorgements et les phlegmons du sein sont quelquefois la cause d'une altération du lait qui diffère de la précédente, et peut être préjudiciable à l'enfant. Je veux parler du mélange de ce liquide avec le pus.

Les abcès du sein formés dans le tissu même de la glande mammaire détruisent souvent quelques lobules glanduleux, et déchirent les conduits galactophores. Ces conduits restent ainsi l'ouverture béante dans les parties profondes du foyer, absorbant sans cesse le pus renfermé dans son intérieur et le portant au dehors par les orifices du mamelon, où il se mêle avec le lait venu des autres parties de la glande.

Le microscope permet de découvrir très-facilement cette altération du lait, qui est très-évidente, extrêmement facile à reconnaître, et il est impossible de ne pas l'accepter comme un fait incontestable.

Il est presque inutile de dire qu'une telle maladie de la nourrice doit avoir l'influence la plus fâcheuse sur la santé de l'enfant. Les accidents qui en résultent paraissent concentrés sur la muqueuse des voies digestives. Ainsi les digestions se troublent; l'enfant vomit et il a de la diarrhée. Cependant d'autres phénomènes morbides peuvent se produire, et c'est dans les mêmes circonstances qu'on a vu survenir chez l'enfant des érysipèles et des abcès gangréneux, particulièrement au scrotum, qui amènent rapidement la mort. Il est infiniment probable que chez ces femmes le lait devait contenir une certaine quantité de pus. On peut donc considérer comme un fait avéré que le lait provenant d'un sein malade, soit qu'il contienne du pus, soit qu'il n'en contienne pas, est excessivement préjudiciable aux enfants.

5° Je dois enfin parler d'un état particulier de quelques femelles, dans lequel le lait sort tout mélangé à une certaine quantité de sang. Ce phénomène, fort extraordinaire, s'il n'y a pas eu erreur dans son appréciation, n'a pas encore été rencontré chez la femme. M. Donné l'a quelquefois observé chez les animaux. Ce médecin a découvert dans le lait *rougeâtre* de deux ânesses un certain nombre de globules sanguins, reconnaissables à leur forme et à leur couleur, solubles dans l'ammoniaque, placés au milieu des globules laiteux.

Cette altération ne se rencontre pas chez la femme ; et dans les cas où l'on a cru l'observer, ce sang n'était pas formé simultanément avec le lait dans l'intérieur de la mamelle, il provenait de son extérieur par une fissure du mamelon.

Or, il ne faut pas confondre le mélange accidentel de sang et de lait, aussi fréquent que la fissure du sein, avec le mélange naturel qui serait le résultat de l'altération de sécrétion du liquide. L'un de ces phénomènes est purement local et sans effet sur la santé de l'enfant ; l'autre, au contraire, se rattache à une disposition générale de la nourrice qui est assurément fort sérieuse, mais dont nous ne pouvons préciser le caractère, puisqu'elle n'a pas été observée dans l'espèce humaine.

Des considérations qui précèdent, il résulte que les maladies de la nourrice, accompagnées d'une altération du lait appréciable à nos moyens d'investigation, n'ont pas sur la santé des enfants une action *immédiate*, particulière et spéciale à *chacune d'elles*. Toutes ces affections ont pour résultat commun, chez l'enfant, l'insuffisance de la nutrition, et ensuite l'irritation des voies digestives, caractérisée par des coliques, des vomissements et de la diarrhée. Qu'elles soient accompagnées de l'altération de lait désignée sous les noms de *richesse* ou d'*appauvrissement*, de son altération par les éléments du colostrum, quelquefois par du pus, leur effet n'en est pas moins le même. *Toujours les accidents qui se développent ont pour siége le tube digestif, et toujours aussi leur nature est semblable, car il s'agit d'une inflammation qui produit la diarrhée.*

Ainsi donc, la vigueur de constitution et la bonne santé habituelle, qui sont en rapport avec la riche et abondante sécrétion d'un lait trop chargé de principes solides, se trouvent sur la même ligne que la faiblesse et l'état des maladies chroniques qui déterminent l'appauvrissement de ce liquide, eu égard à l'influence de ces dispositions générales sur la santé des enfants. Il en est de même de l'action des maladies inflammatoires. de la pleurésie, de la pneumonie, etc. Leur influence immédiate est semblable à celle des maladies septiques, comme la fièvre puerpérale et la fièvre typhoïde.

Au reste, si les maladies dont je viens de parler exercent une influence fâcheuse sur la sécrétion du lait, il ne faut pas croire qu'elles doivent irrévocablement déterminer des troubles dans la santé des enfants ; assez souvent encore le nourrisson n'éprouve aucun dommage en tetant sa nourrice qui est malade. Ainsi, j'ai vu des femmes atteintes de rhumatisme articulaire aigu, incapables de tenir elles-mêmes leur enfant qu'on présentait à leur sein ; d'autres qui étaient affectées de pneumonie, de phthisie, de fièvre puerpérale, de fièvre typhoïde, etc., avec ou sans altération du lait, qui ne cessèrent pas d'allaiter leur enfant, lequel ne parut pas en souffrir.

Il y a, à cet égard, des différences individuelles très-grandes. Un enfant ressent à sa manière l'influence du lait de sa nourrice, et probablement d'une manière toute différente d'un autre qui serait à sa place. Une femme que j'ai vue, ayant ses règles pendant l'allaitement, nourrissait à la fois son enfant et un enfant étranger ; celui-ci était malade à chaque époque menstruelle, avait des coliques et de la diarrhée ; l'autre n'éprouvait rien de semblable.

En présence de ces faits, si souvent contradictoires, qui sont de nature à ébranler la conviction qu'il faut acquérir au sujet de l'influence des nourrices sur leurs enfants, que faire et à quoi se résoudre ? Il faut agir avec prudence, et quand une nourrice est malade, il convient d'attendre et d'observer ce qui se passe chez le nourrisson. Si des accidents sérieux, du côté des voies digestives, paraissent, l'allaitement doit être suspendu jusqu'à nouvel ordre, et confié à une nouvelle nourrice, si l'état de la première ne devient pas rapidement plus prospère.

DEUXIÈME CLASSE. — *Influence immédiate des maladies de la nourrice, sans altération de son lait.* — Cette dénégation cache notre impuissance. Il est évident que si une nourrice, dont le lait n'offre aucune modification appréciable, se trouve dans une disposition capable de produire des accidents chez le nourrisson, c'est que son lait est altéré d'une manière que nous ne pouvons pas saisir.

En effet, le lait est l'intermédiaire obligé de cette influence morbide.

Et il est impossible de nier l'existence des altérations insaisissables de ce fluide, quand nous-mêmes pouvons les déterminer à volonté, par l'introduction de substances médicamenteuses dans l'économie. La dose de 2 ou 3 centigrammes de protoiodure de mercure, administrée chaque jour à la nourrice, suffit pour guérir la syphilis de l'enfant, et cependant on n'a jamais pu, par les analyses les plus exactes, réussir à trouver dans le lait des traces de cette substance.

Par conséquent, si nous arrivons à modifier les qualités du lait, sans nous en apercevoir autrement que par les résultats physiologiques et thérapeutiques, nous devons croire à l'existence des altérations inconnues et inappréciables de ce liquide, lorsqu'elles nous sont démontrées par un phénomène aussi certain que la maladie de l'enfant, au moment d'un trouble survenu dans la santé de sa nourrice.

Quoi qu'il en soit de ces altérations insaisissables du lait, qui existent chez des nourrices en proie aux affections morales ou nerveuses, chez des femmes dont la constitution est dominée par une diathèse ou une cachexie quelconque, scrofuleuse ou syphilitique, ce qu'il nous importe, c'est de préciser quelles sont, parmi ces dispositions morbides, celles qui sont immédiatement préjudiciables aux enfants.

Les affections morales et l'agencement nerveux des nourrices ont quelquefois la plus grande influence sur la nutrition des enfants; mais cette influence est loin d'être constante, et doit être considérée, je crois, comme étant tout exceptionnelle.

La mère et la nourrice qui ne s'attachent pas à leur nourrisson sont de mauvaises nourrices; leur lait ne monte pas avec abondance comme chez les mères dévouées à leur enfant; elles n'éprouvent pas le tressaillement intérieur, connu sous le nom de *montée de lait*, et qui s'opère à la vue ou à la seule pensée qu'elles pourront bientôt donner à teter. L'enfant souffre et son développement est retardé; heureux encore s'il ne tombe pas malade. Voilà les résultats de l'indifférence et de l'ennui qu'on apporte à remplir les devoirs de nourrice.

Influences morales. — Les émotions de toutes sortes, les contrariétés violentes, les profonds chagrins, et en général toutes les passions modifient rapidement la composition du lait, et peuvent le rendre immédiatement nuisible aux enfants. Ainsi, une nourrice dont j'ai parlé (page 220), encore émue du danger que venait de courir son mari dans une querelle avec un soldat, présente le sein à son enfant âgé de onze mois et bien portant, ce qui entraîne sa mort (1). Tout le monde connaît l'histoire racontée par Deyeux et Parmentier, relative à une dame sujette à des attaques de nerfs, et qui voyait à ce moment son lait altéré et visqueux comme du blanc d'œuf. On ne dit pas ce qu'il est résulté de cette nourriture pour l'enfant, mais on peut supposer que l'allaitement a été interrompu, car un lait de cette composition ne pouvait être que dangereux.

(1) *Ann. de littér. médic. britann.*, 1824, t. I, et Guérard, *Dictionnaire de médec.*, art. LAIT, Paris, 1838, t. XVII, p. 455.

Ces altérations subites du lait, souvent inappréciables, dont on ignore la nature, déterminent parfois des convulsions.

Ainsi, j'ai vu une dame fort impressionnable, très-agitée dans la saison chaude par l'état électrique de l'atmosphère, et surtout par l'orage, qui ne pouvait donner à teter à son enfant sans lui communiquer presque aussitôt une agitation incroyable, qui alla plusieurs fois jusqu'au spasme convulsif. Elle se trouva bien de suspendre l'allaitement lorsqu'elle se trouvait en pareille disposition, et les accidents ne se montrèrent plus chez l'enfant.

Barbieri raconte qu'une femme de trente-deux ans, très-robuste, fut prise, à son premier allaitement, de tiraillements musculaires fugitifs dans les jambes et dans les pieds, et son enfant mourut de pemphigus à dix mois. A la seconde couche, mêmes phénomènes qui durèrent sept jours, juste la durée de la vie de l'enfant et de l'allaitement. A une troisième couche, les spasmes commencèrent dès le début de la sécrétion laiteuse, et au bout de dix jours ils se convertirent en accès qui revinrent périodiquement de dix jours en dix jours. Après une demi-heure de tiraillements musculaires dans toutes les parties du corps, une convulsion tonique envahissait toute une région, les muscles de la mâchoire ou ceux du cou, d'une main, d'une jambe, ou tous ces muscles à la fois. Le spasme tétanique abandonnait une partie au bout de cinq minutes, et se présentait ailleurs. Le pouls et la respiration s'élevaient; une sueur abondante coulait, mais sans fièvre consécutive. Pendant douze à vingt-quatre heures, la douleur était des plus violentes, et cette souffrance, exprimée par des cris, empêchait l'enfant de dormir et lui interdisait presque le sein. Cet enfant mourut à dix mois d'un flux dysentérique. Deux autres couches furent suivies du même phénomène pendant l'allaitement. Les deux enfants périrent de la même maladie que le précédent, l'un à six mois, l'autre à neuf. L'interruption de l'allaitement a pu seule apporter un remède à ce tétanos, et le résultat a toujours été rapide et complet. Tous les agents de la matière médicale avaient été employés sans succès contre ces accidents.

On raconte qu'une jeune femme fort lascive, voyait l'enfant qu'elle allaitait tomber dans de violents mouvements convulsifs chaque fois qu'elle s'était livrée au coït. Ce fait semble justifier l'aphorisme de Galien (1) : « *A Venere omninò abstinere jubeo omnes mulieres quæ pueros lactant.* » Mais de nombreux exemples pourraient, au besoin, démontrer que l'influence des plaisirs vénériens n'est

(1) Galien, *De sanitate tuenda*, lib. I.

pas toujours aussi fâcheuse: Voici l'opinion de Van Swieten : « *Numerosissimas vidi mulieres*, *quæ singulis fere annis feliciter pariebant*, *licet ubera præberent infantibus* (1). » Il est aussi des médecins qui vont plus loin, et qui conseillent même, dans l'intérêt de la nourrice, de lui accorder la satisfaction de voir son mari. « *Certum est occulta desideria pejora et magis noxi esse quam plena honestarum feminarum gaudia*, *et rarum moderatumque Veneris usum.* » (Platner.) On ne peut irrévocablement juger cette question d'après quelques faits particuliers, sans s'exposer à tomber dans l'erreur. Les rapports sexuels ne peuvent être immédiatement dangereux que chez quelques nourrices dont l'ardeur est extrême et dont les sens sont excessivement impressionnables. Mais ce qui doit les faire absolument interdire, *a Venere omninò abstinere jubeo*, c'est que la grossesse, dont on ne s'aperçoit que plus tard, en est souvent le résultat, et que, comme nous l'avons vu, l'état du lait qui accompagne ordinairement cette position étant fréquemment préjudiciable aux nourrissons, on est obligé de les confier à une autre nourrice.

Le *retour prématuré des règles* est un phénomène qui inquiète beaucoup les mères. On lui at-

(1) Van Swieten, *Morbi infantum*, t. IV, p. 594.

tribuait jadis une très-grande influence sur la santé des enfants, mais il n'en est généralement pas ainsi. C'est une question que l'on ne peut juger à priori pour toutes les femmes, et qui doit se décider par l'observation de chacune d'elles.

Ainsi, j'ai interrogé beaucoup de nourrices à cet égard, pour savoir si elles avaient eu leurs époques dans les allaitements antérieurs et si leur enfant avait paru en souffrir. J'ai, d'une autre part, observé un grand nombre de nourrices qui avaient le retour prématuré des époques, et je suis arrivé à ces conclusions : 1° que les règles reparaissent chez le tiers des femmes entre le cinquième et le septième mois de l'allaitement; 2° que souvent les femmes n'ont leurs règles qu'une fois, ce qui indique l'aptitude à la conception ; puis elles deviennent enceintes, et les règles ne paraissent plus ; 3° que la généralité des enfants ne paraît pas souffrir de la menstruation des nourrices ; 4° qu'il en est quelques-uns qui ont à ce moment des coliques, un peu d'agitation, et quelquefois une diarrhée légère ; 5° que d'autres, et ceux-là sont rares, sont très-malades quelques jours avant, pendant, et peu après les règles de la nourrice, qu'il faut nécessairement remplacer : les accidents ont pour siége le tube digestif, et l'on voit chaque mois paraître des coliques, des vomissements, de la diarrhée, et quelquefois une fièvre assez vive ; 6° que le lait, dans ces circonstances, ne présente pas de changements appréciables à nos moyens d'investigation.

Sœmmering rapporte un exemple bien curieux qui, s'il était plus fréquent, semblerait démontrer l'impossibilité de contrarier le vœu de la nature à l'égard de l'allaitement par la mère. Le lait d'une femme qui nourrissait sans inconvénient ses propres enfants donnait des convulsions aux autres.

Assurément ce fait ne pourra pas détruire l'habitude qu'on a prise si légèrement de confier ses enfants à des nourrices étrangères, mais il pourra du moins faire comprendre qu'il n'est pas indifférent de les confier à la première femme venue. En effet, les nourrices ont, avec leur individualité de race, de constitution et de tempérament, une individualité du lait, dont les qualités sont plus ou moins avantageuses à la santé des enfants, suivant les femmes qui le fournissent.

Maladies aiguës. — Les nourrices sont quelquefois affectées de maladies inflammatoires ou septiques, qui ne sont pas accompagnées des altérations du lait mentionnées dans le chapitre précédent. Ces maladies n'ont alors aucune influence sur la santé des enfants, qui n'est qu'accidentellement troublée. Ainsi, j'ai vu la pneumonie surprendre un enfant qui n'avait pas cessé de teter sa mère atteinte d'un violent érysipèle de la face avec délire, et dont le lait n'était pas altéré. J'ai vu pareille chose chez un autre enfant, dont la mère avait une fièvre puerpérale légère ; mais, par opposition, je citerai un troisième cas, beaucoup plus singulier, dans lequel une femme atteinte d'arthrite puerpérale au genou, assez bien portante d'ailleurs et sans réaction fébrile très-intense, continuait à donner le sein à un enfant qui eut une arthrite suppurée de l'épaule droite ; ce qui fut constaté par l'autopsie. A cette époque, je n'avais pas songé à étudier les altérations du lait, et je n'étudiais pas celui de cette nourrice, de telle sorte que j'ignore si ce fait est bien à sa place dans ce chapitre. Cependant j'ai cru devoir l'y mettre, car on peut penser que l'examen du lait n'aurait pas rendu compte de la formation d'une arthrite simultanée chez la mère et l'enfant.

Certaines maladies de la peau, chez la mère ou chez la nourrice, se transmettent à l'enfant par contact direct ; cela ne fait aucun doute, mais il est difficile de savoir si la transmission peut s'opérer au moyen du lait. Cela n'est pas probable, car j'ai vu beaucoup de femmes qui avaient des affections cutanées non spécifiques, et qui ne transmirent aucune maladie à leur enfant. Je n'ai observé qu'une fois le phénomène contraire, qu'il faut expliquer par une coïncidence, en attendant que d'autres faits semblables permettent d'en tirer des conclusions différentes. La nourrice dont il s'agit avait depuis plusieurs années, au sein, un eczéma qu'elle n'avait pu faire disparaître, et qui se développa sur tout le corps de son enfant au quatrième mois de la naissance.

J'arrive enfin à un genre fort important de maladies des nourrices, dont l'influence immédiate sur les enfants est loin d'être déterminée. Je veux parler de l'influence des constitutions faibles et lymphatiques, des diathèses dartreuses, scrofuleuses ou syphilitiques, et de certaines cachexies dans lesquelles le lait ne présente aucune altération appréciable. Il est presque sans exemple d'avoir observé, chez un enfant allaité par une nourrice de constitution scrofuleuse ou par une nourrice scorbutique et atteinte de syphilis latente, des accidents évidemment en rapport avec ces divers états morbides. On peut même nier l'existence de ces accidents comme étant le résultat des dispositions de la nourrice. On ne doit les accepter qu'à titre de coïncidence. En effet, si l'on observe avec soin les enfants de bonne race, nourris par une femme de tempérament scrofuleux, même très-prononcé, on ne trouve, ni dans l'état extérieur, ni dans la santé, de phénomènes qui puissent faire croire qu'il est scrofuleux. Si cette lactation doit avoir quelque influence, on ne s'en apercevra que plus tard.

Quant à la syphilis, aucun fait ne démontre d'une manière positive sa transmission par l'allaitement. « *Constat hodiè ferè inter omnes, virus venereum neutiquàm per lac ad infantes transferri.* » (Wagner.) On peut croire à cette transmission, mais il serait difficile d'en fournir des preuves un peu satisfaisantes. D'abord le lait des femmes syphilitiques ne présente pas de caractères différents du lait des femmes bien portantes ; s'il est altéré, ce doit être par un virus, et l'on n'a pas encore pu arriver à en saisir un seul. Ensuite, si l'on examine avec soin les cas de syphilis qui ont été attribués ou qu'on serait tenté d'attribuer à l'infection par le lait, on verra qu'il n'en est pas ainsi, et que le mode de propagation est tout différent. On trouve, en effet, presque toujours chez la nourrice, un chancre dont le pus, transporté par les mains, par le linge et par les *contacts répétés*, a fini par être absorbé et par produire dans la bouche et sur le corps un chancre semblable, origine de l'infection vénérienne.

Il y a dans ces cas une véritable inoculation dont le chancre est le phénomène primitif et en même temps la cause des accidents secondaires. C'est en général de cette manière que s'opère la transmission de la syphilis aux enfants.

L'influence de la diathèse ou de la cachexie

syphilitique n'est donc pas immédiate, car la syphilis ne paraît pas se transmettre par la lactation ; elle a peut-être, au contraire, une influence assez éloignée, et il n'est pas impossible qu'elle ait un rapport assez intime avec le développement de l'affection scrofuleuse.

En résumé, on voit que certaines dispositions du cœur, les affections morales, les passions, et quelques maladies de la nourrice qui ne sont pas accompagnées par une modification du lait, ont quelquefois une influence immédiate assez grave sur la santé des enfants.

Cette influence est même, en général, plus fâcheuse que l'influence des maladies avec altération du lait. Tous les enfants ne la subissent pas avec la même facilité ; il en est même qui y sont complétement réfractaires.

La sécheresse du cœur de certaines mères pour leurs enfants, le profond dégoût qu'elles ont pour les soins de l'allaitement, nuisent au développement physique des nourrissons.

La frayeur, la colère, les inquiétudes continuelles, les chagrins très-vifs, etc., sont quelquefois la cause de troubles assez graves du côté des voies digestives et surtout du côté du système nerveux. Ceux-ci s'observent surtout au milieu des passions violentes, et en particulier sous l'influence des satisfactions vénériennes. Les convulsions chez les enfants sont la manifestation la plus ordinaire de cet état des nourrices.

La menstruation est quelquefois accompagnée de coliques, de vomissements et de diarrhée, mais ces phénomènes sont rares.

L'état de la constitution, les tempéraments, les diathèses, ne paraissent avoir aucune influence immédiate sur la santé des enfants. Si ces maladies ont une action, ce ne peut être qu'une action très-éloignée.

TROISIÈME CLASSE. — *Influence immédiate des maladies de la nourrice par suite du contact avec l'enfant.* — Je viens de déterminer l'action de certaines maladies de la nourrice sur la santé de l'enfant, soit qu'il y ait une altération appréciable du lait, soit, au contraire, que ce liquide ne présente rien de particulier. Mais d'autres maladies de la nourrice peuvent se communiquer à l'enfant par *infection* ou par *contact*, et ici ce n'est plus en sa qualité exclusive de nourrice que cette femme transmet une maladie quelconque, c'est au même titre que toute personne étrangère qui apporterait le germe de cette même maladie. C'est ainsi que peuvent se transmettre la *gale*, l'*ophthalmie*, la *diphthérite*, la *variole*, le *choléra*, d'après mes observations, la *syphilis primitive*, la disposition à l'érysipèle en cas de fièvre puerpérale, etc. Dans toutes ces circonstances, il faut interrompre l'allaitement et prendre une autre nourrice.

§ II.— Influence éloignée des affections morales et physiques de la nourrice sur la santé des enfants.

Cette influence est beaucoup plus difficile à connaître que celle dont j'ai parlé jusqu'à présent. En effet, si nombreuse que soit la clientèle d'un médecin, il ne trouvera jamais assez de malades qu'il ait suivis depuis la naissance jusqu'à un âge avancé pour se faire sur le sujet dont il est question une conviction inébranlable et suffisamment motivée. Il pourra tout au plus exprimer ses doutes; la sagesse lui défend de faire davantage.

On attribuait autrefois au lait une influence éloignée très-évidente sur la constitution et le caractère des enfants. Ainsi, on croyait que les enfants nourris avec du lait de vache étaient plus lents et moins gais que ceux qui l'avaient été avec du lait de chèvre, tandis que ceux-ci avaient beaucoup de pétulance. On admettait également que le caractère et les passions de la nourrice pouvaient se transmettre à l'enfant par le lait. Sylvius l'a formellement affirmé (1). Mais, comme le dit Désormeaux, s'il est vrai que la nature du lait,

(1) Sylvius, *Tract. de morb. infant.*, cap. XLII.

qui dépend de la constitution physique et morale de la nourrice, exerce une influence immédiate sur la santé et la constitution du nourrisson, de manière à modifier son développement intellectuel et moral, il n'est pas exact de soutenir qu'elle ait une influence éloignée sur le caractère de l'individu, car trop de faits démontrent le contraire. Lorsque cette transmission a lieu, l'enfant la reçoit bien plus sûrement de l'imitation des manières de sa nourrice et de l'éducation qu'elle lui donne.

Il faudrait maintenant apprécier l'influence éloignée de certaines maladies des nourrices sur l'avenir de la santé des enfants, et savoir quelle est l'action ultérieure du lait des femmes, ayant des affections nerveuses, l'épilepsie en particulier, ou une diathèse syphilitique, cancéreuse, scorbutique et scrofuleuse, avec phthisie pulmonaire particulièrement. Nous ne possédons malheureusement aucun fait qui décide ces questions. C'est vraiment par surprise qu'une femme ainsi malade est acceptée pour servir de nourrice, et il nous est impossible de hasarder une opinion sur ce point. Cependant, si quelques-unes de ces affections de la nourrice, et non de la mère, ne nous paraissent pas avoir, sur l'avenir des enfants, une influence bien évidente, il faut du moins, dans l'ignorance où nous sommes à cet égard, les regarder comme ayant toutes une influence très-fâcheuse, et changer la nourrice dès qu'on s'aperçoit de leur existence.

LIVRE II

DU CHANGEMENT DE NOURRICE.

Ce que je viens de dire des altérations du lait par le tempérament, par la maladie, par le retour des règles, etc., ainsi que des influences de la constitution et des maladies de la nourrice sur la santé des enfants, trouve ici son application. Il n'y a qu'un moyen de remédier aux inconvénients et aux dangers qui pourraient résulter de la mauvaise disposition d'une nourrice : il faut, sans hésitation, la remplacer par une autre.

Quand faut-il changer la nourrice et comment faut-il le faire ? Telles sont les questions que le médecin est appelé souvent à résoudre.

J'ai déjà parlé du choix de la nourrice, par conséquent je ne dois m'occuper ici que des circonstances qui peuvent nécessiter son changement. Si l'on se rappelle, d'une part, ce qui a été dit de l'influence ressentie par l'enfant dans le cours des maladies et des indispositions de sa nourrice ; et de l'autre, des faits contradictoires assez nombreux qui combattent cette influence, on verra qu'il n'est pas possible d'indiquer d'une manière positive le cas où il faut congédier la nourrice, et les maladies qui nécessitent son remplacement. Tout est subordonné à l'observation des enfants ; car telle indisposition ou telle maladie de la nourrice, fatale à un enfant, peut bien ne pas être aussi dangereuse pour un autre. C'est ce que j'ai vu chez des femmes réglées au sixième, septième et huitième mois de l'allaitement, qui, avec leur enfant, nourrissaient un enfant étranger. Au moment de la menstruation, l'un d'eux éprouvait des coliques et de la diarrhée, et l'autre n'éprouvait rien de semblable. Il n'est pas impossible qu'il en soit de même à l'égard de l'influence d'un certain nombre des affections de la nourrice.

Il faut, en conséquence, lorsqu'une nourrice a moins de lait, tombe malade, ou lorsqu'elle aperçoit ses époques revenir prématurément, ne pas trop se hâter de la remplacer. Il est nécessaire d'attendre un peu pour connaître la nature du mal, son influence sur la composition du lait et son action sur la santé de l'enfant. C'est alors qu'on doit prendre un parti. Jusque-là il faut se contenter de donner un peu moins à teter et de subvenir aux besoins de l'enfant par le biberon rempli de bon lait de vache, et par de légers potages, si l'enfant est en âge de les prendre.

Si la nourrice n'est pas malade et qu'il y ait seulement diminution du lait, on pourra essayer l'électrisation des mamelles (1). Mais si cela ne suffit pas, il faudra consulter l'état de l'enfant.

L'enfant vient-il bien, est-il gras et ferme, tette-t-il avec ardeur, sans dormir dès qu'il est au sein, la nourrice est bonne à conserver. Au contraire, l'enfant est-il pâle, a-t-il les chairs molles, un peu de diarrhée, ce lait est insuffisant ou mauvais, et il faut en changer. Il y a, du reste, un bon moyen de savoir si l'enfant tette en suffisance, c'est de faire comme M. le professeur N. Guillot, de le peser avant et après l'allaitement. La différence de poids indique la quantité de lait qui a été prise, et comme elle doit être de 80 à 100 grammes, si elle n'atteint pas ce chiffre, c'est que la nourrice est mauvaise.

Lorsque la maladie de la nourrice est grave et menace de se prolonger, lorsque la nature en est mauvaise, lorsque le lait est altéré, et enfin lorsque l'enfant présente des accidents gastriques ou autres assez sérieux pour laisser croire qu'ils peuvent devenir plus inquiétants, il n'y a pas à différer : le changement immédiat de nourrice est indispensable à la santé de l'enfant.

Toutes ces précautions sont nécessaires, afin de

(1) Voyez page 132.

ne pas renvoyer légèrement une nourrice qui connaît les habitudes du nourrisson, et dont on est satisfait sous tous les autres rapports. Ce changement n'offre par lui-même, en général, aucun danger ; et l'on peut, comme j'ai eu occasion de le faire, après avoir perdu une première nourrice, en prendre successivement deux ou trois autres, jusqu'à ce qu'on ait rencontré celle qui soit bien convenable.

Quand on doit remplacer la nourrice, il faut lui laisser ignorer cette détermination, et attendre, pour la lui faire connaître, qu'un nouveau choix ait été fait. Alors il est bon de ne mettre aucun intervalle entre l'avertissement et le remplacement ; de cette manière elle ne peut en aucune façon faire souffrir l'enfant du dépit que peut lui causer cette mesure.

CINQUIÈME PARTIE

LES MALADIES ET LA MORTALITÉ DU NOUVEAU-NÉ

CINQUIÈME PARTIE

LES MALADIES ET LA MORTALITÉ DU NOUVEAU-NÉ.

LIVRE PREMIER

DES MALADIES DES NOUVEAU-NÉS ET DES ENFANTS A LA MAMELLE.

Je ne veux point traiter ici des maladies du nouveau-né, qui ont fait de ma part l'objet d'un livre spécial (1); mais il est quelques indispositions fort communes dans les premières semaines de la vie et dont il me paraît utile de parler : ce sont les vents, les coliques et les vomissements.

CHAPITRE PREMIER.

DES VENTS.

Très-souvent pendant les premières semaines de leur vie, les enfants rendent des *vents* par la bouche et par l'anus. Dans quelques cas, cette évacuation de gaz est accompagnée de coliques et

(1) Bouchut, *Traité pratique des maladies des nouveau-nés, des enfants à la mamelle et de la seconde enfance*, 5e édit., 1866.

de vomissements qui rendent les enfants très-malades, leur font jeter des cris aigus plus ou moins prolongés et les agitent au plus haut point. Ils se tordent sur eux-mêmes en criant d'une façon qui fait peine à voir et surtout à entendre.

Ces *vents*, véritable pneumatose gastro-intestinale, sont le résultat d'une nourriture trop abondante par des allaitements trop rapprochés, ou d'une irritation plus ou moins grande de l'estomac et des intestins, ou de l'acescence gastrique. Quand les gaz sont inodores, la pneumatose n'a rien de grave; elle est plus sérieuse, au contraire, quand une odeur infecte les accompagne.

Les vents de l'estomac produisent souvent des vomissements considérables de lait, ce qui affaiblit beaucoup les enfants. Quand ils existent dans l'intestin et sont rendus par l'anus, il y a souvent un peu de diarrhée. Les garderobes sont jaunâtres, mal liées, mélangées de glaires ou de lait mal digéré, quelquefois verdâtres et irritantes pour la peau. Il en résulte des rougeurs et des érosions plus ou moins douloureuses des fesses et des parties génitales extérieures.

Pour empêcher ces vents de se produire, il faut donner moins souvent et moins longtemps à teter aux enfants. S'ils persistent, on donnera du sirop d'ammoniaque avec 20 gouttes d'ammoniaque pour 60 grammes de sirop d'althæa.

S'ils vomissent, il faut leur faire prendre, avant de teter, dix gouttes d'eau de chaux dans une cuillerée d'eau, ou un peu de magnésie calcinée. Je préfère de beaucoup l'eau de chaux. Il faut leur mettre des cataplasmes et des serviettes chaudes sur le ventre.

CHAPITRE II.

DES COLIQUES.

Les nouveau-nés ont quelquefois, dans le premier mois, des coliques très-fortes avec ou sans projection de gaz par la bouche ou par l'anus. Cela s'observe chez des enfants en apparence très-bien portants. Ils crient, on ne sait pourquoi, car ils ont bien teté, et n'ont pas de dévoiement, mais ils se tordent en criant, puis un vent sort de l'anus et tout rentre dans le plus grand calme.

Dans ces cas, il faut donner de temps à autre une cuillerée à café de sirop de violettes et de fleurs de pêcher, une cuillerée à café de sirop de laitue, une demi-cuillerée à café de magnésie anglaise dans 10 à 15 grammes d'eau. On pourra prescrire le sirop ammoniacal et un suppositoire avec 5 milligrammes d'extrait thébaïque, ou un lavement de trois cuillerées d'eau d'amidon avec une goutte de laudanum sont nécessaires. Il faut aussi mettre des serviettes chaudes ou des cataplasmes sur le ventre.

CHAPITRE III.

DES VOMISSEMENTS.

Enfant vomissant est un enfant bien venant, dit un proverbe qu'il ne faut pas trop prendre à la lettre. En effet, dans la vie de la mamelle, la plupart des enfants vomissent une partie du lait qu'ils ont teté, et cela ne constitue ni une maladie ni même une indisposition. Ils rejettent le trop-plein de leur estomac. C'est une régurgitation naturelle qui ôte la surabondance du lait avalé. On les voit fort gais après une éructation qui entraîne de temps à autre une petite quantité de lait ; et, quelle que soit la fréquence du phénomène, il n'a jamais rien de grave.

Au contraire, lorsque les enfants sont un peu voraces, tettent abondamment et trop souvent, avalent de l'air en tetant, ils vomissent des quantités considérables de lait, et ils dépérissent rapidement. Dès qu'ils ont fini de teter, ils ont du malaise et pâlissent, puis une éructation arrive et d'un seul coup ils rejettent tout ce qu'ils ont dans l'estomac. Alors le lait n'est pas altéré. Quelquefois, si le vomissement a lieu bien plus tard, le lait rejeté est aigre et répand une odeur désagréable.

Avec ces vomissements les enfants ont souvent des coliques, des vents et des selles mal digérées, acides, mal liées ou verdâtres, qui irritent la peau des fesses, l'enflamment et la peuvent ulcérer.

Pour arrêter ces vomissements, il faut régler le régime des nouveau-nés, donner toutes les deux heures à teter, pendant cinq minutes seulement chaque fois, et avant de mettre l'enfant au sein lui donner un peu d'eau de chaux, d'eau de Vichy ou de magnésie calcinée.

On met une cuillerée à café d'eau de chaux ou une grande cuillerée d'eau de Vichy, ou enfin une demi-cuillerée à café de magnésie dans un quart de verre d'eau qu'on fait prendre en petite quantité avant ou après l'allaitement.

Si les enfants ne vont pas à la selle, il faut leur donner des lavements simples, émollients ou huileux; enfin, contre leurs coliques, il faut frotter leur ventre avec l'huile de camomille laudanisée, ou leur donner un lavement de trois cuillerées d'eau tenant en dissolution une goutte de laudanum.

LIVRE II

DE L'INFLUENCE DES MALADIES DE L'ENFANT SUR LA SANTÉ DES NOURRICES.

Si le nouveau-né peut recevoir d'une nourrice étrangère le germe de différentes maladies contagieuses, il peut aussi, par réciprocité, lui transmettre quelques-unes de ses maladies. Les accidents de cette nature sont relativement plus rares, mais ils existent encore en assez grand nombre. Seulement, ici, l'allaitement n'est plus pour rien dans leur manifestation. La transmission des maladies de l'enfant à la nourrice s'opère en vertu des lois pathogéniques ordinaires de l'adulte : cette transmission est plus directe que celle qui vient de la nourrice au nouveau-né, puisque le lait n'a plus ici d'influence ; elle est le résultat ou de l'*infection* ou de la *contagion*.

C'est par contagion que la gale, le favus, l'herpès circiné, le muguet, les ophthalmies et la syphilis constitutionnelle héréditaire peuvent remonter de l'enfant à la nourrice ; mais c'est généralement par l'infection que la variole, la varicelle, la rougeole, la scarlatine, le choléra, la diphthérite, etc., se transmettent des nouveau-nés à celles qui sont chargées de les nourrir. Il y a peu de contestations à cet égard : on ne diffère que sur le nombre des maladies à ranger dans le tableau, et le principe de la transmissibilité est admis par tout le monde.

Parmi les affections de l'enfant que je considère comme *transmissibles à la nourrice*, il en est une sur laquelle on n'est pas d'accord : c'est la syphilis constitutionnelle héréditaire. C'est là une question qui intéresse autant l'hygiène et la médecine légale que la médecine des enfants. Il importe de chercher à la résoudre dans l'intérêt des nourrices mercenaires qu'on va chercher dans les bureaux de location, afin de faire indemniser justement les femmes qui ont été bien réellement infectées de la syphilis par l'intermédiaire des enfants.

Déjà nos plus anciens syphiliographes avaient signalé la possibilité de ce mode d'infection de la nourrice par les enfants ; mais la question n'était pas résolue de la même manière dans l'esprit des médecins. L'opinion générale était même contraire à cette idée, lorsque je publiai, en 1850, un mémoire spécial sur ce sujet. Depuis lors, grâce à mes efforts, une réaction s'est opérée, et personne ne doute plus de la possibilité du fait dont on trouvera les preuves (1).

(1) Bouchut, *Traité pratique des maladies des nouveau-nés, de la marche de la seconde enfance*, 5e édition, Paris, 1866, art. SYPHILIS INFANTILE.

Maintenant on n'oserait plus confier un enfant atteint de syphilis congénitale à une nourrice saine, dans la crainte de l'infecter. Ce serait encourir une grave responsabilité, et les nouveau-nés qui se trouvent dans cette condition doivent être nourris par leur mère, ou allaités au biberon ou enfin allaités par un animal. En même temps qu'on les allaite on leur prescrit un traitement convenable et en deux mois ils sont très-bien guéris.

LIVRE III

DES LOIS DE LA MORTALITÉ DES ENFANTS.

Ce n'est pas assez d'avoir fait connaître les lois de la génération dans leurs rapports avec la création des races et l'anihilation des maladies héréditaires, ni d'avoir exposé les règles de l'allaitement par les mères ou par les nourrices, le régime à faire suivre aux enfants durant leur vie à la mamelle ou à l'instant du sevrage, l'influence des maladies des nourrices, etc., etc. ; il faut, pour compléter ce qui intéresse la constitution physique et morale de l'enfance, ainsi que sa conservation, savoir quel est le chiffre de sa mortalité annuelle. Des statistiques anciennes ont fait connaître ce qu'elle était au siècle dernier ou au commencement de celui dans lequel nous vivons, mais on ignore généralement les modifications qu'elle a subies depuis quelques années. Ce sont des recherches intéressantes, non-seulement parce qu'elles expriment les conditions de vitalité et de résistance du premier âge, mais parce qu'elles montrent d'une époque à l'autre des différences qui sont à l'avantage des améliorations introduites par l'hygiène au sein des familles, et des conditions de bien-être général dont les gouvernements ont fait jouir les populations.

La mortalité du premier âge varie beaucoup, selon le *sexe* des enfants, la *richesse* de leurs familles, la *température extérieure*, l'*abandon* qui les frappe (enfants trouvés ou enfants assistés), le *mode d'allaitement* qui leur est appliqué, la *localité* où ils vivent, etc., etc. Les différences ne sont peut-être pas toujours très-considérables; mais, dans certaines conditions d'existence, elles sont assez fortes pour motiver une enquête et pour obliger le médecin, dans un retour sur lui-même, à trouver dans les ressources de l'hygiène des moyens propres à diminuer cette exagération de mortalité.

CHAPITRE PREMIER.

DE LA MORTALITÉ DU PREMIER AGE EN GÉNÉRAL.

En prenant les relevés faits par Heuschling, d'après nos registres de l'état civil pour la période de dix ans comprise entre 1840 et 1849, on voit que dans ces dix années il y a eu en France environ 9 700 000 naissances et 1 500 000 décès dans la première année d'âge.

La proportion est dans ce cas de 840 survivants sur 1000 naissances au bout de la première année, c'est-à-dire 160 décès, soit à peu près un sixième.

En France donc actuellement, le sixième des enfants meurt dans le courant de la première année.

Jadis il n'en était pas ainsi, et la mortalité était beaucoup plus forte. En effet, si l'on consulte les tables de Duvillard, on voit que sur un million de naissances annuelles, il y a 767 525 survivants à l'expiration de la première année. Sur 1000 naissances, cela donne 767 survivants et 233 décès, *mortalité qui est presque d'un quart.* En Suède et en Finlande, elle est à peu près d'*un cinquième*, puisque sur 1000 naissances suivies de 215 décès, il y a 7985 survivants au bout de la première année. Notre époque peut donc se flatter d'avoir conquis quelque chose sur la mort.

CHAPITRE II.

DE LA MORTALITÉ D'APRÈS LE SEXE DES ENFANTS.

On sait depuis longtemps déjà que la mortalité est plus grande chez les garçons que chez les filles, sans qu'on ait pu en préciser bien complétement la cause. C'est là une loi de notre *espèce* en rapport avec cette finalité qui nous mène fatalement vers une destinée inconnue comme des instruments passifs humblement soumis à une volonté supérieure. Et, de même qu'il naît plus de garçons que de filles (22 garçons sur 21 filles en France ; 25 sur 24 à Paris ; 19 sur 18 à Londres), il meurt aussi dans la première année une proportion plus grande de garçons, moindre cependant que ne l'exigerait la proportion excédante de naissances masculines, si l'augmentation de mortalité chez les garçons était uniquement la conséquence de leur plus grand nombre.

Pour parler en chiffres, sur 1000 naissances masculines, il y a au bout d'une année 828 survivances, c'est-à-dire 172 décès, tandis que 1000 naissances féminines donnent à la fin du même temps 858 survivances, c'est-à-dire 142 décès (1).

(1) Bertillon, *De la mortalité des nouveau-nés* (*Union médicale*, 1860).

En d'autres termes, sur 100 enfants de chaque sexe et de 0 à 1 an d'âge, il succombe annuellement 20 garçons et 16 filles, soit le cinquième des garçons et seulement le sixième des filles. D'après M. Bertillon, cette loi est constante, non-seulement en France et pour chacun de ses départements en particulier, où elle se vérifie avec de faibles oscillations, mais encore dans tous les pays de l'Europe, en Suède, en Belgique, en Hollande, en Angleterre, en Prusse, en Bavière, en Piémont, dans le canton de Genève, partout enfin où les documents statistiques ont permis de l'étudier. Elle est la loi du présent comme elle a été jusqu'ici celle des temps passés. Sera-t-elle aussi la règle de l'avenir? cela est probable, à moins que la science, qui a déjà pu prolonger la durée de la vie moyenne, ne puisse en modifier les effets.

A une époque plus avancée de l'enfance, la différence de la mortalité entre les deux sexes est beaucoup moindre, bien qu'elle reste toujours un peu plus considérable chez les garçons. Ainsi, en sept ans et demi, du 15 mars 1854 au 15 septembre 1861, à l'hôpital Sainte-Eugénie, renfermant 210 lits de garçons et 212 lits de filles, 21 636 enfans de deux à treize ans ont été admis, savoir : 11 458 garçons et 10 088 filles. Sur ce nombre il y a eu 3492 décès, dont 1840 pour les garçons, c'est-à-dire à peu près le *sixième* ou

15,95 pour 100, et 1652 filles, également le sixième, ou 16,39 pour 100.

Admissions et décès du 15 mars 1854 au 15 septembre 1861 (1).

ANNÉES.	ADMISSIONS.			DÉCÈS.		
	Garçons.	Filles.	Total.	Garçons.	Filles.	Total.
1854 (du 15 mars)..	1415	1149	2564	191	164	335
1855.............	1495	1291	2786	256	263	519
1856.............	1489	1389	2878	242	179	421
1857.............	1469	1391	2860	260	230	490
1858.	1442	1240	2632	245	201	440
1859..	1627	1350	2986	223	232	455
1860......	1536	1298	2834	239	239	476
1861 (jusqu'au 15 septembre).........	1075	971	2046	186	114	330
	11548	10088	21636	1480	1652	3492

CHAPITRE III.

DE LA MORTALITÉ D'APRÈS LA RICHESSE.

Si une statistique de la mortalité des enfants d'après la richesse de leur famille est impossible, en raison du mélange de la population dans les différents quartiers de Paris, difficulté d'appré-

(1) L'hôpital Sainte-Eugénie renferme 210 lits de garçons et 212 lits de filles.

ciation que tout le monde comprendra, il est permis du moins de donner à cet égard quelques données approximatives.

On sait, en effet, que dans certains quartiers de Paris la population ouvrière et pauvre l'emporte de beaucoup sur la population riche ou aisée, et que le nombre des familles inscrites au bureau de bienfaisance dans ces quartiers représente assez bien la richesse du quartier. Sous ce rapport, le faubourg Saint-Antoine, le faubourg Saint-Marcel, aujourd'hui formant les 11e, 12e et 17e arrondissements de Paris, sont assurément les parties les plus malheureuses de la capitale. Comparée sous le rapport de la mortalité avec la Chaussée-d'Antin et le faubourg Saint-Honoré, on voit qu'une différence énorme les sépare. Dans les arrondissements les plus pauvres, le nombre des décès, comparé à la population, l'emporte de beaucoup sur celui qu'on observe dans les arrondissements les plus riches. Ce qui est vrai de la population pauvre en général l'est encore plus de l'enfance pauvre, et, à en juger par l'inspection médicale des bureaux de bienfaisance, par les consultations et les admissions dans les hôpitaux d'enfants, on voit que dans le premier âge, chez le pauvre, sévit une mortalité qui n'existe pas au même degré chez les enfants du riche.

CHAPITRE IV.

DE LA MORTALITÉ D'APRÈS LA TEMPÉRATURE EXTÉRIEURE.

On sait, depuis les observations de Williams Edwards (1) sur les mammifères et sur les oiseaux, combien l'abaissement de la température est nuisible aux jeunes animaux à sang chaud qui viennent de naître, et combien est faible leur faculté productrice de chaleur lorsqu'on vient à les séparer de leur mère.

A leur tour, MM. Villermé et Milne Edwards (2) ont repris la question et ont, en 1829, fait connaître les rapports de la température extérieure avec la mortalité des enfants dans le premier âge de la vie. Rien n'a été changé jusqu'ici aux conclusions de ce travail, et les recherches ultérieures de M. le docteur Loir n'ont fait que les confirmer.

Au-dessus du 49e degré de latitude, c'est à-dire dans le nord de la France, la mortalité a été comme 1 est à 7,96 pour l'année 1818, comme 1 est à 9,12 en 1819, tandis qu'au-dessous du 43e degré de

(1) Williams Edwards, *De l'influence des agents physiques sur la vie*. Paris, 1824.

(2) Villermé et Milne Edwards, *De l'influence de la température sur la mortalité des enfants nouveau-nés* (*Annales d'hygiène*. Paris, 1829, t. II, p. 294).

latitude, en 1818 elle a été comme 1 est à 10,72, et comme 1 à 11,70 en 1819.

Dans ces mêmes années, c'est pour les mois de décembre, de janvier et de février, que la mortalité a été la plus forte chez les enfants âgés de moins de trois mois, soit 1 décès sur 7,81, tandis qu'en mars et avril elle a été de 1 sur 8,78, et pendant les mois de mai, juin et juillet, de 1 sur 9,75.

Ces chiffres se retrouvent à peu près les mêmes ou du moins avec la même signification pour toutes les années, et dans chaque département, ainsi qu'on peut le voir dans le tableau dressé par Villermé et M. H. Milne Edwards.

Il est évident, d'après ces chiffres, que l'abaissement de la température extérieure est la cause d'une augmentation considérable de la mortalité des nouveau-nés. En France, comme on vient de le voir; en Italie, d'après MM. les docteurs Trevisan (1) et Zeviani (2), en Allemagne (3), en Russie (4), etc., les résultats de l'enquête ont été les mêmes, et c'est avec raison que M. Tealdo (de

(1) Trevisan, *Sulle cagioni della mortalita dei bambini* (*Annali d'Omodei*, t. XXXV, p. 356).

(2) Zeviani, *Delle numerose morte dei bambini*, 1774.

(3) Marc, *Dictionn. des scienc. méd.* Paris, 1812, t. III, p. 3, art. BAPTÊME. En 1790, le prince-évêque de Wurtzbourg ordonna de baptiser à domicile pendant les mois de décembre, janvier et février, quand on le demanderait.

(4) Voyez Gouroff, *Recherches sur les enfants trouvés*. Paris, 1840.

Padoue), et en France M. le docteur Loir ont insisté sur les dangers qu'il y a de porter les nouveau-nés à la mairie dans les vingt-quatre heures de la naissance pour dresser l'acte légal de l'état civil. C'est là une pratique essentiellement blâmable, et à laquelle on doit attribuer la mort d'un certain nombre d'enfants nouveau-nés, qui, dans les mois froids de l'année, peuvent se refroidir lorsqu'on les porte de leur domicile à la mairie pour prendre un nom, et à l'église ensuite pour recevoir le baptême. Il serait utile que cette obligation, variable selon les arrondissements et dont on relève quelquefois les enfants riches sans jamais en décharger les malheureux, soit à jamais bannie de la pratique.

Nous savons que la loi exige la *présentation des enfants à la mairie* comme *elle exige la constatation des décès par M. le maire;* mais c'est là une de ces règles que l'administration peut changer à son gré, en déléguant ses pouvoirs; et de même qu'elle a modifié la loi des décès en les faisant constater par un médecin, elle peut atténuer ce qu'a de rigoureux pour les familles, et de dangereux pour les enfants, ce mode de constatation des naissances.

La loi est évidemment mauvaise, d'une application dangereuse, en opposition avec les données de l'hygiène et les droits de l'humanité. On l'enfreint à chaque instant pour quelques privilégiés, à qui l'on donne une dispense ; elle ne pèse que sur la foule ; c'est là le caractère des lois à modifier.

La création d'un service de constatation des naissances à domicile serait d'ailleurs chose facile et serait acceptée du public avec reconnaissance. Il n'y a pas de famille qui ne dépense au moins deux heures de voiture pour porter l'enfant à la mairie, et qui ne donnât de bon cœur, à titre d'indemnité, la même somme pour ne pas exposer un nouveau-né à toutes les rigueurs de la température. Ne pourrait-on, en laissant *facultative* et *libre* la présentation des enfants à la mairie, faire à domicile la constatation des naissances, lorsque les parents le réclameraient, moyennant une indemnité fixée par les règlements ? Il me semble que l'administration n'a qu'à le vouloir.

CHAPITRE V.

DE LA MORTALITÉ DES ENFANTS ABANDONNÉS.

L'étude de la mortalité des enfants trouvés n'a été faite sérieusement qu'au siècle dernier, en France et dans les différentes contrées de l'Europe. Elle laisse beaucoup à désirer, parce qu'on ne sait pas comment ont été recueillis les chiffres qui lui servent de base, et qu'on ne peut les comparer avec certitude avec ceux que fournit l'administration actuelle. Quoi qu'il en soit, comme ce terme de comparaison est le seul dont nous puissions disposer utilement pour mettre en parallèle les résultats du passé avec ceux que nous allons faire connaître d'après de nouveaux chiffres, je vais les indiquer.

Sir John Baquare, dans son rapport de 1791 au parlement d'Irlande sur la maison des Enfants trouvés de Dublin, montra que sur 19 420 enfants reçus en vingt ans, il y en avait 17 420 dont on ne pouvait rendre compte. C'est une mortalité de près 90 pour 100. Sur 7650 reçus de 1781 à 1784, 2944, c'est-à-dire le tiers, étaient morts quinze jours après leur entrée. 2180 avaient été admis en 1790, et 187 seulement ont atteint l'âge d'un an, soit une mortalité de plus de 91 pour 100. De 1798 à 1805, on en avait reçu 12 786 autres, dont il ne restait que 135 cinq ans après.

A Londres, la mortalité, qui était de 1 sur 12 par année, avait baissé en 1819 à 1 sur 7.

A Moscou, sur 37 607 enfants recueillis en vingt ans, il n'en est resté que 1020.

A Vienne, en 1811 et 1812, on y perdait 92 ou 93 enfants sur 100 dans la Maison, et depuis qu'on a pris le parti d'envoyer ces enfants à la campagne, la mortalité n'a plus été que de 12 à 13 pour 100. Ce chiffre, comme celui de Londres, est tellement en dehors de ce qu'on observe partout, qu'il ne faut l'admettre qu'avec réserve après vérification. C'est un contrôle que je n'ai pas eu le moyen de faire.

En France, d'après M. Benoiston (de Châteauneuf), la mortalité était en 1787, 1788 et 1789 de 90 à 91 pour 100 ; en 1815, 1816, 1817, elle était réduite à 75 pour 100 ; elle tomba même à 55 en 1818, mais elle est revenue à 60 pour 100 en 1824 (1). C'est entre ces deux chiffres que nous oscillons aujourd'hui, comme on le verra dans un instant.

Je ne m'arrêterai pas longtemps sur ces chiffres, leur ancienneté, et aussi, pour la plupart, leur peu de garantie, nuisent à leur signification. Bien qu'ils aient été consignés (2), on ne dit pas quelle est leur origine, et par cela même on ne peut les vérifier. Sauf les statistiques produites par Benoiston (de Châteauneuf), les autres laissent à désirer, et dans ma pensée, elles ne peuvent servir qu'à titre d'approximation.

Il me paraît préférable de reprendre la question en consultant les relevés officiels de l'assistance publique, non-seulement sur les enfants trouvés de Paris, mais encore sur les enfants de la classe

(1) Villermé, *Annales d'hygiène*, 1838, t. XIX, p. 58.

(2) Friedlander, *Dictionnaire des sciences médicales*. Paris, 1819, t. XXXIV, p. 348, art. MORTALITÉ.

moyenne envoyés en nourrice. Dans ce but, j'ai demandé à M. Husson, le directeur général, de vouloir bien faire rechercher quelle était la mortalité des enfants trouvés de l'hospice de Paris pour la période de vingt années comprise entre 1840 et 1860, en suivant chaque enfant de Paris à la campagne jusqu'à sa mort. Il a bien voulu y consentir, et l'enquête a été divisée comme il suit :

1° Mortalité de la naissance à dix jours;

2° Mortalité de la naissance à un an ;

3° Mortalité de la naissance à deux ans.

Ce sont ces tableaux que j'ai communiqués à l'Académie des sciences, et que je publie pour la première fois.

En même temps, et pour avoir un terme de comparaison nouveau, sur des enfants moins fortunés que ceux de la ville en général, et moins malheureux que les abandonnés de l'hospice, j'ai voulu avoir la mortalité des enfants de la population ouvrière et bourgeoise, envoyés en nourrice à la campagne par les soins tutélaires de l'administration dans son établissement municipal des nourrices. Là encore, pour la même période de vingt ans, M. Husson m'a fait donner un relevé statistique dont les différences avec l'autre sont intéressantes à constater.

Tableau de la mortalité des enfants trouvés de Paris, suivis à la campagne pendant la période de vingt ans, de 1839 à 1859.

ANNÉES.	ENFANTS de 1 j. à 10 j. admis à l'hospice.	ENFANTS DÉCÉDÉS de 1 jour à 10 jours.	de 10 jours à 1 an.	de 1 an à 2 ans.	Total.	ENFANTS existants à l'âge de 2 ans.	MORTALITÉ p.100 pendant les dix premiers jours	MORTALITÉ pour 100 de 1 jour à 1 an.	MORTALITÉ pour 100 de 1 jour à 2 ans.
1839	2559	346	1015	177	1538	1021	13,52	53,18	10,10
1840	2670	349	993	180	1522	1148	13,07	50,26	57, »
1841	2836	294	1242	133	1669	1167	10,36	54,16	58,85
1842	3194	533	1610	231	2374	820	16,65	67,09	74,32
1843	3213	367	1488	205	2060	1153	11,42	57,73	64,11
1844	3192	460	1196	293	1949	1243	14,41	51,87	61,05
1845	3199	378	1584	237	2199	1000	11,81	61,33	68,74
1846	3097	310	1462	326	2098	999	10, »	57,21	67,74
1847	3194	396	1391	318	2005	1189	9,26	52,81	62,77
1848	3313	425	1447	197	2069	1244	12,82	56,50	62,45
1849	2949	349	1132	226	1707	1242	11,83	50,22	57,88
1850	2134	291	1050	197	1538	596	13,63	62,88	72,07
1851	2884	332	1170	232	1734	1150	11,51	52,06	60,12
1852	2216	196	920	170	1286	930	8,84	50,36	58,03
1853	*907	46	333	106	485	422	5,07	41,78	53,47
1854	*984	69	490	102	661	323	7,01	56,80	67,17
1855	*1113	38	558	113	709	405	3,41	53,50	63,64
1856	*1399	106	664	112	882	517	7,57	55,03	63,05
1857	*1575	49	975	117	1141	434	3,11	65,01	72,44
1858	*1896	138	1027	79	1244	652	7,27	61,42	65,61
	48525	5372	21747	3751	30870	17655	11,07	55,88	63,61

* La diminution des admissions pendant les années 1853, 1854, 1855, 1856, 1857, 1858, et par suite la diminution de la mortalité, tient à un arrêté administratif qui obligeait les mères accouchant dans les hôpitaux à nourrir elles-mêmes leur enfant moyennant un *secours de nourrice*. On voulait ainsi empêcher les abandons. La mesure a échoué. Les mères ne voulant pas nourrir remplissaient mal leur devoir, donnaient mal à teter, ou employaient le biberon, et il en résultait un dépérissement rapidement mortel des enfants. Seulement la mortalité est ici perdue dans la mortalité générale de la ville de Paris et ne peut être appréciée. Ce qui manque donc sous ce rapport dans le recensement des enfants abandonnés à l'hospice pourrait se retrouver, et même au delà, sur les registres de l'état civil. Aujourd'hui on n'oblige plus aussi sévèrement les mères à nourrir, et d'année en année le nombre des abandons augmente à l'hospice, et il reviendra bientôt au chiffre où il était jadis.

Tableau de la mortalité des enfants confiés à la direction municipale des nourrices dans les dix premiers jours de la naissance pendant la période de vingt années, comprise entre **1839** *et* **1859.**

ANNÉES.	ENFANTS de 1 jour à 10 j. placés en nourrice.	ENFANTS DÉCÉDÉS de 1 jour à 10 jours.	de 10 jours à 1 an.	Total.	ENFANTS existants à l'âge de 1 an.	MORTALITÉ p. 100 pendant les dix premiers jours.	MORTALITÉ pour 100 de 1 jour à 1 an.
1839	763	5	162	167	596	0,65	21,88
1840	668	14	154	168	500	2,09	25,14
1841	645	10	129	139	506	1,55	21,55
1842	1499	81	528	609	890	5,40	40,62
1843	1187	19	316	335	852	1,60	28,22
1844	1204	23	330	353	851	1,91	29,31
1845	1143	14	297	311	832	1,22	27,20
1846	1290	26	448	474	816	2,01	26,74
1847	995	23	255	278	717	2,31	27,93
1848	763	11	228	239	524	1,44	31,32
1849	932	36	294	330	602	3,86	35,40
1850	957	17	269	286	671	1,77	29,87
1851	1125	21	296	317	808	1,86	28,17
1852	1374	23	423	446	928	1,67	32,45
1853	1872	44	437	481	1391	2,35	25,69
1854	1769	30	583	613	1156	1,69	34,65
1855	1738	26	441	467	1271	1,49	26,86
1856	1588	23	360	383	1205	1,44	24,13
1857	1408	16	389	405	1003	1,13	28,75
1858	1249	27	353	380	869	2,26	30,42
	24169	489	6692	7181	16988	2,02	29,71

Voici donc deux tableaux comprenant, pour une période de vingt ans, 1839-1859, la mortalité des enfants assistés portés à l'hospice, et la mortalité des enfants de la classe moyenne envoyés en nourrice à la campagne. Ils donnent, avec toute l'exactitude possible, les résultats cherchés, mais, dans l'un comme dans l'autre, ces chiffres laissent encore un peu à désirer.

En effet, sur le nombre d'enfants assistés, déposés à l'hospice, il y en a quelques-uns, vers la fin de la première année, qui, étant reconnus par les parents, rentrent dans leurs familles, et sont perdus pour la statistique ; de même que parmi les enfants placés en nourrice par l'administration, il y en a quelques-uns, en petit nombre, qui sont ramenés avant l'expiration du douzième mois.

Il en résulte :

1° Que la colonne de mortalité de un à dix jours peut être considérée comme exacte, aucun enfant n'étant repris avant cette époque ;

2° Que la mortalité de 0 jour à un an est peut-être un peu moins forte qu'elle ne devrait être, si tous les enfants, étant restés à la campagne au lieu d'être repris par leurs parents, eussent été soumis aux chances d'une mortalité considérée désormais comme un peu plus forte chez les enfants de cette classe que chez les autres.

A part ces observations critiques, les tableaux

que je viens de publier peuvent être considérés comme ayant une précision plus grande que ceux qui ont été produits jusqu'à ce jour. Ils démontrent :

1° Que la mortalité des enfants assistés ou abandonnés (ceux qu'on appelait jadis les enfants trouvés) est beaucoup moindre qu'elle n'était autrefois, mais qu'elle ne diffère pas énormément de la mortalité constatée dans les années 1820, 1821, 1822, 1823 et 1824 ; elle est de 11 centièmes dans les dix premiers jours de la vie, de 55 centièmes dans la première année, et de 63 centièmes jusqu'à l'âge de deux ans.

2° Que cette mortalité est plus considérable sur les enfants assistés que sur les enfants de la classe moyenne envoyés en nourrice à la campagne, sous la surveillance désintéressée de l'administration, puisqu'elle est seulement de 2 centièmes dans les dix premiers jours (1), et de 29 centièmes dans la première année de la vie.

Maintenant, quelle est la cause de cette mortalité considérable persistante des enfants trouvés pendant la première année d'âge ? Elle est presque le double de celle des enfants de la classe moyenne

(1) Ce chiffre ne représente pas l'exacte vérité, car les enfants qu'on emmène en nourrice ont déjà trois à six jours et quelquefois plus; par conséquent, de ceux qu'on eût amenés, quelques-uns ont pu mourir dans leur famille.

envoyés en nourrice par l'administration, et elle est triple de celle des enfants considérés en général pour toute la France. Sans rien affirmer d'une manière positive, je crois qu'il faut l'attribuer au défaut de soins après la naissance, à l'influence de la température extérieure, au mode d'allaitement par des nourrices insuffisantes, ce qui oblige à recourir au biberon ; enfin aux maladies syphilitiques héréditaires, plus communes chez les enfants trouvés que chez les enfants légitimes.

J'ai montré précédemment quelle était l'influence de la température basse sur la mortalité des enfants. C'est un point acquis à la science. Il en est de même du défaut de soins après la naissance chez les petits êtres que leurs parents ont d'avance condamnés aux gémonies du hasard, mal vêtus, privés d'aliments, ils sont confiés à des mercenaires qui les promènent à l'air en guettant la nuit un instant favorable pour les déposer sans surprise aux environs d'un tour surveillé par la police, et où l'on peut les prendre.

Quant au mode d'allaitement artificiel, son influence sur la mortalité est incontestable. C'est un fait reconnu de tous les médecins, et sur lequel on a d'ailleurs de l'abbé Gaillard (1)

(1) Gaillard, *Recherches sur les enfants trouvés, les enfants naturels et les orphelins en France et dans plusieurs autres pays de l'Europe*. Paris, 1837, p. 165.

et de Villermé (1) des relevés statistiques importants.

Ces deux savants ont insisté avec grande raison sur l'influence fâcheuse de la suppression des tours et de l'allaitement artificiel sur la mortalité des nouveau-nés qu'on abandonne aux hasards de la charité publique. L'un et l'autre ont démontré par des chiffres péremptoires que là où l'allaitement au biberon et au petit pot était en usage, il y avait une mortalité plus considérable.

Ainsi, d'après l'abbé Gaillard, dans un hospice qui n'est pas autrement désigné que par la lettre X..., et où l'allaitement au biberon est la règle générale, la mortalité est de 8 pour 100 dans la première année.

De son côté, Villermé rapporte qu'à Reims, lorsque les enfants étaient nourris au biberon ou au petit pot, dans la période décennale comprise entre 1826 et 1836, les décès ont été dans la proportion de 639 sur 1000 au bout de l'année, c'est-à-dire en moyenne, de 63,90 pour 100. Aujourd'hui c'est le maximum du chiffre qu'on observe exceptionnellement à Paris, car la moyenne est de 8 pour 100 plus inférieure.

Quant à l'influence de la syphilis contractée dans

(1) Villermé, *De la mortalité des enfants trouvés considérée dans ses rapports avec le mode d'allaitement* (*Annales d'hygiène*, 1838, t. XIX, p. 47).

la débauche et apportée par les enfants qu'on jette ensuite à tous les hasards de l'exposition dans un hospice, elle ne saurait être contestée que sous le rapport de sa forme et de sa fréquence. Pour beaucoup d'enfants, c'est la mort pendant la vie intra-utérine ou au moment de la naissance ; et pour d'autres, ce qui est plus malheureux, c'est une diathèse congénitale innée, ou ne se manifestant qu'au bout de dix, vingt ou quarante jours. Le fait est malheureusement si certain, que les enfants atteints de syphilis héréditaire constitutionnelle peuvent la transmettre à leur nourrice, ainsi que je crois l'avoir démontré (1) contrairement aux doctrines régnantes de l'époque sur la syphilis. C'est même cette crainte exagérée de la syphilis chez tous les enfants trouvés, qui a fait adopter dans quelques hospices la coutume absolue si funeste de l'allaitement artificiel au biberon et au petit pot. On voulait ainsi préserver de la syphilis les nourrices que l'indigence pousse à l'hospice pour y trafiquer de leur lait, ou prendre la charge des enfants qu'on leur confie. Quelque louable que soit cette mesure appliquée isolément à des enfants syphilitiques, il est clair

(1) Bouchut, *Mémoire sur la transmission de la syphilis des nouveau-nés à leurs nourrices* (*Gazette médicale*, 1850, p. 293). — *Traité pratique des maladies des nouveau-nés, des enfants à la mamelle et de la seconde enfance*, 4e édition, Paris, 1862, p. 979.

qu'elle ne saurait être acceptée comme règle générale, et qu'on ne peut faire souffrir les enfants sains du simple soupçon de la syphilis qu'ils pourront peut-être avoir. La syphilophobie poussée à un tel degré devient évidemment blâmable.

CHAPITRE VI.

DE LA MORTALITÉ D'APRÈS LES LOCALITÉS ET LES DÉPARTEMENTS.

Quand on examine la mortalité des enfants de la France en général, on voit qu'elle est à peu près d'un sixième pour la première année ; car de 1840 à 1849 inclusivement, c'est-à-dire en dix ans, sur 9 700 000 naissances il y a eu de 0 jour à un an 1 500 000 décès, soit 840 survivants sur 1000 nouveau-nés. Mais autour de cette moyenne générale se groupent avec une certaine régularité les moyennes d'un certain nombre de départements, la moitié environ, qui varient de 860 à 820 survivants à un an. Les autres départements ont des moyennes extrêmes bien différentes, infiniment plus faibles.

M. Bertillon, qui a signalé ce fait, l'attribue avec raison à des influences locales, car en l'analysant avec soin, il a trouvé que la moyenne de ces dix années, 1840-1849, était la même chaque année, avec de faibles oscillations.

D'après les recherches de notre confrère, ce sont les treize départements groupés autour du département de la Seine, qui lui-même n'en fait pas partie, qui offrent une plus grande mortalité du premier âge, et si en raison de l'envoi en nourrice de Paris dans ces départements, on ajoute aux treize départements indiqués celui de la Seine, on voit encore dans ce groupe de départements une mortalité des enfants supérieure à celle qu'on observe dans le reste de la France. En effet, dans ces quatorze départements il y a chaque année 173 000 naissances et 35 000 décès, tandis qu'il ne devrait y en avoir que 26 000, si la mortalité était égale à celle qu'on trouve en France sur un même nombre de nouveau-nés à un an d'âge.

C'est donc, dit M. Bertillon, un excédant de 9000 décès qu'on paye annuellement et comme indûment à la mort. Si l'on veut estimer le rapport de la mortalité aux naissances d'une façon plus facile à retenir, comme je l'ai fait plus haut, on verra que dans ces mêmes départements, sur 1000 nouveau-nés, 799 seulement arrivent à un an d'âge, soit une mortalité d'un cinquième, tandis que dans tout le reste de la France, il y a au bout de la première année 852 survivants sur 1000 naissances, c'est-à-dire une mortalité de près d'un septième.

Il est difficile d'expliquer d'une façon satisfaisante la cause de cette augmentation de la mortalité des nouveau-nés dans des départements considérés comme très-salubres, alors que pour les autres périodes de la vie elle n'est pas accrue dans la même proportion. Différentes hypothèses en peuvent rendre compte.

1° Le *plus grand nombre des enfants abandonnés*, naturels ou légitimes, sur lesquels frappe une mortalité considérable :

2° L'*envoi en nourrice* et le peu de soins que reçoivent les enfants de Paris confiés à des nourrices de la campagne ;

3° Le *grand nombre des maladies endémiques ou épidémiques* de la capitale qui rayonnent de Paris dans les départements voisins.

M. Bertillon, qui est l'auteur des deux premières, n'admet que l'influence du grand nombre des enfants abandonnés et celle de l'envoi en nourrice. Il rapporte à la première influence un supplément de 3000 décès environ, chiffre que je crois exagéré, puisque pour les enfants trouvés de Paris envoyés dans les campagnes la mortalité est de 1000 à 1800 au plus au bout de la première année.

C'est à la seconde hypothèse qu'il attribue

l'excédant de mortalité du premier âge, c'est-à-dire 6000 décès annuels, mais sans fournir aucune statistique des décès des enfants annuellement euvoyés de Paris en nourrice dans les campagnes. Le fait peut être vrai, mais il n'est pas démontré. Toutefois si l'on pense que sur 15 à 1600 nourrissons envoyés annuellement en province par l'établissement municipal, il y à 139 à 613 décès par an, ce qui donne une proportion de 10 à 40 pour 100, il est probable que M. Bertillon a dit vrai. En effet, en admettant une proportion semblable de mortalité pour les 16 000 enfants placés en nourrice par les bureaux particuliers de nourrice, on arrive à peu près au chiffre indiqué de 6000 décès.

Sans constater d'une manière absolue l'importance des deux causes admises par M. Bertillon au sujet de l'aggravation de la mortalité des nouveau-nés, il me paraît qu'elles ne sont pas seules à y concourir, et qu'il faut encore tenir compte de certaines *influences locales* particulières propres à ces localités ou rayonnant de Paris. Ces influences sont de deux sortes, *endémiques* ou *épidémiques*. On sait en effet que, par suite des communications et des échanges entre Paris et les départements voisins, les intermédiaires transportent de la ville à la campagne, par génération, deux de ces diathèses endémiques les plus fâcheuses pour le premier âge, la *syphilis* et la *scrofule*. De plus, il y a dans la capitale des épidémies permanentes de scarlatine, de rougeole, de variole, de fièvre typhoïde, de coqueluche, d'angine couenneuse, etc., maladies contagieuses qui passent d'un quartier à un autre, ce qui fait qu'on les croit éteintes lorsqu'elles n'ont fait que se déplacer. C'est ainsi qu'elles sautent par-dessus les barrières et que, pouvant être transportées par *contagion*, elles courent dans les départements limitrophes exercer leurs ravages de façon à accroître le tribut que la population faible de ce pays paye à la mort.

Sans vouloir rien affirmer de l'importance relative de ces causes de mortalité chez les nouveau-nés dans les treize départements des plus voisins de Paris, nous pensons que chacune pour son compte y contribue d'une façon assez notable. Seulement, par une réserve que tout le monde comprendra, faute de données précises, nous nous contentons d'indiquer le fait d'une manière générale, en réservant pour l'avenir une démonstration plus complète.

En résumé, la mortalité des enfants en général, prise dans les différentes conditions sociales, est aujourd'hui, en France, d'un sixième pour la première année, tandis qu'elle était autrefois d'un quart.

Dans la même période d'âge, la mortalité des enfants est d'un cinquième chez les garçons, tandis qu'elle n'est que d'un sixième chez les filles.

La mortalité des enfants est plus considérable dans les familles pauvres que chez les personnes riches.

Le froid augmente la mortalité des nouveau-nés, et en hiver celle des enfants abandonnés, naturels ou légitimes élevés à la campagne est de 11 pour 100 dans les dix premiers jours de la vie, et l'on ne peut sans danger les sortir tout de suite pour les porter à la mairie ou à l'église; de 35 pour 100 dans la première année d'âge.

Il est nécessaire d'établir un service de constatation des naissances à domicile pendant la saison froide, au moyen de médecins délégués par la mairie.

L'allaitement au biberon et au petit pot augmente beaucoup les chances de mort chez les enfants trouvés.

La mortalité des enfants de la classe moyenne envoyés en nourrice par l'administration est de 29 pour 100 dans la première année.

Cette mortalité pour la première année d'âge enfin est plus considérable dans les treize départements qui entourent Paris que dans chacun des autres départements du reste de la France; et cela tient probablement : 1° au plus grand nombre d'enfants trouvés qui s'y rencontrent ; 2° au manque de soins nécessaires chez les enfants envoyés en nourrice ; 3° au rayonnement des maladies endémiques ou épidémiques de la capitale.

SIXIÈME PARTIE

L'ÉDUCATION PHYSIQUE DE LA SECONDE ENFANCE

SIXIÈME PARTIE

L'ÉDUCATION PHYSIQUE DE LA SECONDE ENFANCE.

J'ai exposé dans les cinq premières parties de cet ouvrage les *lois de la procréation* dont l'étude est indispensable à la connaissance des phénomènes organiques qui président à la bonne conformation de l'homme, les règles de l'*allaitement maternel* et de l'*allaitement* par les *nourrices*, la *manière d'opérer le sevrage*, les causes du *changement de nourrice*, c'est-à-dire tout ce qui concerne l'éducation physique des enfants à la mamelle. Ce n'est pas assez. — En prenant l'homme dans son germe ou dès sa naissance pour le guider dans les deux premières années de son existence, c'est-à-dire pendant sa vie de la mamelle, je n'ai eu à m'occuper que des soins de la nutrition. — En effet, tant que l'enfant tette et reste sur les bras de sa nourrice il est impossible de s'occuper d'autre chose. Mais une fois le sevrage terminé, lorsque l'enfant a presque toutes ses dents et peut courir, de nouveaux problèmes d'éducation physique se présentent, et je vais essayer de les résoudre. C'est le moment où l'intelligence s'ouvre à des idées d'un ordre nouveau et où le corps prenant librement ses ébats peut être dirigé dans un sens favorable au perfectionnement de ses forces et de sa constitution.

LIVRE PREMIER

DE L'ÉDUCATION PHYSIQUE CHEZ LES ANCIENS.

Toutefois, avant d'exposer nos principes d'éducation à la moderne, je veux brièvement raconter ce qui se faisait chez les Grecs et au temps de Galien, afin de comparer à celles du présent les coutumes du passé. Voici ce que disait Oribase en parlant de l'*éducation des enfants jusqu'à quatorze ans :*

« Au commencement il faut nourrir l'enfant avec du lait seul ; mais, quand il a fait ses dents de devant, il faut l'habituer déjà en quelque sorte à supporter une nourriture plus consistante, comme, d'ailleurs, les femmes le font, guidées par l'expérience, en mâchant préalablement des aliments qu'elles mettent ensuite dans la bouche de l'enfant, et qui consistent d'abord en un peu de pain, et, plus tard, en graines farineuses, viande, ou toute autre chose semblable.

» On frottera le corps des petits enfants avec de l'huile douce, ainsi que la plupart des nourrices le font bien à propos, en modelant et en figurant immédiatement leurs diverses parties. Mais, pour l'enfant dont il s'agit ici, et qui jouit d'une structure de corps irréprochable, la nourrice n'aura aucune peine à prendre pour donner une forme bien proportionnée aux membres; seulement elle doit les frotter modérément et les laver tous les jours, en choisissant, autant que possible, un moment où l'estomac ne contient point de lait mal digéré, car il y a danger de voir ce lait résorbé avant qu'il soit digéré; à bien plus forte raison si l'on frotte l'estomac lui-même quand il est plein de lait, on remplira le corps de nourriture mal digérée et l'on produira de la plénitude à la tête : pour cette raison, il faut faire grande attention à ce que l'enfant ne prenne point d'aliment, ni avant le bain ni avant les frictions. On arrivera à ce but si la nourrice s'en tient rigoureusement au temps qui suit un sommeil plus ou moins prolongé; alors on trouvera surtout, ou que l'estomac est complétement vide, ou qu'il contient des aliments déjà digérés; or, cette époque tombe tantôt sur telle heure du jour ou de la nuit, et tantôt sur telle autre. Mais, quand les enfants sont déjà plus grands et qu'ils peuvent obéir aux coups, aux menaces, aux réprimandes et aux admonestations, il existe deux moments opportuns pour les frictions et pour le bain; le premier est le meilleur, c'est lorsqu'ils s'éveillent le matin, et qu'après avoir joué ils demandent à manger; car c'est alors surtout qu'il faut les attaquer et donner à leur corps des habitudes à la fois de santé et de bonne apparence, et à leur âme des habitudes de docilité et de sagesse, en disant qu'on ne leur donnera pas d'aliments s'ils ne se prêtent de bonne grâce aux frictions auxquelles on veut les soumettre et au bain qu'on doit leur administrer. C'est donc là le meilleur temps; mais, si quelque occupation détourne celui qui s'est chargé de l'éducation, on donnera à l'enfant une quantité modérée de pain, on lui permettra de jouer autant qu'il veut, ensuite on le frictionnera et on le baignera de nouveau s'il veut bien le supporter. Mais il ne faut jamais permettre aux enfants de boire avant le bain et après le repas; car, de cette manière, les aliments contenus dans l'estomac se distribueraient d'une manière trop soudaine dans le corps.

» Plus tard, à l'époque où les enfants peuvent déjà fréquenter l'école, il n'est plus nécessaire de recourir continuellement au bain; il suffit alors, après leur avoir appris à lutter, de les exercer modérément avant le repas. Mais les exercices excessifs ne sont pas du tout bons pour les enfants; car, en durcissant inopportunément les chairs, ils empêchent la croissance de leur corps. Pendant très-longtemps, à l'enfant parvenu à cet âge, on ne devra point du tout donner de vin, car le vin qu'on prend en boisson humecte et échauffe assez fortement, et, chez les personnes d'un tempérament chaud et humide, classe à laquelle appartiennent les enfants de cet âge, il remplit la tête de vapeurs. En effet, quoiqu'on doive se garder de tous les excès, on évitera surtout celui qui propage ses mauvais effets, non-seulement au corps, mais aussi à l'âme : pour cette raison, le vin bu au delà de la mesure convenable n'est pas même bon pour les gens déjà adultes, quoique chez ces individus, il convienne (quand il est pris modérément) pour tempérer à la fois et pour évacuer les résidus bilieux, et que, chez eux, une certaine quantité de vin ne soit pas moins utile contre la sécheresse qui se forme dans les parties solides de l'économie, parce qu'il humecte et restaure les parties desséchées outre mesure ; mais comme les enfants n'ont pas une surabondance d'humeurs bilieuses amères, et qu'ils jouissent d'une humidité propre abondante, ils n'ont besoin d'aucun des bons effets produits par le vin ; au contraire, ils n'en recueillent que les mauvais. Aucun homme raisonnable ne permettra donc aux enfants de prendre une telle boisson ; mais je n'ordonne pas de priver complétement les enfants de cet âge de boissons froides ; au contraire, pendant les saisons chaudes, quand ils désirent eux-mêmes de l'eau froide, je leur accorde ordinairement d'en user après le repas, et surtout, s'il est possible, d'eau de source fraîche, dépourvue de toute mauvaise qualité acquise ; s'il n'y a pas de pareille eau, je leur permets également d'employer les autres espèces. Ils éviteront les eaux de lac ainsi que les eaux troubles, de mauvaise odeur, ou salées, en un mot toutes celles qui montrent au goût une qualité quelconque, ou qui séjournent longtemps dans les hypochondres.

» Il ne faut pas croire qu'il en est pour l'eau comme pour le vin, les exercices, les rapprochements sexuels, la veille et le sommeil, dont tel individu doit faire usage de telle manière, et tel autre d'une autre, selon la diversité des âges; mais l'enfant, aussi bien que le jeune homme et le vieillard, doivent tâcher d'employer celle qui est la meilleure, de même qu'il leur est également utile à tous d'aspirer le meilleur air. Le tempérament des enfants, depuis l'accomplissement de la première semaine (d'années), jusqu'à la terminaison de la seconde, a le même degré de chaleur que l'âge précédent, mais non le même degré d'humidité ; car, à compter depuis l'instant de sa naissance, tout animal devient chaque jour de plus en plus sec, mais non de plus en plus froid ou de plus en plus chaud; au contraire, les individus qui jouissent de la meilleure structure possible conservent, en quelque sorte, le même degré de chaleur jusqu'au milieu de leur vie, tandis que, chez ceux qui sont plus humides et plus chauds que les individus doués du meilleur tempérament, la chaleur augmente toujours. Mais ceci ne fait pas partie de notre sujet actuel; l'homme qui jouit de la meilleure structure possible devra donc persister jusqu'à l'âge de quatorze ans dans le régime que nous venons de décrire, et nous ne l'exercerons ni trop fortement, ni trop violemment, de peur d'arrêter en quelque sorte sa croissance; nous lui ferons plutôt prendre des bains chauds que des bains froids, car il ne pourra pas non plus supporter encore les derniers sans inconvénient. A cet âge, on s'appliquera davantage aussi à former son âme par des habitudes et des enseignements graves, qui sont surtout capables de la rendre bien réglée; or, la docilité et l'habitude de la règle sont des points très-importants dans le dessein de préparer aux mesures qu'on devra prendre pour le corps de ces jeunes gens dans l'âge suivant. Voilà le régime auquel il faut soumettre les enfants (1). »

(1) Oribase, *OEuvres*, trad. en français par Bussemaker et Daremberg, Paris, 1858, t. III, p. 137 et suiv.

LIVRE II

DE L'ÉDUCATION PHYSIQUE CHEZ LES MODERNES.

Nous n'avons pas changé grand'chose aux pratiques des anciens sur l'éducation physique, et nous n'en avons modifié que la forme. Il n'est plus aujourd'hui question du *pétrissage* ou du *frictionnement* employés jadis pour obvier aux malformations de l'individu et pour fortifier son organisme, mais nos moyens sont analogues, et, sauf quelques différences en rapport avec le climat tempéré où nous vivons, notre hygiène diffère peu de l'hygiène des Grecs. Comment pourrait-il en être autrement ? L'homme n'a pas changé ; au physique comme moral, il sera toujours le même. Selon sa force ou sa faiblesse il aura les mêmes instincts, les mêmes vices et les mêmes vertus. Aux caprices de l'enfant succéderont les passions de la jeunesse et de l'âge mûr, seul, le nom du mobile change, mais ses penchants ne se modifieront jamais.

Perfectionner la constitution physique de l'enfant, tel doit être le premier but des familles, car l'influence du physique sur le moral est telle qu'il est certain qu'un être débile et souffrant n'aura jamais les qualités morales qu'il aurait pu avoir si l'on avait su lui donner un corps robuste et vigoureux. Sans vouloir prétendre qu'un être bien portant l'emporte nécessairement par les qualités de l'esprit sur l'homme valétudinaire ce qui ne serait qu'une utopie, il est incontestable que l'affaiblissement du corps entraîne inévitablement celui de l'intelligence. *Mens sana in corpore sano.*

Il faut qu'on le sache bien, tout l'avenir de l'individu et de la société repose sur l'hygiène de la première enfance. Sans la santé, pas de bonheur pour l'homme, pas de richesse pour la famille, pas de prospérité pour la race, et si l'on néglige le temps où l'on peut encore agir sur le jeune être pour lui donner une force qu'il n'a pas, il sera trop tard lorsque les années en auront fait un homme. A notre époque, on cultive beaucoup trop l'esprit aux dépens du corps, on se hâte trop d'exciter le cerveau au préjudice des membres, et dans la précipitation où l'on est de vivre et de jouir, les familles poussent leurs enfants à une maturité précoce, en oubliant que les fruits hâtifs sont sans saveur, que ce qui vient trop vite n'a pas de force et que certains organes prématurément mis en action se fatiguent et se désorganisent rapidement. On gémit sur le nombre des lymphatiques, des scrofuleux, des phthisiques et des aliénés qui augmente de jour en jour, mais les familles n'ont à s'en prendre qu'à elles-mêmes, et à notre système d'éducation, des chagrins qu'entraînent ces différentes maladies dans leur intérieur. Tant qu'on mettra les enfants en serre chaude, sans leur faire prendre beaucoup d'exercice et en surexcitant leur esprit par des spectacles et des idées au-dessus de leur âge, nous verrons les mêmes effets se produire, et ils deviendront de jour en jour plus affligeants pour l'humanité.

Dans mon opinion, et pour diminuer autant que possible la disposition au lymphatisme, à la scrofule et à la phthisie qui s'observe si communément sous des formes différentes chez les enfants, il faut consacrer exclusivement les premières années de la vie au perfectionnement de la constitution physique, et même lorsque l'âge des études est arrivé, il faut encore, sans faire d'exagération, que ce côté matériel de l'éducation tienne une place importante dans la vie des individus. Il y a ici comme en toutes choses une question de proportion et de doses, car il ne s'agit pas de transformer l'homme en athlète lourd et imbécile, en une masse de chair dépourvue d'esprit (1) et garnie de vices, ce que l'on produit aisément par l'exagération des exercices corporels, il s'agit seulement de lutter contre la *malaria urbana* ou

(1) Voy. Galien, *OEuvres*, trad. de Daremberg. Paris, 1854. t. I.

influence débilitante des villes, contre les effets de la claustration prolongée, de l'excitation prématurée du cerveau par les fêtes ou par le travail, de la fatigue d'estomac par une nourriture peu appropriée, trop forte ou insuffisante, et contre un travail intellectuel exagéré, commencé trop tôt ou durant beaucoup trop longtemps.

A quelles doses et dans quelles proportions le médecin doit-il conseiller la promenade, l'exercice, la gymnastique, l'eau froide et l'alimentation tonique nécessaires à ce qu'on pourrait appeler l'*endurcissement*. Voilà ce qu'il faut à présent déterminer.

LIVRE III

DES DÉTAILS DE L'ÉDUCATION PHYSIQUE.

Une fois que l'enfant a quitté la mamelle pour vivre de la vie indépendante, et qu'il a acquis les forces et l'intelligence nécessaires pour faire acte de liberté dans ses mouvements et dans ses jeux, son éducation physique diffère notablement de celle des premières années de sa vie. L'emploi de sa journée, la durée de son sommeil, les soins de son corps et l'usage des bains de mer ou de rivière, l'exercice et la gymnastique à faire, sont des choses à étudier d'une façon spéciale.

CHAPITRE PREMIER.

LA JOURNÉE DE L'ENFANT.

Dès qu'un enfant peut marcher avec assez d'assurance pour courir et pour jouer avec les autres enfants de son âge, ce qui arrive à l'âge de quatre ans, il faut le laisser presque constamment dehors et du matin au soir lui permettre de courir à sa volonté. Il faut à son réveil le laver par une ablution froide, le frotter de laine en faisant un massage général, l'habiller, le faire manger et l'envoyer courir au grand air. Libre de ses mouvements et de ses jeux, seul ou réuni à ses camarades, il devra s'exercer à la course, à la balle, à la corde, au cerceau, à l'escalade, et à tous les jeux de l'enfance, qui sont la meilleure des gymnastiques.

Le déjeuner doit se composer d'une petite quantité de viandes, de légumes féculents ou herbacés, d'eau rougie et d'un peu de dessert.

L'intervalle du déjeuner au dîner doit être rempli par les mêmes jeux, les mêmes exercices, par les manœuvres du gymnase que j'exposerai plus loin, et par un goûter avec du pain vers les trois ou quatre heures.

Au dîner, un potage, du poisson, de la viande rôtie ou bouillie, du ragoût, des légumes herbacés ou féculents, des fruits, du dessert, doivent constituer le dernier repas.

A huit ou neuf heures, on fera coucher les enfants, de façon à leur accorder assez de sommeil pour réparer leurs forces sans inconvénient.

Tout d'abord il ne doit y avoir aucune place pour la culture de l'esprit autrement que par les enseignements empiriques de la mère, de la gouvernante ou de ceux qui gardent les enfants, enseignements bornés à l'acquisition des noms vulgaires et usuels journellement employés, mais à partir de l'âge de quatre ou cinq ans, l'étude de l'alphabet et du syllabaire peut être commencée sans inconvénient. On peut consacrer une heure par jour à ce travail, soit par la méthode individuelle ancienne, soit par le système mutuel des salles d'asile de France, ou des jardins d'enfants institués dans quelques villes d'Allemagne par Frœbel (1). Plus tard on augmentera les heures de travail, mais c'est alors qu'il sera nécessaire de les régler de façon à faire la part de l'esprit et celle du corps dont la croissance et le développement exigent des soins tout particuliers. Si l'on se bornait à un travail collectif, entremêlé d'heures

(1) Frœbel, l'*Éducation de l'homme*, traduit de l'allemand. Bruxelles, 1862, in-8.

d'exercice corporel, le mal ne serait pas grand, mais en dehors des classes où se commencent et se perfectionnent les études, il y a des devoirs particuliers à faire qui excèdent de beaucoup ce qui serait convenable et qui prennent sur le temps à donner aux récréations.

Cela étant dit comme exposé général, je vais maintenant indiquer d'une façon plus particulière les règles que les mères doivent observer dans l'éducation de leurs enfants, et je parlerai du *sommeil* et des vêtements de nuit, des *soins du corps* ou les bains et l'hydrothérapie, du *vêtement*, de l'*exercice*, de la *gymnastique* et enfin du *régime*.

CHAPITRE II.

DU SOMMEIL ET DES VÊTEMENTS DE NUIT.

Si le sommeil répare la dépense des forces faites pendant le jour, il est bon de ne pas le prolonger trop longtemps, car alors il énerve et affaiblit plus qu'il ne ranime. — Les enfants ont plus besoin de sommeil que les adultes, et chez eux il doit être plus prolongé ; six à sept heures doivent suffire à un homme, mais à l'enfance, il faut de huit à dix heures de repos.

Comme pendant le sommeil la respiration est moins active, le pouls plus lent et la tendance au refroidissement très-grande, ce qui est le point de départ de beaucoup de maladies, les mères devront faire attention à ce que la nuit le corps des enfants soit généralement aussi bien couvert et aussi abrité que pendant le jour, ce qui est tout le contraire dans les familles. — En effet on enlève gilet de coton ou de laine, corset, gilet ordinaire, habit et par-dessus, que l'on croit remplacés par une ou deux couvertures de lit, mais au bout d'une ou de plusieurs heures, les enfants se sont remués, ont repoussé à leurs pieds leurs couvertures et ils restent tout nus exposés au froid pendant le sommeil. C'est là où ils prennent les angines et les bronchites qui compromettent leur existence et dont on cherche en vain la cause dans la conduite de la journée.

Pour éviter ces accidents, il faut que les enfants soient vêtus d'une façon toute particulière pour la nuit.

Leur lit doit être composé d'un sommier et d'un matelas de laine ou de crin, d'une couverture de laine et de coton.

Les enfants coucheront tête nue, de façon à habituer cette partie à l'air, et leur corps, par-dessus la chemise ordinaire, sera couvert d'une seconde chemise large, à longues manches, nouée à 25 centimètres des pieds, en laine pour l'hiver et en percale pour l'été.

De cette façon, quels que soient les mouvements de l'enfant, qu'il garde ou rejette sa couverture, il est toujours couvert et abrité du froid durant son sommeil. De plus, sa main ne peut s'égarer sur son corps et toucher les ouvertures naturelles, fait de la plus haute importance au point de vue de la propreté et des habitudes d'onanisme que les enfants contractent spontanément et tout naturellement dans leur lit.

CHAPITRE III.

DES SOINS DU CORPS, DES BAINS DE BAIGNOIRE ET DE L'HYDROTHÉRAPIE.

Je parlerai plus loin des bains de mer et de rivière chez les enfants, de l'âge auquel on peut commencer à les faire prendre et de la manière dont il convient de les administrer. — Dans ce chapitre, je ne parlerai que des soins du corps à domicile au moment du lever, des bains de baignoire et de l'hydrothérapie, de façon à indiquer la manière d'élever les enfants pour habituer la peau au contact tonique de l'eau froide.

Pour continuer les soins de la première enfance et de la vie à la mamelle, il faut continuer l'usage des bains de baignoire tous les deux ou trois jours, et mieux il est préférable qu'au moment de leur réveil et de leur première toilette les enfants soient lavés de la tête aux pieds rapidement avec de l'eau froide ou presque froide. Ceux qui n'y seraient pas habitués seront lavés avec de l'eau à 25 degrés puis à 20, à 15 et enfin à la température de la chambre.

On les lave avec une grosse éponge de 20 centimètres de diamètre, qu'on remplit d'eau et qu'on presse rapidement sur la tête, sur la poitrine et sur le dos, de façon que l'eau coule sur tout le corps et tombe dans un large bassin plat de zinc, de 80 centimètres de diamètre. — Si l'on ne prend pas ce moyen commode et pratique, facile à installer dans tous les ménages, il faudra prendre un petit appareil portatif d'hydrothérapie, ou le simple arrosoir ordinaire ou un seau spécial percé de trous à sa base connu sous le nom d'*éponge américaine* (fig. 45), ou enfin un appareil à douches tel que la doucheuse en pluie de Bouillon Muller (fig. 46).

Cette douche d'eau tiédie, et mieux d'eau à la température de la chambre, c'est-à-dire presque froide, ne doit durer qu'*une minute*. C'est une *ablution* plutôt qu'un lavage, et elle a moins pour objet de laver la peau que de produire sur elle une action constrictive et expansive des capillaires vaso-moteurs dont l'influence réflexe est très-utile à l'endurcissement du corps et au développement de la force musculaire. — Cette opération répétée chaque jour, l'hiver aussi bien que l'été, est d'un excellent effet pour habituer les enfants aux vicissitudes atmosphériques, à l'humidité et au froid qui sont le point de départ de ces bron-

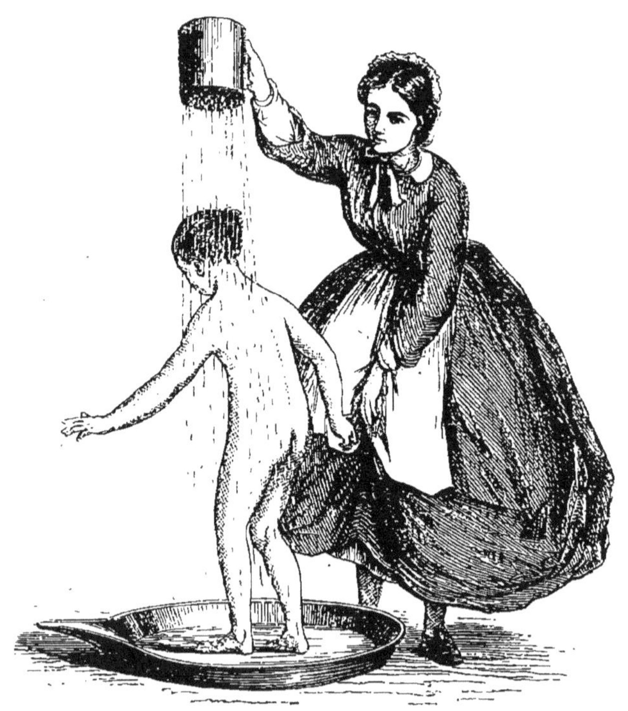

Fig. 45. — Éponge américaine et bassin hydrothérapique. (Bouillon Muller.)

chites et de ces pneumonies que terminent la phthisie pulmonaire et la scrofule. Il faut que ce soit une règle dans les familles et que sauf les temps de maladies, rien n'empêche de la suivre, et ainsi établie elle deviendra le meilleur moyen de fortifier les constitutions débiles pour leur donner la résistance nécessaire aux causes morbifiques extérieures.

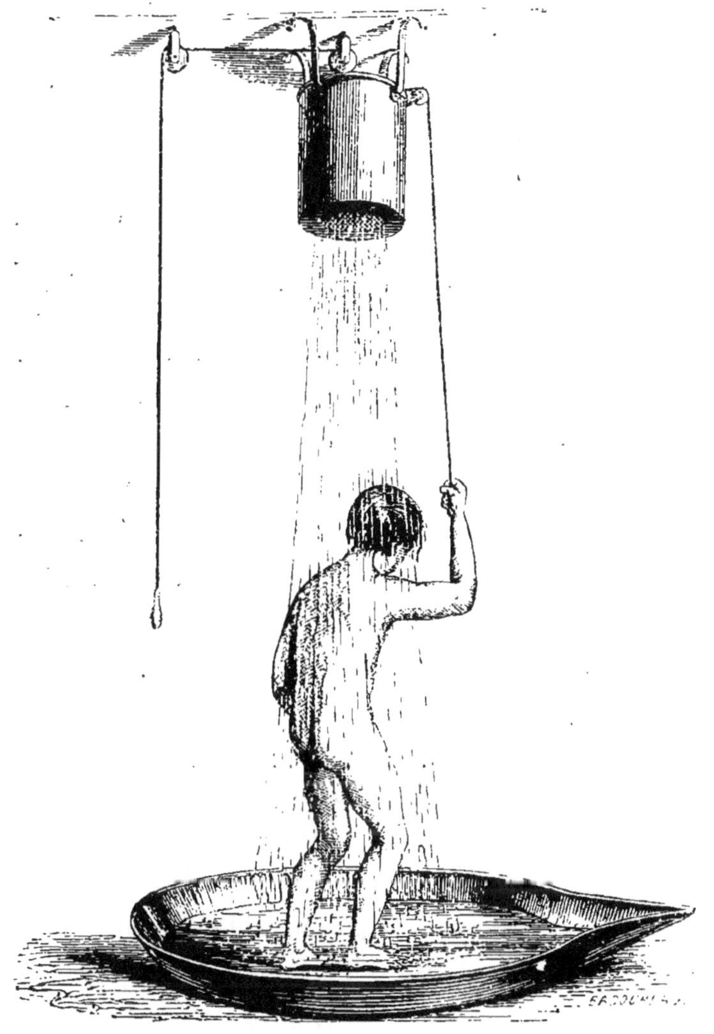

FIG. 46. — Doucheuse en pluie à suspensoir avec sa moufle et sa corde et bassin hydrothérapique. (Bouillon Muller.)

Au reste l'*ablution* et la *douche froide* à domicile ne sont pas les seuls moyens à employer, et leur influence favorable peut être augmentée par divers autres moyens, la *friction*, la *palétation* et le *massage*.

Dès que la minute d'ablution est écoulée, il faut rapidement essuyer le corps des enfants avec un linge doux, puis avec un *linge rude* qui fasse rougir la peau. Une bonne friction sèche de deux ou trois minutes sur tout le corps est indispensable; pour favoriser la réaction, on peut la faire également avec un gant de flanelle ou de crin, avec une brosse de flanelle ou avec une roulette à friction.

La *palétation* se fait avec une petite plaque de bois comme un couteau à papier qui sert à cingler doucement la peau pour la faire rougir, mais ce moyen, bon chez l'adulte, est inapplicable chez l'enfant, qui se croit battu et qui pleure.

Le *massage* est infiniment préférable, et soit qu'on le pratique avec une roulette à friction, ou avec les mains en pétrissant le corps et en faisant mouvoir les articulations en tous sens, il est bon de l'employer chaque jour pendant un quart d'heure. — Ce moyen fait rougir l'intérieur des muscles, donne à la fibre musculaire une élasticité, une résistance et une vitalité qui augmente sa force, et par degrés on arrive ainsi à transformer des muscles grêles, décolorés et sans vigueur, en muscles vigoureux qui donnent à la poitrine son ampleur et aux membres la forme élégante des êtres bien constitués.

Ainsi, ablution froide, friction de la peau et massage musculaire, voilà le début de la journée chez un enfant qui s'éveille et avant le premier déjeuner qui vient aussitôt stimuler l'intérieur du corps comme il a été fait de son extérieur.

CHAPITRE IV.

DES BAINS DE MER ET DE RIVIÈRE CHEZ LES ENFANTS.

1. *Bains de mer.* — Quelques personnes accordant, à juste titre, une grande et favorable influence aux bains de mer chez les enfants, ne craignent pas d'en conseiller l'usage dans le premier âge vers trois ou quatre ans, et comme il y a de très-grandes difficultés à plonger dans l'eau froide de la mer un enfant si jeune, on a prescrit des bains de mer chauds. Il y a quelque chose à prendre et beaucoup plus à laisser dans cette manière de faire.

D'abord, tous les enfants n'ont pas besoin de bains de mer. Ceux qui sont lymphatiques, scrofuleux, rachitiques, ou chez lesquels on redoute l'apparition de ces diathèses lorsqu'elles existent chez les parents, en ont seuls besoin. A cet égard les angines, les bronchites chroniques simples, les écrouelles, les abcès froids, les abcès symptomatiques d'une altération des os, les caries de la colonne vertébrale et des os du squelette, etc., s'en trouvent très-bien. Ils sont au contraire très-nuisibles dans les cas d'ophthalmie scrofuleuse et de phthisie pulmonaire.

Quand il y a nécessité de recourir aux bains de mer chez les enfants, il faut tenir compte de l'influence du bain en lui-même, et de celle de l'atmosphère maritime, car si la première rend de véritables services, l'autre n'est pas moins favorable. On sait en effet que des enfants se trouvent très-bien du séjour sur la plage, sans qu'il soit nécessaire de leur faire prendre des bains, et que plusieurs personnes craignant l'effet du bain se contentent uniquement de l'influence de l'air marin.

Une fois que la résolution de donner des bains de mer à un enfant a été adoptée, il faut l'accomplir, soit par les *bains froids*, soit par les *bains chauds*.

1° *Bains de mer chauds.* — Au-dessous de quatre ans, il faut donner des bains de mer chauds, soit avec l'eau pure, soit avec l'eau coupée dans la crainte de produire une irritation de la peau. C'est alors que l'on compte surtout sur les effets favorables de l'atmosphère maritime. Dans ces cas la durée du bain doit être de 15 à 25 minutes.

2° *Bains de mer froids.* — Au-dessus de quatre ans on peut faire prendre des bains de mer froids, soit sur les côtes de la Manche, soit sur les côtes de l'Océan, et de préférence sur les plages de sable plutôt que sur les plages couvertes de galets.

Les bains de mer doivent se prendre du 15 juin au 30 août dans la Manche et jusqu'à la fin de septembre dans l'Océan. Leur durée doit être de 5 à 10 minutes, et il faut les prendre à *marée montante* plutôt qu'à marée basse, et le matin plutôt que le soir. On habille les enfants avec un caleçon de laine allant jusqu'à la moitié de la cuisse, avec une blouse de laine assez large et sans manches, et avec des chaussons pour empêcher la blessure des pieds. Après le bain, il faut faire une friction sèche et du massage sur tout le corps, de l'exercice dans le but de favoriser la réaction et rentrer pour le repas.

Quand les enfants sont à peine malades, et qu'on ne veut que les fortifier un peu, un mois ou deux de bains de mer peuvent suffire. Mais cette hydrothérapie maritime est insuffisante dans les cas de rachitisme, de scrofule ganglionnaire ulcérée, ou de carie des os. Alors, ce n'est pas un ou deux mois de bains de mer, c'est un an et quelquefois davantage, l'été comme l'hiver, qui sont indispensables pour arriver à un résultat satisfaisant. Dans ce cas il faut habiter les bords de la mer pour que les enfants soient sans cesse à jouer sur le bord des vagues, en ramassant des coquilles ou s'essayant à la pêche. Il est très-difficile de réaliser ces conditions, mais quand on le peut on n'a jamais à s'en repentir. Ainsi, après avoir vu les résultats obtenus sur les *enfants trouvés* de Montreuil-sur-Mer, placés à Berck, dans une cabane de pêcheurs, sous la direction de quelques religieuses, pour y vivre toute l'année, l'administration de l'Assistance publique a, sur mon rapport, fondé au même endroit un établissement de 100 lits pour les scrofuleux de l'hôpital des Enfants malades. Depuis quatre ans cet établissement fonctionne et le nombre de ses lits sera prochainement porté à 400. Quelques-uns des scrofuleux de l'hôpital des Enfants et de l'hôpital Sainte-Eugénie y séjournent constamment, et il est vraiment très-remarquable de voir combien leur santé s'améliore sous l'influence de l'air marin et des bains de mer quand la saison les autorise. En quelques jours l'état général est transformé, le visage se colore, se hâle et devient meilleur, les chairs s'affermissent, les forces augmentent, et ce n'est que plus tard, d'une manière progressive, au bout de quelques semaines, de quelques mois ou d'un an que la lèpre scrofuleuse se guérit. Quelques semaines pour les scrofulides cutanées, quelques mois pour les caries des os, et l'on doit encore être trop heureux de les voir guérir. Tout ce que j'ai vu personnellement à Berck m'a convaincu, et les effets obtenus sur les malades que j'y ai envoyés sont tels que je n'hésite pas pour affirmer que, dans la scrofule et dans le rachitisme, le meilleur traitement à suivre me paraît être le séjour, été comme hiver, sur les bords de la mer.

II. *Bains de rivière.* — Ce que j'ai dit des bains de mer s'applique également aux bains de rivière, et dans ma pensée ils ne conviennent qu'aux enfants sortis de la première enfance.

CHAPITRE V.

DE L'EXERCICE ET DE LA GYMNASTIQUE.

Tous les enfants font de l'exercice libre par les jeux de leur âge, beaucoup font de la gymnastique, mais font-ils suffisamment de gymnastique et d'exercice et comment faut-il faire de la gymnastique pour que cela leur soit utile ? Voilà les questions que je veux résoudre.

I. *Exercice libre.* — Personne ne conteste et n'a contesté que l'exercice musculaire et la gymnastique ne soient indispensables à la bonne constitution du système musculaire. Seulement si l'on croit qu'une sortie de deux ou trois heures, comme cela se fait dans les familles parisiennes ; qu'une récréation pendant une demi-heure trois fois par jour ainsi que cela se pratique au collége, ou enfin qu'une heure de gymnastique deux fois la semaine avec beaucoup d'autres enfants soient quelque chose de suffisant pour le but qu'on se propose d'atteindre, on se trompe beaucoup. Il faudrait que la gymnastique soit un moyen bien puissant pour qu'à de longs intervalles des exercices faits en commun, chacun à son tour, ce qui donne peut être un quart d'heure de mouvements par personne, aient un résultat satisfaisant. Cela n'est pas possible. A l'hôpital des Enfants, où un gymnase a été installé, les enfants scrofuleux valides, au nombre d'une centaine environ, divisés en quatre ou cinq bandes, font deux fois la semaine, pendant une heure ou deux, sous l'influence du maître et des sous-maîtres, des exercices chacun à leur tour, de sorte qu'en moyenne chaque enfant a pour son compte quelques minutes de gymnase par séance. Une pareille manière de faire la gymnastique ne peut conduire à aucun bon résultat, et c'est pour l'avoir ainsi pratiquée sans succès que beaucoup de personnes ont cru devoir y renoncer.

Pour faire prendre aux enfants l'exercice qui leur est nécessaire, il faut que l'on prélève sur le travail un temps suffisant que j'évaluerai à deux heures par jour au moins, et ce temps sera employé aux jeux ordinaires de l'enfance ou à la gymnastique.

Courir, sauter, glisser, patiner, boxer, jouer aux barres, au cheval fondu, à colin-maillard, au cerceau, au volant, à l'arc et à l'arbalète, au sabot, au billard, aux boules ou aux quilles, lancer la balle et manœuvrer les raquettes de la paume, nager, soulever des poids, faire de l'escrime, monter à cheval, sont une gymnastique bien suffisante lorsqu'on s'y livre avec ardeur tous les jours et pendant longtemps. Il n'y en aurait pas besoin d'autre si dans les colléges les maîtres réglaient les jeux comme on règle le travail et apprenaient forcément à jouer aux élèves, de façon que tous fissent un exercice corporel suffisamment actif. Ces jeux sont trop négligés, sinon délaissés par la génération actuelle, soit faute de place dans les maisons d'éducation, soit par tout autre motif, et cependant quoi de mieux que ces jeux intelligents de la *barre* ou de la *paume* où, en même temps que s'exercent les muscles, l'esprit animé d'une émulation plus ou moins vive cherche à triompher des adversaires d'un instant qui simulent le camp ennemi et apprennent de bonne heure à l'homme que la vie n'est qu'une suite de combats où le plus hardi et le plus habile remporte toujours la victoire.

La gymnastique elle, ne demande en aucune façon le secours de l'intelligence, et vraiment elle ne saurait qu'en faire puisque c'est le mouvement cadencé, rhythmé et soumis à la volonté d'un maître qui ordonne à un muscle ou à un ordre de muscle d'agir de telle ou telle manière. Moins le fusil et l'uniforme, c'est l'exercice du soldat transformé. Cela ne vaut pas la liberté de feindre, de tromper, d'éviter et de surprendre son adversaire par des mouvements rapides et habiles qui est l'âme de certains jeux de l'enfance et surtout des barres, de la paume, de l'escrime, etc., mais cela peut rendre des services spéciaux. Sous ce rapport la gymnastique a pris dans l'hygiène une place qu'elle a de véritables droits de conserver.

II. *Gymnastique.* — En gymnastique on cherche à développer tout le système musculaire en général, ou un système de muscle en particulier. Dans le premier cas on a recours à la *course mesurée* silencieuse ou chantante, au *trapèze*, au *mat*, à la *corde lisse* et *à nœuds*, au *saut de mouton*, à l'*escalade*, au *saut de mur* ou *de rivière*, etc.; dans le second on emploie la *suspension* par les bras ou par un bras, le jeu des *haltères* et du *disque*. Tous ces exercices, groupés dans la figure 47, ne con-

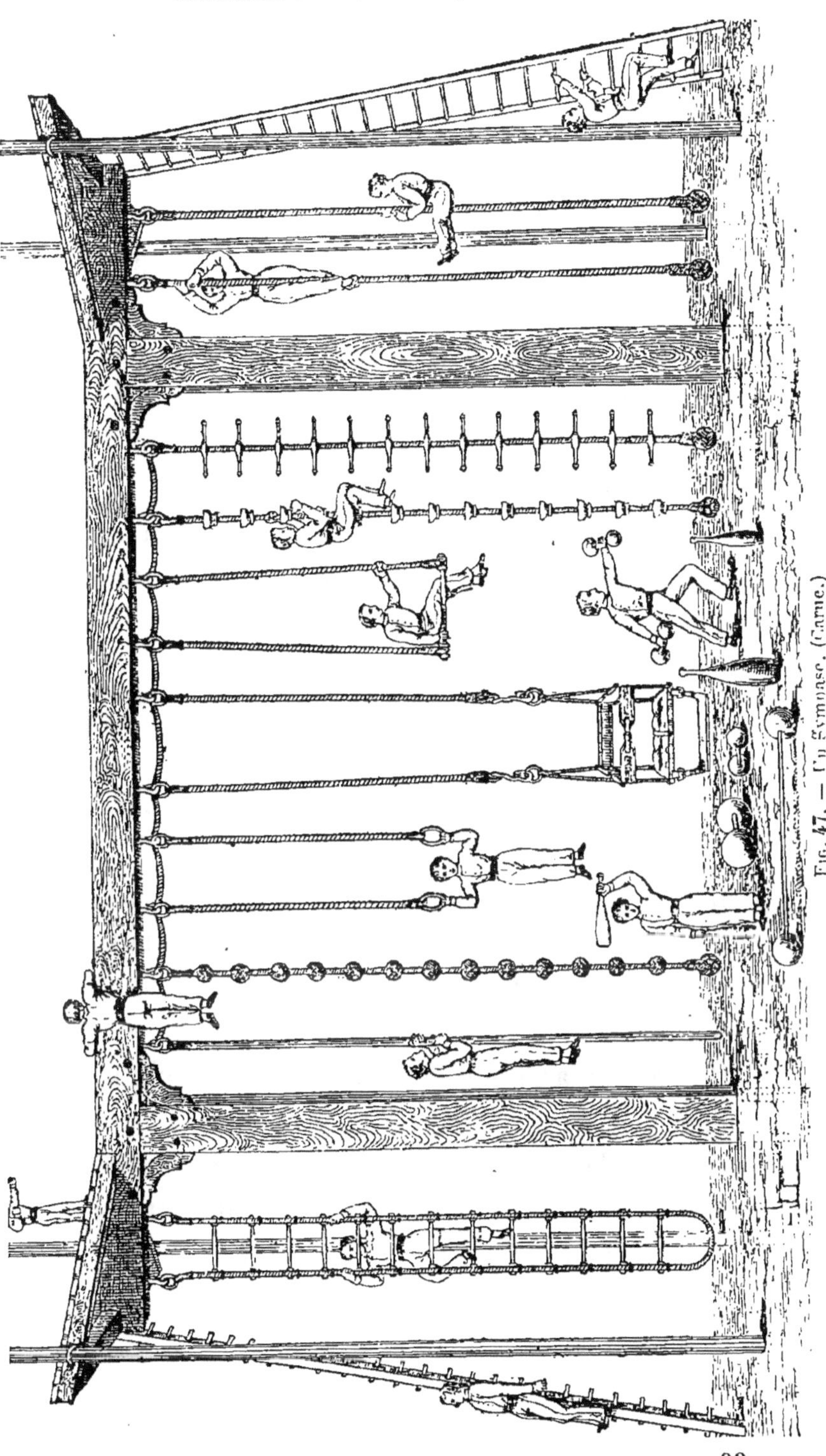

Fig. 47. — Un Gymnase. (Carme.)

viennent pas indistinctement à tous les enfants ni à tous les âges, mais si on les emploie convenablement tous les jours et assez longtemps chaque jour pendant plusieurs années, on en retirera des avantages réels.

1° *Course.* — L'exercice de la course rapide ou mesurée, sur un terrain uni ou raboteux, facilite la longueur de l'haleine, augmente la capacité du thorax et des poumons, et favorise l'hématose en produisant l'entrée d'une plus grande quantité d'air dans la poitrine.

Garçons et filles doivent être assujettis à cet exercice qui fortifie la poitrine et éloigne les chances de bronchite et de phthisie pulmonaire. Les anciens le tenaient en grand honneur, car d'après le récit de Barthélemy, « seize femmes choisies parmi ces huit tribus des Eléens, et respectables par leurs vertus, décernaient le prix de la course aux jeunes filles de l'Elide. Dès que le signal est donné, ces jeunes émules s'élancent dans la carrière presque à demi-nues et les cheveux flottants sur les épaules. Celle qui remporte la victoire reçoit une couronne d'olivier et la permission plus flatteuse de placer son portrait dans le temple de Junon. »

Cela est la *course de vitesse*, mais la *course au pas gymnastique* ou *accéléré* est très-suffisante au but que l'on se propose d'atteindre pour fortifier la poitrine. C'est celle que l'on peut mettre en pratique chez les jeunes enfants, et il est très-facile, en les réunissant en peloton, de les faire courir assez longtemps pour les habituer à mettre leurs poumons en mouvement, de manière à activer l'hématose, c'est-à-dire à améliorer la sanguification.

A cette manière de courir se rapporte l'exercice du *piaffer*, qui consiste à sauter sur place en fléchissant alternativement les deux genoux.

2° *Chant.* — Le rhythme qui donne de la précision au chant peut être adopté pour donner aux exercices de l'enfance la mesure et la régularité nécessaires. Les anciens conseillaient l'exercice de la voix et le chant après le souper comme étant très-utile, et il est certain que le chant réglé qui accompagne les mouvements gymnastiques en indique la mesure par ses connaissances et par ses repos de façon à imprimer de l'ensemble aux exercices. Chez les enfants surtout il est indispensable pour les habituer à marcher, à sauter, à courir en mesure. Du reste, en même temps qu'il les amuse, il facilite l'expansion pulmonaire en produisant un essoufflement passager qui se mêle à celui que détermine l'exercice.

3° *Suspension par les mains.* — En fixant une longue perche transversalement le long d'un mur à un mètre de distance, ou en appuyant une échelle sur la muraille, on a des appareils sur lesquels les enfants peuvent se suspendre avec les mains, le corps restant libre dans l'espace. On peut monter ou descendre derrière l'échelle et avancer de droite à gauche ou de gauche à droite sur la barre transversale. Si l'on joint à cela l'exercice des barres parallèles (fig. 48) qui consiste à soulever le corps par la force des bras pour amener le menton au niveau des poignets, il est facile de comprendre tout ce que le système musculaire de l'épaule et de la poitrine peut gagner à la répétition de ces mouvements.

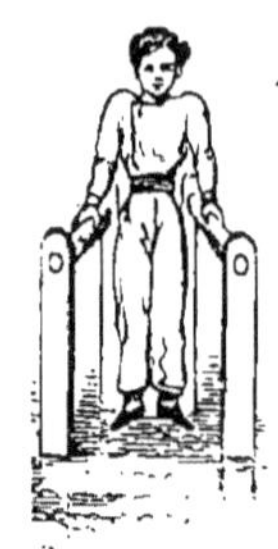

Fig. 48. — Barres parallèles.

4° *Exercices du grimper.* — Un exercice analogue à la suspension par les bras est celui qui consiste à grimper sur des cordes lisses ou pourvues de nœuds, sur des mâts flottants, sur des échelles de cordes mobiles, et à passer des unes aux autres à l'aide des bras. A cet exercice je rattache celui du *trapèze*, et comme il a pour effet le développement des muscles deltoïdes, pectoraux, trapèzes et dentelés, il devra être mis en pratique avec persévérance. Seulement il est dangereux chez des enfants très-jeunes, et il ne doit être autorisé qu'à partir de l'âge de huit ou dix ans.

5° *Saut.* — Le saut en profondeur, en largeur, ou de bas en haut, est un bon exercice que les enfants âgés de cinq à dix ans peuvent commencer à faire et qui a l'avantage de réunir les effets de la course par l'élan qu'il faut prendre à ceux de la secousse donnée au tronc et aux membres. On tend un cordon soutenu à ses deux extrémités sur une tige graduée selon le système métrique, et on l'élève à volonté selon l'habileté des sauteurs. Les enfants ne sautent jamais bien haut, mais quelques personnes arrivent ainsi à franchir une hauteur de 1 mètre à 1 mètre 40 centimètres et une largeur de 3 à 4 mètres. Avec la perche on peut aller à 2 mètres de haut et jusqu'à 5 et 6 mètres de large.

A cet exercice se rapporte celui du cheval de bois (fig. 49) que l'on franchit droit ou de côté ou sur lequel on monte pour sauter de suite de haut en bas.

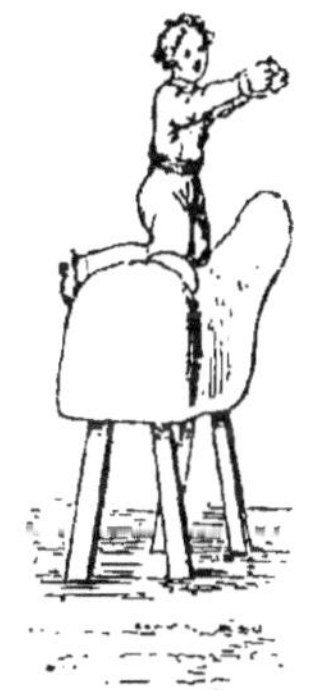

Fig. 49.— Cheval de bois.

6° *Haltères et disque.* — Les haltères sont deux boules de fonte réunies à 10 centimètres de distance par une tige solide et résistante qui permet de les prendre avec la main pour les manœuvrer aisément. On en fait de différents poids appropriés à l'âge et à la force des enfants, garçons ou filles, et les ayant pris dans chaque main on les enlève à bras tendu pour les porter en avant, en arrière ou sur la tête. Cet exercice qui n'est autre que l'*exercice des poids*, a un très-heureux effet sur le développement des muscles et du bras et de la poitrine. Comme le jeu du disque, le jeu de boules et le jeu de quilles, il imprime une vitalité plus grande au mouvement de nutrition des membres supérieurs et sous ce rapport il mérite d'être encouragé.

Tous ces exercices de gymnastique joints à ceux du *dynamomètre*, de la *lutte* et des *tractions* faites à la chambre sur des ressorts à boudin ou sur des lanières de caoutchouc vulcanisé sont excellents, à la condition qu'on les fasse assez souvent et assez longtemps. Malheureusement, ils sont d'un emploi dispendieux et difficile, car ce n'est qu'exceptionnellement qu'on trouve des familles pouvant conduire plusieurs années de suite leur enfant au gymnase pendant une à deux heures par jour, et si l'on n'y va pas aussi fréquemment ces exercices deviennent à peu près inutiles au point de vue pratique. La gymnastique faite au gymnase est à notre époque une chose extrêmement difficile, et cependant comme l'exercice fait de façon à développer le système musculaire en général, et celui de la poitrine en particulier est indispensable à tous les enfants, il faut encourager l'emploi de tous les moyens qui peuvent suppléer l'art des gymnasiarques. Au lieu de se contenter du mot *gymnastique* que la mode met dans la bouche de tous les parents, il faut se procurer la chose, et cela est facile sans être dispendieuse, par tous les jeux et par tous les exercices du corps auxquels se livrent volontiers les enfants. Si ces enfants peuvent avec assiduité suivre assez longtemps les exercices du gymnase, tant mieux, mais si la chose est impossible on peut se contenter chez les petits enfants, de la course, de la balle et des boules, des haltères, de la paume, des quilles, de la natation, de l'escrime et de l'équitation.

Tels sont nos principes actuels en manière d'éducation physique de l'enfance, et sauf les cas de maladie ils pourront être appliqués par toutes les mères qui voudront bien se laisser convaincre que l'excès de soins et de précautions préservera moins bien leur enfant des influences extérieures physiques et morales, que la résistance organique qu'ils pourront acquérir par la lutte avec les agents naturels. C'est là un fait incontestable, et je le résumerai par quelques lignes empruntées au philosophe Locke.

« Laisser aller les enfants en plein air ; leur faire prendre de l'exercice ; les laisser bien dormir ; ne les nourrir que des viandes les plus communes ; leur défendre le vin et l'usage de toutes les liqueurs fortes ; ne leur donner que peu ou point de médecines ; ne pas leur faire des habits trop chauds ou trop étroits, et surtout leur tenir la tête froide aussi bien que les pieds, qui doivent être souvent lavés dans l'eau froide et accoutumés à l'humidité (1). »

(1) Locke, *Traité de l'éducation des enfants*, trad. par Coste. Londres, 1713, t. I, p. 92.

CONCLUSION ET APHORISMES

1. C'est au berceau qu'il faut prendre l'homme pour le soumettre aux lois d'une hygiène bien entendue, pour entretenir sa constitution, si elle est bonne, et dans le but de l'améliorer, si elle est mauvaise.

2. Dès la première enfance il faut combattre les diathèses herpétique , scrofuleuse, syphilitique, goutteuse, hémorrhagique et autres transmises par l'hérédité.

3. L'homme d'un sang altéré par quelque diathèse grave ne devrait jamais songer à se mettre en famille.

4. Pour connaître l'eau, il faut remonter à sa source.

5. Les éperviers ne couvent pas des colombes.

6. D'un phlegmatique naît un phlegmatique ; d'un bilieux un bilieux ; d'un phthisique un phthisique. (Hippocrate.)

7. L'hérédité morbide, loi de l'espèce éternelle, n'est pas fatale, et elle peut être corrigée par l'*innéité* qui est la loi de l'individu, essentiellement variable.

8. A l'hérédité principe du semblable dans les

êtres vivants la nature oppose l'innéité principe du divers, et c'est ainsi qu'elle détruit d'elle-même la source des biens et des maux engendrés par la génération. (P. Lucas.)

9. Les penchants moraux, les vices, les difformités, les diathèses et les maladies se transmettent souvent par hérédité *directe* du père et de la mère ; par hérédité *indirecte* des grands parents ; par hérédité *collatérale* des oncles et des tantes ; enfin par l'hérédité d'*influence* lorsqu'une génération amène un produit semblable à un conjoint antérieur qui n'est plus.

10. Une veuve peut avoir des enfants qui ressemblent à son premier mari, d'où ce proverbe romain : qu'*un fils adultérin peut souvent excuser la faute de sa mère.*

11. Une femme qui devient enceinte doit renoncer aux vêtements, aux habitudes, aux exercices et aux fatigues qui pourraient troubler la formation du fœtus, si elle veut donner le jour à un enfant bien conformé.

12. La saignée favorise quelquefois la gestation, mais elle doit être motivée par des accidents de véritable pléthore locale ou générale.

13. Le rejet d'un caprice déraisonnable chez une femme enceinte ne peut avoir d'influence sur la santé de son enfant.

14. Une femme doit nourrir son enfant, quand

elle est d'une bonne santé, et qu'il n'y a point, dans ses ascendants ou collatéraux directs, de parents scrofuleux, phthisiques ou cancéreux.

15. Il y a des femmes qui sont d'une bonne constitution et cependant qui ne peuvent nourrir, car les seins sont mal formés, leur lait est peu abondant, mal élaboré et se tarit à la moindre impression pénible.

16. Une femme dont la sécrétion mammaire est très-active avant l'accouchement, est presque toujours une bonne nourrice.

17. Une mère qui doit nourrir peut commencer six ou huit heures après son accouchement.

18. Quand une femme nourrit son enfant, elle ne doit lui donner à teter que toutes les deux heures.

19. L'enfant qui prend le sein à des intervalles réglés, tette avec plus d'avidité que les autres, et il épuise le sein de sa nourrice de manière à enlever les dernières parties du lait qu'il renferme et qui sont les meilleures, parce qu'elles renferment plus de crème que les premières parties soutirées.

20. Entre onze heures du soir et six ou sept heures du matin, il ne faut donner qu'une seule fois à teter.

21. Il est dangereux de prendre pour nourrice une femme primipare, nécessairement inexpé-

rimentée et qui n'a pas été astreinte au service que l'on attend d'elle.

22. Une bonne nourrice doit avoir de vingt à trente-cinq ans, les cheveux bruns, les gencives roses, les formes un peu grasses, le mamelon bien formé, le sein un peu dur et marbré de veines bleuâtres.

23. Les nourrices ne doivent avoir aucune marque récente ou ancienne de syphilis et de scrofule.

24. Le lait, jaunâtre dans les premiers mois de l'accouchement, blanc bleuâtre un peu plus tard, est une émulsion légèrement alcaline, formée d'eau et de principes solides en dissolution ou en suspension.

25. Le beurre n'est que suspendu dans le lait, et les autres principes du lait sont en dissolution dans ce liquide.

26. Le lait ne doit pas être trop abondant pour être profitable au nouveau-né.

27. La première partie du lait qui sort des mamelles est séreuse, la seconde est plus épaisse, et c'est la dernière partie de la traite qui est la plus riche et la plus chargée de crème.

28. Le lait doit être rempli de globules nombreux, assez larges et bien formés, car de petits globules semblables à des grains de poussière sont un signe de sa mauvaise élaboration et de son insuffisance.

29. Trop ou trop peu de globules laiteux sont chose également fâcheuse.

30. Le lait varie dans sa composition d'après les idiosyncrasies, le tempérament, la constitution, le temps écoulé depuis l'accouchement, l'époque du dernier repas, le régime de la nourrice, l'action des organes génitaux, etc. ; mais les différences ne sont pas assez grandes pour motiver un précepte et il faut dire : *L'enfant profite, donc le lait est bon.*

31. Le lait est altéré dans sa composition par l'état fébrile et par les maladies aiguës ou chroniques.

32. La fièvre diminue la quantité du lait, réduit le nombre de ses globules et concentre ses parties solides dans une moindre proportion d'eau ; il en est de même à différents degrés dans toutes les maladies aiguës et dans plusieurs affections chroniques.

33. Le lait est quelquefois mêlé de pus dans les cas d'abcès du sein.

34. L'influence des maladies sur la composition du lait n'a rien de spécial et de spécifique, car toutes agissent de la même façon en réduisant sa quantité et en amenant la concentration de ses éléments dans une petite proportion d'eau.

35. Le lait trop riche, trop chargé d'éléments

solides chez une nourrice saine, devient indigeste et amène la diarrhée.

36. Le lait altéré, réduit et appauvri par la fièvre ou la maladie, amène d'abord le flux de ventre et plus tard l'entéro-colite.

37. Un lait altéré dans sa composition par la fièvre ou la maladie n'a pas toujours une action fâcheuse sur la santé des enfants.

38. Quelle que soit la cause de l'altération de composition du lait, toujours le résultat en est le même pour les enfants, toujours les accidents qui se développent ont pour siége le tube digestif, et toujours c'est la diarrhée qui en est la conséquence.

39. Le lait qui ne présente pas d'altération de composition appréciable par l'analyse chimique peut être altéré d'une manière intime dans son élaboration, de manière à constituer un aliment nuisible. C'est ce qu'on voit par le spasme, ou la convulsion instantanée, qui résulte quelquefois de la perturbation apportée dans la sécrétion du lait, par les affections morales, les émotions vives et les impressions agréables ou pénibles ressenties par la nourrice.

40. Les affections morales tarissent subitement la sécrétion du lait, ou modifient seulement d'une manière profonde la proportion de ses éléments solides.

41. Le plaisir que trouvent certaines femmes à être nourrices est la cause du tressaillement intérieur épigastrique qui annonce la montée du lait au moment où elles s'apprêtent à donner le sein.

42. Le retour prématuré des règles, chez une nourrice modifie un peu la composition chimique du lait et nuit à son élaboration ; mais si l'enfant ne paraît pas en souffrir, ce qui arrive souvent, il faut conserver la nourrice.

43. Une nourrice doit s'abstenir des plaisirs de l'amour, dans la crainte d'une fécondation nouvelle, qui pourrait altérer le lait dans sa quantité et dans ses qualités, de manière à le rendre nuisible pour le nourrisson.

44. Le changement de nourrice n'a aucun inconvénient, et l'on doit changer la nourrice autant de fois que cela est nécessaire.

45. On peut remplacer l'allaitement par la mère ou par les nourrices au moyen de l'allaitement artificiel.

46. L'allaitement par le biberon réussit beaucoup moins que l'allaitement maternel.

47. L'allaitement par le biberon, bien dirigé, à la campagne, donne quelquefois de bons résultats.

48. L'allaitement artificiel doit se faire dans les premiers temps de la vie au moyen d'un biberon rempli de lait de vache tiède, coupé d'eau

d'orge, d'eau de gruau ou d'eau de poulet, et plus tard au moyen de lait de vache sans aucun mélange.

49. Un enfant n'a besoin que de lait dans les premiers mois qui suivent la naissance, et il ne doit prendre des potages que vers cinq à six mois.

50. Si un enfant s'endort au sein, sans teter, c'est qu'il a une nourrice dont le lait est insuffisant.

51. Les enfants chargés d'embonpoint ne tettent pas en proportion de leur graisse. (Hippocrate.)

52. Les enfants voraces et tirant beaucoup de lait ne prennent pas d'embonpoint en proportion. (Hippocrate.)

53. Les enfants qui sont pris de toux en tetant ont d'ordinaire la luette trop grande. (Hippocrate.)

54. Les enfants à la mamelle qui ont trop d'embonpoint sont atrophiques et reprennent difficilement. (Hippocrate.)

55. Ceux qui ont d'abondantes évacuations alvines et digèrent bien jouissent d'une meilleure santé; ceux qui n'ont pas d'évacuations alvines, tout en étant voraces sans prendre de l'embonpoint, sont maladifs. (Hippocrate.)

56. Chez les enfants qui vomissent beaucoup de matières laiteuses, le ventre se resserre. (Hippocrate.)

57. Les aliments gras ne conviennent guère aux enfants que vers la fin de la première année.

58. L'époque du sevrage doit être fixée entre le douzième et le vingtième mois.

59. Il faut choisir, pour sevrer les enfants, une des époques du repos de la dentition, et profiter de celle qui vient après la sortie des douze premières dents, ou après la sortie de la seizième.

60. On commence le sevrage en cessant de donner à teter pendant la nuit.

61. Après plusieurs semaines de sevrage de nuit, on suspendra tout à fait l'allaitement pendant le jour, et l'enfant arrive ainsi dans la vie indépendante.

62. Le sommeil est si nécessaire aux enfants qu'il faut les habituer à une sieste de plusieurs heures au milieu du jour.

63. Les enfants qui mangent pendant l'allaitement supportent plus facilement le sevrage. (Hippocrate.)

64. Aux enfants qui dorment bien et ont de l'embonpoint, il est possible de prendre beaucoup de nourriture, même qui n'est pas suffisamment digérée. (Hippocrate.)

65. Les enfants qui, en proportion, urinent plus qu'ils n'évacuent, ont plus d'embonpoint. (Hippocrate.)

66. Les enfants qui n'urinent pas en proportion,

mais dont le ventre rend, dès l'origine, fréquemment des matières crues, sont très-maladifs. (Hippocrate.)

67. La promenade au grand air et l'action du soleil sont en tout temps nécessaires aux enfants les plus jeunes comme aux enfants plus âgés.

68. Ou le soleil n'entre pas le médecin entre souvent. (*Proverbe italien.*)

69. Un maillot peu serré est le meilleur vêtement des jours qui suivent la naissance, car il garantit du froid, sans gêner les mouvements.

70. Des vêtements ajustés, sans constriction, sont en tout temps préférables aux vêtements larges qui laissent à découvert la peau des différentes parties du corps.

71. Les jeunes enfants doivent être lavés tous les jours à l'eau tiède et par suite de l'habitude à l'eau presque froide.

72. La tête doit être lavée avec le plus grand soin, et il faut la dépouiller peu à peu des saletés qui la couvrent.

73. Les frictions, le massage, l'hydrothérapie, les bains de mer et la gymnastique sont, dans la seconde enfance, les meilleurs moyens pour fortifier une constitution débile et lymphatique.

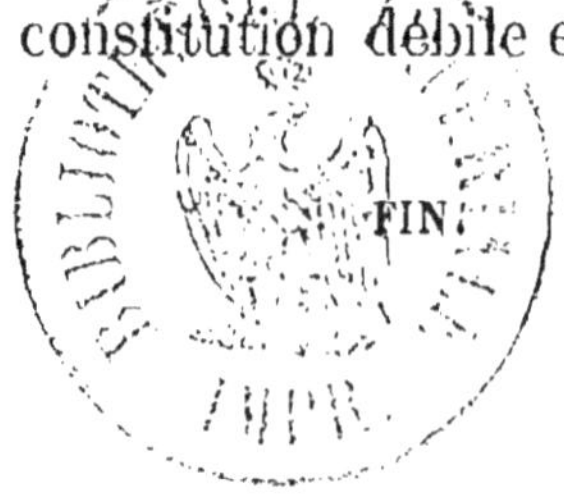

FIN.

TABLE DES MATIÈRES

PREMIÈRE PARTIE.

LA NAISSANCE.

DEUXIÈME PARTIE.

L'ALLAITEMENT,

TROISIÈME PARTIE.

LE SEVRAGE ET LES SOINS CORPORELS.

QUATRIÈME PARTIE.

LE CHANGEMENT DE NOURRICE.

CINQUIÈME PARTIE.

LES MALADES ET LA MORTALITÉ DU NOUVEAU-NÉ.

SIXIÈME PARTIE.

L'ÉDUCATION PHYSIQUE DE LA SECONDE ENFANCE.

FIN DE LA TABLE DES MATIÈRES.

Paris. — Imprimerie de E. MARTINET, rue Mignon, 2.

par le nom du directeur, *Nouveau* par le nom des auteurs, *Nouveau* par le fond et par la forme, *Nouveau* par les nombreuses figures qui seront intercalées dans le texte.

Son titre suffit à indiquer à la fois son but, son esprit et sa forme.

Son but. C'est de rendre service à tous les praticiens qui ne peuvent se livrer à de longues recherches faute de temps ou faute de livres, et qui ont besoin de trouver réunis et comme élaborés tous les faits qu'il leur importe de connaître bien ; c'est de leur offrir une grande quantité de matières sous un petit volume, et non pas seulement des définitions et des indications précises comme en présente le *Dictionnaire de Nysten, Littré et Robin*, mais une exposition, une description détaillée et proportionnée à la nature du sujet et à son rang légitime dans l'ensemble et la subordination des matières.

Son esprit. Le *Nouveau Dictionnaire* ne sera pas une compilation des travaux anciens et modernes ; ce sera une analyse des travaux des maîtres français et étrangers, empreinte d'un esprit de critique éclairé et élevé ; ce sera souvent un livre neuf, par la publication de matériaux inédits qui, mis en œuvre par des hommes spéciaux, ajouteront une certaine originalité à la valeur encyclopédique de l'ouvrage ; enfin ce sera surtout un livre pratique.

Sa forme. Ce qui constituera une innovation importante, ce sera l'addition de figures dessinées et gravées sur bois et intercalées dans le texte ; premier exemple de l'iconographie appliquée à un répertoire encyclopédique des connaissances médicales. L'utilité des représentations figurées dans l'étude des sciences est trop évidente pour que nous nous arrêtions à la démontrer : la description la plus complète d'un objet ne saurait valoir le commentaire lumineux de son image, et l'instantanéité des représentations figurées simplifie, facilite l'exposition, qu'il s'agisse de médecine opératoire, d'anatomie chirurgicale, d'anatomie pathologique, d'appareils, d'instruments, de physiologie, etc. L'absence de figures constituerait une lacune véritable, et leur addition sera, croyons-nous, un élément indispensable du succès. Cette partie du Dictionnaire sera exécutée avec le même caractère d'ensemble que le texte, de manière que la description et la représentation s'appuient et se complètent ; ce ne sera pas un ornement accessoire et secondaire : ce sera un élément principal.

Beaucoup de figures seront dessinées pour le Dictionnaire, sans que, grâce aux procédés rapides de la gravure sur bois, la marche régulière de la publication puisse être entravée ; beaucoup seront par conséquent inédites et nouvelles ; d'autres seront empruntées aux meilleures sources.

CONDITIONS DE LA SOUSCRIPTION

Le *Nouveau dictionnaire de médecine et de chirurgie pratiques*, illustré de figures intercalées dans le texte, se composera d'environ 15 volumes grand in-8 cavalier de 800 pages.

Prix de chaque vol. de 800 pages, avec fig. intercalées dans le texte. 10 fr.

Les Tomes I à IV *complets*, sont en vente. — Il sera publié trois volumes par an.

Les volumes seront envoyés *franco* par la poste aussitôt leur publication aux souscripteurs des départements, sans augmentation sur le prix fixé.

On souscrit chez J. B. Baillière et fils, libraires de l'Académie impériale de médecine, et chez tous les libraires des départements et de l'étranger.

LISTE DES AUTEURS

DU

NOUVEAU DICTIONNAIRE DE MÉDECINE ET DE CHIRURGIE PRATIQUES

BERNUTZ, médecin de l'Hôpital de la Pitié.
BŒCKEL, professeur agrégé à la Faculté de médecine de Strasbourg.
BUIGNET, professeur à l'École supérieure de pharmacie de Paris.
CUSCO, chirurgien de l'Hôpital Lariboisière.
DEMARQUAY, chirurgien de la maison municipale de santé.
DENUCÉ, professeur de Clinique chirurgicale à l'École de médecine de Bordeaux
DESNOS, médecin des Hôpitaux de Paris.
DÉSORMEAUX, chirurgien de l'Hôpital Necker.
DEVILLIERS, membre de l'Académie impériale de médecine.
FOURNIER (Alfred), professeur agrégé à la Faculté, médecin des Hôpitaux de Paris.
GALLARD (T.), médecin de l'Hôpital de la Pitié.
GINTRAC (Henri), professeur de Clinique médicale à l'École de médecine de Bordeaux.
GOSSELIN, professeur de Pathologie chirurgicale à la Faculté de médecine de Paris, chirurgien de la Pitié, membre de l'Académie de médecine.
GUÉRIN (Alphonse), chirurgien de l'Hôpital Saint-Louis.
HARDY (A.), professeur agrégé à la Faculté de Paris, médecin de l'Hôpital Saint-Louis.
HIRTZ, professeur de Clinique médicale à la Faculté de médecine de Strasbourg.
JACCOUD, professeur agrégé à la Faculté de médecine, médecin des Hôpitaux de Paris.
JACQUEMET, professeur agrégé à la Faculté de Montpellier.
KŒBERLÉ, professeur agrégé à la Faculté de médecine de Strasbourg.
LAUGIER (S.), professeur de Clinique chirurgicale à la Faculté de médecine de Paris, chirurgien de l'Hôtel-Dieu, membre de l'Académie de médecine.
LIEBREICH, professeur particulier d'Ophthalmologie.
LORAIN (P.), professeur agrégé à la Faculté de médecine, médecin des Hôpitaux de Paris.
LUNIER, inspecteur général des établissements d'aliénés.
NÉLATON (A.), professeur de Clinique chirurgicale à la Faculté de médecine de Paris, chirurgien de l'Hôpital des Cliniques, membre de l'Académie de médecine.
ORÉ, professeur de Physiologie à l'École de médecine de Bordeaux.
PANAS, professeur agrégé à la Faculté de médecine, chirurgien des Hôpitaux.
PEAN, chirurgien des Hôpitaux.
RACLE (V. A.), professeur agrégé à la Faculté de Paris, médecin des Hôpitaux.
RAYNAUD (Maurice), médecin des Hôpitaux.
RICHET, professeur agrégé à la Faculté de Paris, chirurgien de l'Hôpital de la Pitié.
RICORD (Ph.), membre de l'Académie de médecine, ex-chirurgien de l'Hôpital du Midi.
ROCHARD (Jules), premier chirurgien en chef de la marine au port de Lorient.
ROUSSIN (Z.), professeur agrégé à l'École du Val-de-Grâce.
SAINT-GERMAIN, chirurgien des Hôpitaux.
SARAZIN (Ch.), professeur agrégé à la Faculté de Strasbourg.
SÉE (Germain), médecin de l'Hôpital Beaujon.
SIMON (Jules), médecin des Hôpitaux de Paris.
SIREDEY, médecin des Hôpitaux.
STOLTZ, professeur d'accouchements à la Faculté de médecine de Strasbourg.
TARDIEU (Amb.), Doyen et professeur de Médecine légale de la Faculté de médecine de Paris, médecin de l'Hôpital Lariboisière, membre du Comité consultatif d'Hygiène et de l'Académie impériale de médecine.
TARNIER (S.), professeur agrégé à la Faculté de Paris, chirurgien des Hôpitaux.
TROUSSEAU, professeur de Clinique médicale à la Faculté de médecine de Paris médecin de l'Hôtel-Dieu. membre de l'Académie impériale de médecine.
VOISIN (Auguste), médecin des épileptiques de Bicêtre.

PRINCIPAUX ARTICLES

DES QUATRE PREMIERS VOLUMES

TOME PREMIER (812 pages avec 36 figures)

Articles.	MM.
INTRODUCTION	Jaccoud.
ABCÈS	Laugier.
ABDOMEN	Denucé, Bernutz.
ABSORPTION	Bert.
ACCLIMATEMENT	Jules Rochard.
ACCOMMODATION	Liebreich.
ACCOUCHEMENT	Stoltz, Lorain.
ACNÉ	Hardy.
ADHÉRENCE	Alfred Fournier.
AGES	Lorain.
AGGLUTINATIFS	Gosselin.
AGONIE	Jaccoud.
AINE	Kœberlé.
AIR	Buignet, A. Tardieu, Rochard.
AISSELLE	Bœckel.
ALBUMINURIE	Jaccoud.
ALCOOLISME	A. Fournier.
ALIMENT	Oré.
ALOPÉCIE	Hardy.
AMAUROSE, AMBLYOPIE	Liebreich.
AMBULANCES	Sarazin.

TOME II (800 pages avec 60 figures)

Articles.	MM.
AMÉNORRHÉE	Bernutz.
AMPUTATIONS	A. Guérin.
AMYLOIDE (dégénérescence.)	Jaccoud.
ANÉMIE	Lorain.
ANESTHÉSIQUES	Giraldès.
ANÉVRYSMES	Richet.
ANGINE DE POITRINE	Jaccoud.
ANKYLOSE	Denucé.
ANTHRAX	A. Guérin.
ANUS	Gosselin, Giraldès, Laugier.
AORTE	Luton.

TOME III (824 pages avec 75 figures)

Articles.	MM.
APHASIE	A. Voisin.
APHRODISIAQUES	Ricord.
APOPLEXIE	Jaccoud.
APPAREIL	Sarazin.
ARGENT	Buignet, Ollivier, Bergeron.
ARSENIC	Hirtz, Tardieu, Roussin.
ARTÈRES	Nélaton, Maurice Raynaud.
ARTICULATIONS	Panas.
ASCITE	H. Gintrac.
ASPHYXIE	Tardieu, Bert.
ASTHÉNOPIE	Liebreich.
ASTHME	G. Sée.
ASTIGMATISME	Liebreich.
ATAXIE LOCOMOTRICE	Trousseau.
ATLOIDIENNE (région)	Denucé.

TOME IV (800 pages avec 80 figures).

Articles.	MM.
ATROPHIE	Sarazin.
ATROPHIE MUSCULAIRE PROGRESSIVE	J. Simon.
AUSCULTATION	Luton
AUTOPLASTIE	Alph. Guérin.
AUTOPSIE	Tardieu
AVANT-BRAS	Demarquay.
AVORTEMENT	Devilliers et Tardieu.
BAIN	Oré.
BANDAGE	Sarazin.
BASSIN	E. Bailly.
BEC-DE-LIÈVRE	Demarquay.
BELLADONE	Marchand, Hirtz.
BILE	Jaccoud, Luton

Cette nouvelle Collection peut être considérée comme la suite et le complément des *Mémoires de la Société royale de médecine et de l'Académie royale de chirurgie.* Ces deux sociétés célèbres sont représentées dans la nouvelle Académie par ce que la science a de médecins et de chirurgiens distingués, soit à Paris, dans les départements ou à l'étranger. Par cette publication, l'Académie a répondu à l'attente de tous les médecins jaloux de suivre les progrès de la science.

Le tome XXII (1858) contient des mémoires, par MM. Dubois, A. Trousseau, A. Guérard, Max Simon, Mordret, Dutroulau, Reynal, Gubler, Blondlot, Borie, Zurkowski.

Le tome XXIII (1859) contient des mémoires, par MM. Fr. Dubois, A. Trousseau, Guérard, Laugier, A. Devergie, Bauchet, Gaillard, J. Rochard, Sappey, Huguier (avec 15 planches).

Le tome XXIV (1860) contient des mémoires, par MM. Fr. Dubois, A. Trousseau, A. Guérard, Marcé, H. Roger, Duchaussoy, Ch. Robin, Moutard-Martin, Depaul, Jules Roux, avec 6 planches.

Le tome XXV (1861-62) contient des mémoires, par MM. Dubois, Jolly, A. Tardieu, Imbert-Gourbeyre, Ch. Robin, Semelaigne, H. Bourdon, Bourgeois, Léon Lefort.

Le tome XXVI (1863-64), contient des mémoires, par Fr. Dubois (d'Amiens), J. Béclard, A. Tardieu, P. Jolly, Melier, J. Lefort, J. Reynal et Lanquetin, A. Chauvean et Marey, Bouchardat, de Kergaradec, E. Kœberlé, Chalvet, A. Ollivier et L. Rauvier.

Le tome XXVII (1865-66) contient : Éloge de Delpech, par Jules Béclard ; Rapport sur les prix décernés par Dubois (d'Amiens); Rapport sur les eaux minérales, par Bouchardat ; Rapport sur les épidémies, par Kergaradec ; De la version pelvienne et du forceps, par Joulin ; De la gangrène d'une partie de la base du cerveau, par Decaisne ; Résultats statistiques des amputations dans les grands hôpitaux de Paris, par U. Trélat ; Observations de chirurgie, par L. Legouest ; De l'uréthrotomie externe par section collatérale et par excision des tissus pathologiques dans le cas de rétrécissements infranchissables, par E. Bourguet, avec une pl. ; Du traitement des adénites, par V. Legros, avec figures, etc.

AMETTE. Code médical, ou Recueil des Lois, Décrets et Règlements sur l'étude, l'enseignement et l'exercice de la médecine civile et militaire en France, par Amédée AMETTE, secrétaire de la Faculté de médecine de Paris. *Troisième édition*, augmentée. Paris, 1859. 1 vol. in-12 de x-500 pages. . . . . 4 fr.

ANNALES D'HYGIÈNE PUBLIQUE ET DE MÉDECINE LÉGALE, par MM. ANDRAL, BOUDIN, BRIERRE DE BOISMONT, CHEVALLIER, DEVERGIE, FONSSAGRIVES, GAULTIER DE CLAUBRY, GUÉRARD, M. LÉVY, MÉLIER, DE PIETRA-SANTA, AMB. TARDIEU, VERNOIS, avec une revue des travaux français et étrangers, par le docteur BEAUGRAND.

Paraissant régulièrement tous les trois mois par cahiers de 15 à 16 feuilles in-8 (environ 250 pages), avec des planches gravées.

Prix de l'abonnement annuel pour Paris. . . . . 18 fr.
Pour les départements . . . . 20 fr.
Pour l'étranger. . . . . 24 fr.

La première série, collection complète (1829 à 1853), dont il ne reste que peu d'exemplaires, 50 vol. in-8, figures. . . . . 450 fr.

Chacune des dernières années séparément. . . . . 18 fr.

Tables alphabétiques par ordre des matières et des noms d'auteurs des Tomes I à L (1829 à 1853). Paris, 1855. In-8 de 136 pages à 2 col. 3 fr. 50

La seconde série a commencé avec le cahier de janvier 1854.

ARCHIVES DE MÉDECINE NAVALE, publiées par ordre de son Excellence le Ministre de la Marine et des Colonies, et rédigées sous la surveillance de l'Inspection générale du service de santé de la Marine. Directeur de la Rédaction, M. le docteur LEROY DE MÉRICOURT.

Paraît régulièrement, depuis le 1er janvier 1864, tous les mois par cahier de 5 feuilles in-8 (80 pages).

Prix de l'abonnement annuel pour Paris. . . . . 12 fr.
Pour les départements. . . . . 14 fr.

En vente les *deux premières années*, tomes I à IV.

BALDOU. Instruction pratique sur l'Hydrothérapie, étudiée au point de vue : 1° de l'analyse clinique; 2° de la thérapeutique générale; 3° de la thérapeutique comparée; 4° de ses indications et contre-indications. Nouvelle édition. Paris, 1857. In-8 de 691 pages. . . . . 5 fr.

BEALE. De l'Urine, des dépôts urinaires et des calculs, de leur composition chimique, de leurs caractères physiologiques et pathologiques et des indications thérapeutiques qu'ils fournissent dans le traitement des maladies, par LIONEL BEALE. Traduit de l'anglais sur la seconde édition et annoté par MM Auguste OLLIVIER et G. BERGERON, internes des hôpitaux. Paris, 1865. 1 volume in-18, 540 p. avec 136 figures. 7 fr.

BEAU. Traité expérimental et clinique d'Auscultation appliquée à l'étude des maladies du poumon et du cœur, par le docteur J. H. S. BEAU, médecin de l'hôpital de la Charité, professeur agrégé à la Faculté de médecine de Paris. Paris, 1856. 1 vol. in-8 de XII-626 pages. . . . . . 7 fr. 50

BERNARD. Leçons de Physiologie expérimentale appliquée à la Médecine, faites au Collége de France, par CL. BERNARD, membre de l'Institut de France, professeur au Collége de France, professeur de physiologie générale à la Faculté des sciences. Paris, 1855-1856. 2 vol. in-8, avec figures. . . . . 14 fr.

— **Leçons sur les effets des Substances toxiques et médicamenteuses,** Paris, 1857. 1 vol. in-8, avec 32 figures . . . . 7 fr.

— **Leçons sur la physiologie et la pathologie du système nerveux,** Paris, 1858. 2 vol. in-8, avec figures. . . . . 14 fr.

— **Leçons sur les Propriétés physiologiques et les Altérations pathologiques des liquides de l'organisme.** Paris, 1859, 2 vol. in-8, av. fig. 14 fr.

— **Introduction à l'étude de la médecine expérimentale,**. Paris, 1865. In-8, 400 pages. 7 fr.

Cet ouvrage présente le tableau des doctrines et des faits exposés par le professeur dans les Cours du Collége de France et de la Sorbonne, depuis sa dernière publication en 1859, jusqu'à la fin du 2e semestre 1865.

BLAINVILLE (H. Ducrotay de). Ostéographie, ou Description iconographique comparée du squelette et du système dentaire des mammifères récents et fossiles, pour servir de base à la zoologie et à la géologie, par M. H. M. DUCROTAY DE BLAINVILLE, membre de l'Institut (Académie des sciences), professeur d'anatomie comparée au Muséum d'histoire naturelle. Ouvrage complet en 26 livraisons. Paris, 1839-1864. formant 4 vol. in-4 de texte et 4 volumes grand in-folio d'atlas, contenant 323 planches. (961 fr.). . . . . 800 fr.

La 26e Livraison, qui termine ce grand ouvrage, est in-4° et in-folio. Elle comprend : 1° monographie des Ongulogrades, genre Equus, manuscrit inédit de M. de Blainville, in-4, 80 pages; 2° étude sur la vie et les travaux de M. de Blainville, par M. P. Nicard, in-4, 224 pages; 3° table générale alphabétique des matières des quatre volumes renvoyant au texte et aux planches, in-4, 66 pages; 4° titre et table des matières de chacun des quatre volumes de texte, in-4, 8 pages par volume; 5° titre et table des planches de chacun des quatre volumes d'Atlas. In-folio, 4 pages par volume pour les tomes I, II et III, et 6 pages pour le tome IV. . . . . 45 fr.

BONNAFONT. Traité théorique et pratique des Maladies de l'Oreille et des organes de l'audition, par le docteur BONNAFONT, médecin principal à l'Ecole impériale d'état-major. Paris, 1860. In-8 de 650 pages, avec 22 figures . . . . 9 fr.

BONNET. Traité des Maladies des articulations, par le docteur A. BONNET, chirurgien en chef de l'Hôtel-Dieu de Lyon, professeur de clinique chirurgicale à l'École de médecine. Paris, 1845, 2 vol. in-8, et atlas de 16 pl. in-4. . . . . 20 fr.

BONNET. Traité de thérapeutique des Maladies articulaires, par le docteur A. Bonnet, professeur de clinique chirurgicale à l'Ecole de Lyon. Paris, 1853, 1 vol. in-8, xviii-684 pages, avec 97 figures. . . . . 9 fr.

Cet ouvrage doit être considéré comme la suite et le complément du *Traité des maladies des articulations*, auquel l'auteur renvoie pour l'étiologie, le diagnostic et l'anatomie pathologique. Consacré exclusivement aux questions thérapeutiques, le nouvel ouvrage de M. Bonnet offre une exposition complète des méthodes et des nombreux procédés introduits soit par lui-même, soit par les praticiens les plus expérimentés dans le traitement des maladies si compliquées des articulations.

— **Nouvelles méthodes de traitement des Maladies articulaires.** *Seconde édition*, revue et augmentée d'une notice historique, par le docteur Garin, médecin de l'Hôtel-Dieu de Lyon, accompagnée d'observations sur la rupture de l'ankylose, par MM. Barrier, Berne, Philipeaux et Bonnes. Paris, 1860, in-8 de 356 pages, avec 17 figures. . . . . 4 fr. 50

BOUCHUT. Traité pratique des Maladies des nouveau-nés, des enfants à la mamelle et de la seconde enfance, par le docteur E. Bouchut, professeur agrégé à la Faculté de médecine, médecin de l'hôpital des Enfants malades. *Quatrième édition*, corrigée et considérablement augmentée, Paris, 1862. 1 vol. in-8 de 1024 pages, avec 46 figures . . . . . 11 fr.

Ouvrage couronné par l'Institut de France (Académie des Sciences).

— **Hygiène de la Première Enfance**, comprenant les lois organiques du mariage, les soins de la grossesse, l'allaitement maternel, le choix des nourrices, le sevrage, le régime, l'exercice et la mortalité de la première enfance. Paris, 1862. In-18 de viii-376 pages. . . . . . 3 fr. 50

— **Nouveaux éléments de Pathologie générale et de Séméiologie**. Paris, 1857. 1 volume grand in-8 de 1064 pages avec figures. . . . . 11 fr.

— **La Vie et ses attributs**, dans leurs rapports avec la philosophie, l'histoire naturelle et la médecine. Paris, 1862. In-18 de 350 pages. 3 fr. 50

— **De l'État nerveux aigu et chronique, ou Nervosisme**, appelé névropathie aiguë cérébro-pneumogastrique, diathèse nerveuse, fièvre nerveuse, cachexie nerveuse, névropathie protéiforme, névrospasmie; et confondu avec les vapeurs, la surexcitabilité nerveuse, l'hystéricisme, l'hystérie, l'hypochondrie, l'anémie, la gastralgie, etc., professé à la Faculté de médecine en 1857, et lu à l'Académie impériale de médecine en 1858, par E. Bouchut. Paris, 1860. 1 vol. in-8, 348 pages. . . . 5 fr.

BOUDIER. Des champignons, au point de vue de leurs caractères usuels, chimiques et toxicologiques, par Émile Boudier, lauréat de l'Académie de médecine. Ouvrage qui a obtenu le prix Orfila en 1864. Paris, 1866. 1 vol, in-8 de 150 p. avec 2 planch. lithog. 3 fr. 50

BOUDIN. Traité de Géographie et de Statistique médicales, et des Maladies endémiques, comprenant la météorologie et la géologie médicales, les lois statistiques de la population et de la mortalité, la distribution géographique des maladies, et la pathologie comparée des races humaines, par le docteur J. Ch. M. Boudin, médecin en chef de l'hôpital militaire Saint-Martin. Paris, 1857. 2 vol. gr. in-8, avec 9 cartes et tableaux. . . . . 20 fr.

Dans son rapport à l'Académie des sciences, M. Rayer dit : « L'attention de la commission, déjà fixée par l'intérêt du sujet, l'a été aussi par le mérite du livre. *Sans précédent ni modèle dans la littérature médicale de la France*, cet ouvrage abonde en faits et en renseignements ; tous les documents français ou étrangers qui sont relatifs à la distribution géographique des maladies ont été consultés, examinés, discutés par l'auteur. Plusieurs affections, dont le nom figure à peine dans nos Traités de pathologie, sont là décrites avec toute l'exactitude que comporte l'état de la science. »

BOUDIN. Danger des Unions consanguines et nécessités des croisements dans l'espèce humaine et parmi les animaux, par le docteur BOUDIN. Paris, 1862. In-8. . . . . 2 fr.

BOUILLIER. Du Principe vital et de l'Ame pensante, ou Examen des diverses doctrines médicales et psychologiques sur les rapports de l'âme et de la vie, par F. BOUILLIER, correspondant de l'Institut, inspecteur général de l'Université. Paris, 1862. 1 vol. in-8, 432 pages. . . . 6 fr.

BOUVIER. Leçons cliniques sur les Maladies chroniques de l'Appareil locomoteur, professées à l'hôpital des Enfants pendant les années 1855, 1856, 1857, par le docteur H. BOUVIER, médecin de l'hôpital des Enfants, membre de l'Académie impériale de médecine. Paris, 1858 1 vol. in-8, VIII-532 pages . . . . 7 fr.

BRIAND et CHAUDÉ. Manuel complet de Médecine légale, ou Résumé des meilleurs ouvrages publiés jusqu'à ce jour sur cette matière, et des jugements et arrêts les plus récents, par J. BRIAND, docteur en médecine de la Faculté de Paris, et Ernest CHAUDÉ, docteur en droit, et contenant un *Traité élémentaire de chimie légale*, par H. GAULTIER DE CLAUBRY, professeur de toxicologie à l'Ecole de pharmacie de Paris. *Septième édition.* Paris, 1863. 1 vol. grand in-8 de 1048 pages, avec 3 planches gravées et 64 figures. . . . . 12 fr.

BRIQUET. Traité clinique et thérapeutique de l'Hystérie, par le docteur P. BRIQUET, médecin de l'hôpital de la Charité, membre de l'Académie impériale de médecine de Paris. Paris. 1859. 1 vol. in-8 de 624 pages. 8 fr.

BROCHARD. Des bains de mer chez les enfants, par le docteur BROCHARD (de la Rochelle), médecin des bains de mer de la Tremblade, ancien médecin de l'Hôtel-Dieu et de la Prison de Nogent-le-Rotrou, etc. Paris, 1864, in-18 jésus de 268 pages. . . . . 3 fr.

CAILLAULT. Traité pratique des Maladies de la Peau chez les enfants, par le docteur CH. CAILLAULT, ancien interne des hôpitaux. Paris, 1859, 1 vol. in-18 de 400 pages. . . . . 3 fr. 50

CALMEIL. Traité des Maladies inflammatoires du Cerveau, ou Histoire anatomo-pathologique des congestions encéphaliques, du délire aigu, de la paralysie générale ou périencéphalite chronique diffuse à l'état simple ou compliqué, du ramollissement cérébral ou local aigu et chronique, de l'hémorrhagie cérébrale localisée récente ou non récente, par le docteur L. F. CALMEIL, médecin en chef de la maison impériale de Charenton. Paris, 1859. 2 forts vol. in-8. . . . . 17 fr.

CHAILLY. Traité pratique de l'Art des Accouchements, par CHAILLY-HONORÉ, membre de l'Académie impériale de médecine, ancien chef de clinique de la Clinique d'accouchements à la Faculté de médecine de Paris. *Quatrième édition*, revue et corrigée. Paris, 1861. 1 vol. in-8 de 1068 pages, avec 282 figures. . . . . 10 fr.

Ouvrage adopté par le Conseil de l'Instruction publique pour les facultés de médecine, les écoles préparatoires et les cours départementaux institués pour les sages-femmes.

CHAUVEAU. Traité d'Anatomie comparée des Animaux domestiques, par A. CHAUVEAU, professeur à l'Ecole impériale vétérinaire de Lyon. Paris, 1857. Un beau vol. grand in-8 de 838 pages, avec 207 fig. 14 fr.

Séparément la *deuxième partie* (Appareils de la digestion, de la respiration, de la dépuration urinaire, de la circulation, de l'innervation, des sens, de la génération), pages 505 à 838, complétant l'ouvrage. Prix de cette deuxième partie. . . . . 8 fr.

C'est le scalpel à la main que l'auteur, pour la composition de cet ouvrage, a interrogé la nature. M. Chauveau a mis largement à profit les immenses ressources dont sa position de chef de travaux anatomiques de l'école vétérinaire de Lyon lui permettait de disposer. Les sujets de toute espèce ne lui ont pas manqué; c'est ainsi qu'il a pu étudier successivement les différences qui caractérisent la même série d'organes chez les animaux domestiques, qu'ils appartiennent à la classe des Mammifères ou à celle des Oiseaux. Parmi les *mammifères* domestiques, on trouve le Cheval, l'Ane, le Mulet, le Bœuf, le Mouton, la Chèvre, le Chien, le Chat, le Lapin, le Porc, etc.; parmi les *oiseaux* de basse-cour, le Coq, la Pintade, le Dindon, le Pigeon, les Oies, les Canards.

CHEVREUL. Des couleurs et de leurs applications aux arts industriels à l'aide des cercles chromatiques, par M. E. CHEVREUL, membre de l'Académie des sciences, professeur au Muséum, directeur de la manufacture des Gobelins. Paris, 1864. Petit in-folio, avec 27 planches gravées sur acier et imprimées en couleur par M. René Digeon, cart. en toile. . 30 fr.

CHURCHILL. Traité pratique des maladies des femmes, hors l'état de grossesse, pendant la grossesse et après l'accouchement. par FLEETWOOD CHURCHILL, professeur d'accouchements, de maladies des femmes et des enfants, à l'Université de Dublin. Traduit de l'anglais sur la cinquième édition, par les docteurs WIELAND et DUBRISAY, anciens internes des hôpitaux, et contenant l'exposé des travaux français et étrangers les plus récents. Paris, 1865. 1 vol. grand in-8 d'environ 1100 pages, avec 320 figures . . . . 15 fr.

CIVIALE. Traité pratique sur les Maladies des Organes génito-urinaires, par le docteur CIVIALE, membre de l'Institut, de l'Académie impériale de médecine. *Troisième édition*, considérablement augmentée. Paris, 1858-1860. 3 vol. in-8, avec figures . . . . 24 fr.

Cet ouvrage, le plus pratique et le plus complet sur la matière, est ainsi divisé : TOME I. Maladies de l'urèthre. — TOME II. Maladies du col de la vessie et de la prostate. — TOME III. Maladies du corps de la vessie.

CODEX medicamentarius. Pharmacopée française publiée par ordre du gouvernement, 1 vol. grand in-8 d'environ 700 pages.

COLIN (G). Traité de Physiologie comparée des Animaux domestiques, par G. COLIN, professeur à l'Ecole impériale vétérinaire d'Alfort. Paris, 1855-1856. 2 vol. grand in-8 de chacun 700 pages, avec 114 fig. .. 18 fr.

COMTE. Cours de philosophie positive, par AUGUSTE COMTE, répétiteur d'analyse trascendante et de mécanique rationnelle à l'École polytechnique. *Deuxième édition*, augmentée d'une préface par E. LITTRÉ, et d'une table alphabétique des matières. Paris, 1864. 6 vol. in-8. . . . 45 fr.

Tome I. Préliminaires généraux et philosophie mathématique. — Tome II. Philosophie astronomique et philosophie physique.— Tome III. Philosophie chimique et philosophie biologique. — Tome IV. Philosophie sociale (partie dogmatique). — Tome V. Philosophie sociale (partie historique : état théologique et état métaphysique). — Tome VI. Philosophie sociale (complément de la partie historique) et conclusions générales.

CRUVEILHIER. Anatomie pathologique du Corps humain, ou Descriptions, avec figures lithographiées et coloriées, des diverses altérations morbides dont le corps humain est susceptible; par J. CRUVEILHIER, professeur d'anatomie pathologique à la Faculté de médecine de Paris, médecin de l'hôpital de la Charité, président perpétuel de la Société anatomique, etc. Paris, 1830-1842. 2 vol. in-folio, avec 230 pl. col. 456 fr.

Demi-reliure, dos de maroquin, non rognés. Prix pour les 2 vol. grand in-folio.. . . . . 24 fr.

Ce bel ouvrage est complet; il a été publié en 41 livraisons, chacune contenant 6 feuilles de texte in-folio grand-raisin vélin, caractère neuf de F. Didot, avec 5 pl. coloriées avec le plus grand soin, et 6 planches lorsqu'il n'y a que 4 planches de coloriées. Chaque livraison. . . . . 11 fr.

CRUVEILHIER. Traité d'Anatomie pathologique générale, par J. Cruveilhier, professeur d'anatomie pathologique à la Faculté de médecine de Paris. *Ouvrage complet*. Paris, 1849-1864. 5 vol. in-8. . . . . . . 35 fr.

Tome V et dernier, dégénérations aréolaires et gélatiniformes, dégénérations cancéreuses proprement dites, par J. Cruveilhier; pseudo-cancers et tables alphabétiques, par Ch. Houel. Paris, 1864. 1 vol. in-8 de 420 pag. . . . . 7 fr.

Séparément, chaque volume. . . . . 7 fr.

Cet ouvrage est l'exposition du Cours d'anatomie pathologique que M. Cruveilhier ait à la Faculté de médecine de Paris. Comme son enseignement, il est divisé en XVIII classes, savoir : Tome Ier, 1° solutions de continuité; 2° adhésions; 3° luxations; 4° invaginations; 5° hernies; 6° déviations. — Tome II, 7° corps étrangers; 8° rétrécissements et oblitérations; 9° lésions de canalisation par communication accidentelle; 10° dilatations. — Tome III, 11° hypertrophies; 12° atrophies; 13° métamorphoses et productions organiques analogues. — Tome IV, 14° hydropisies et flux; 15° hémorrhagies; 16° gangrènes; 17° inflammations ou phlegmasies. — Tome V, 18° dégénérations organiques.

CZERMAK. Du laryngoscope et de son emploi en physiologie et en médecine, par le docteur J. N. Czermak, professeur de physiologie à l'Université de Pest. Paris, 1860, in-8, avec 2 pl. grav. et 31 fig. 3 fr. 50

DAREMBERG. Glossulæ quatuor magistrorum super chirurgiam Rogerii et Rolandi; et de Secretis mulierum, de chirurgia, de modo medendi libri septem, poema medicum; nunc primum ad fidem codicis Mazarinei, edidit doctor Ch. Daremberg. Napoli, 1854. In-8 de 64-228-178 pages. . . . . 8 fr.

Voyez Galien, Oribase.

DAVAINE. Traité des Entozoaires et des Maladies vermineuses de l'homme et des animaux domestiques, par le docteur C. Davaine, membre de la Société de Biologie, lauréat de l'Institut. Paris, 1860. 1 fort vol. in-8 de 950 pages avec 88 figures. . . . . 12 fr.

Ouvrage couronné par l'Institut de France.

DAVASSE. La Syphilis, ses formes, son unité, par J. Davasse, ancien interne des hôpitaux de Paris. Paris, 1865. 1 vol. in-8, 570 pag. 8 fr.

DE LA RIVE. Traité d'Électricité théorique et appliquée; par A. A. de la Rive, membre correspondant de l'Institut de France, ancien professeur de l'Académie de Genève. Paris, 1854-1858. 3 vol. in-8, avec 450 fig. 27 fr.

— Séparément, les tomes II et III. — Prix de chaque volume. . . . 9 fr.

DESHAYES. Description des Animaux sans vertèbres découverts dans le bassin de Paris, pour servir de supplément à la Description des coquilles fossiles des environs de Paris, comprenant une revue générale de toutes les espèces actuellement connues; par G. P. Deshayes, membre de la Société géologique de France. Paris, 1860-1866. *Ouvrage complet*. 3 vol. in-4 de texte et 2 vol. in-4 de planches, publié en 50 livraisons composées chacune de 5 feuilles de texte et 5 pl. Prix de chaque livraison. . 5 fr.
Prix de l'ouvrage complet. . . . . 250 fr.

DESORMEAUX. De l'endoscope, de ses applications au diagnostic et au traitement des affections de l'urèthre et de la vessie, leçons faites à l'hôpital Necker, par A. J. Desormeaux, chirurgien de l'hopital Necker. Paris, 1865, in-8 de 190 pages avec 3 pl. chromolithographiées et 10 fig. 4 fr. 50

Dictionnaire général des Eaux minérales et d'Hydrologie médicale, comprenant la Géographie et les stations thermales, la pathologie thérapeutique, la chimie analytique, l'histoire naturelle, l'aménagement des sources, l'administration thermale, etc., par MM. Durand-Fardel, inspecteur des sources d'Hauterive à Vichy, E. Le Bret, inspecteur des eaux minérales de Baréges, J. Lefort, pharmacien, avec la collaboration de M. Jules François, ingénieur en chef des mines, pour les applications de la science de l'Ingénieur à l'hydrologie médicale. Paris, 1860. 2 forts volumes in-8 de chacun 750 pages . . . . 20 fr.

Ouvrage couronné par l'Académie de médecine.

DIDAY. Exposition critique et pratique des nouvelles doctrines sur la Syphilis, suivie d'un Essai sur de nouveaux moyens préservatifs des maladies vénériennes, par le docteur P. Diday, ex-chirurgien en chef de l'Antiquaille, secrétaire général de la Société de médecine de Lyon. Paris, 1858. 1 vol. in-18 jésus de 560 pages . . . . 4 fr.

DONNÉ. Conseils aux familles sur la manière d'élever les enfants, suivis d'un Précis d'Hygiène applicable aux différentes saisons de l'année, par le docteur Al. Donné, recteur de l'Académie de Montpellier, officier de la Légion d'honneur. Paris, 1864. 1 vol. in-18 jésus d'environ 350 p. 3 fr.

DUCHENNE. De l'Électrisation localisée et de son application à la pathologie et à la thérapeutique; par le docteur Duchenne (de Boulogne), lauréat de l'Institut de France. *Deuxième édition*, entièrement refondue. Paris, 1861. 1 fort vol. in-8 avec 179 figures et une planche coloriée. . . . . 14 fr.

— **Album de Photographies pathologiques,** complémentaire du livre ci-dessus. Paris, 1862. In-4 de 17 photographies, avec 20 pages de texte descriptif explicatif, cartonné. . . . . 25 fr.

DUVAL-JOUVE. Histoire naturelle des Equisetum de France, par J. Duval-Jouve, membre de la Société botanique de France. Paris, 1864. 1 vol. in-4 de VIII-296 pages avec 10 planches gravées en partie coloriées et 33 figures. . . . . 20 fr.

ÉCOLE DE SALERNE (L'). Traduction en vers français, par Ch. Meaux Saint-Marc, avec le texte latin en regard (1870 vers), précédée d'une introduction par M. le docteur Ch. Daremberg. — **De la Sobriété,** conseils pour vivre longtemps, par L. Cornaro, traduction nouvelle. Paris, 1861. 1 joli vol. in-18 jésus de LXXII-344 pages avec 5 vignettes. . . . 3 fr. 50

ESPANET. Traité méthodique et pratique de Matière médicale et de Thérapeutique, basé sur la loi des semblables. Paris, 1861. In-8 de 808 pages. . . . . 9 fr.

FALRET. Des Maladies mentales et des Asiles d'aliénés. Leçons cliniques et considérations générales par J. P. Falret, médecin de l'hospice de la Salpêtrière, membre de l'Académie impériale de médecine. Paris 1864. In-8 de LXX-800 pages, avec 1 planche. . . . . 11 fr.

† **FÉRUSSAC et DESHAYES. Histoire naturelle générale et particulière des Mollusques,** tant des espèces qu'on trouve aujourd'hui vivantes que des dépouilles fossiles de celles qui n'existent plus, classés d'après les caractères essentiels que présentent ces animaux et leurs coquilles; par M. de Férussac et G. P. Deshayes. Ouvrage complet en 42 livraisons, chacune de 6 planches in-folio, gravées et coloriées d'après nature avec le plus grand soin. Paris, 1820-1851. 4 vol. in-folio, dont deux volumes de chacun 400 pages de texte et 2 volumes contenant 247 planches gravées et coloriées. (1,250 fr.) . . . . 490 fr.

— Le même, 4 vol. grand in-4, avec 247 planches noires. (600). 200 fr.

Demi-reliure, dos en maroquin, des 4 vol. in-fol., 40 fr. — Cartonnage . . . . 24 fr.

Demi-rel., dos en maroquin, des 4 vol. gr. in-4, 24 fr.— Cartonnage. 16 fr.

Les personnes auxquelles il manquerait des livraisons (jusques et y compris la 34e) pourront se les procurer séparément, savoir :

1° Chaque livraison in-folio, figures coloriées (30). . . . . . 15 fr.

2° Chaque livraison in-4, figures noires (15). . . . . 6 fr.

Chacune des livraisons nouvelles (de 35 à 42) se compose : 1° de 72 p. de texte in-folio ; 2° de 6 planches gravées, imprimées en couleur et retouchées au pinceau avec le plus grand soin. Prix de chaque liv. . . 30 fr.

Prix de chaque livraison in-4, avec les planches en noir. . . . . 15 fr.

M. Deshayes a publié les livraisons 29 à 42 ; elles comprennent :

1° 85 planches qui sont venues combler toutes les lacunes laissées par M. de Férussac dans l'ordre des numéros, en même temps qu'elles complètent plusieurs genres importants et font connaître les espèces de coquilles les plus récentes ;

2° Le texte (T. Ier complet, 402 pages. — T. II, 1re partie. Nouvelles additions à la famille des Limaces, 24 pages.— Historique, p. 129 à 184.— T. II, 2e partie, 260 p.). Ce texte de M. Deshayes présente la description de toutes les espèces figurées dans l'ouvrage ;

3° Une table générale alphabétique de l'ouvrage ;

4° Une table de classification des 247 planches, à l'aide de laquelle tous les possesseurs de l'ouvrage pourront vérifier si leur exemplaire est complet ou ce qui lui manque.

† **FÉRUSSAC et D'ORBIGNY. Histoire naturelle générale et particulière des Céphalopodes** acétabulifères vivants et fossiles, comprenant la description zoologique et anatomique de ces mollusques, des détails sur leur organisation, leurs mœurs, leurs habitudes et l'histoire des observations dont ils ont été l'objet depuis les temps les plus anciens jusqu'à nos jours, par M. de Férussac et Alc. d'Orbigny. Paris, 1836-1848. 2 vol. in-folio, dont un de 144 planches coloriées, cartonnés (500) . . . . . 120 fr.

— Le même ouvrage, 2 vol. grand in-4, dont un de 144 planches coloriées, cartonnés. . . . . 80 fr.

Ce bel ouvrage est complet ; il a été publié en 24 livraisons. Les personnes qui n'auraient pas reçu les dernières livraisons pourront se les procurer séparément, savoir : l'édition in-4, à raison de 8 fr. la livraison ; l'édition in-folio, à raison de 12 fr., la livraison.

FEUCHTERSLEBEN. Hygiène de l'âme, par E. de Feuchtersleben, professeur à la Faculté de médecine de Vienne, sous-secrétaire d'État au ministère de l'instruction publique en Autriche, traduit de l'allemand, sur la *vingtième édition*, par le docteur Schlesinger-Rahier. *Deuxième édition*, précédée d'une étude biographique et littéraire. Paris, 1860. 1 vol. in-18 de 260 pages. . . . . 2 fr.

FIÈVRE PUERPÉRALE (De la), de sa nature et de son traitement. Communications à l'Académie impériale de médecine, par MM. Guérard, Depaul, Beau, Piorry, Hervez de Chégoin, Trousseau, P. Dubois, Cruveilhier, Cazeaux, Danyau, Bouillaud, Velpeau, J. Guérin, etc., précédées de l'indication bibliographique des principaux écrits publiés sur la fièvre puerpérale. Paris, 1858. In-8 de 464 p.. . . . . 6 fr.

FLOURENS. Cours de Physiologie comparée. De l'Ontologie, ou Étude des êtres. Leçons professées au Muséum d'histoire naturelle par P. Flourens, membre de l'Institut (Académie des Sciences), recueillies et rédigées par Ch. Roux, revues par le professeur. Paris, 1856. In-8. 1 fr. 50

FONSSAGRIVES. Traité d'Hygiène navale, ou de l'Influence des Conditions physiques et morales dans lesquelles l'homme de mer est appelé à vivre, et des moyens de conserver sa santé, par le docteur J. B. Fonssagrives, premier médecin en chef de la marine, professeur d'hygiène à la Faculté de Médecine de Montpellier. Paris, 1856. In-8 de 800 pages avec 57 figures. . . . . 10 fr

Cet ouvrage, qui comble une importante lacune dans nos traités d'hygiène professionnelle, est divisé en six livres : — Liv. Ier. Le navire étudié dans ses matériaux de construction, ses approvisionnements, ses chargements et sa topographie. — Liv. II. L'homme de mer envisagé dans ses conditions de recrutement, de profession, de travaux, de mœurs, d'hygiène personnelle, etc. — Liv. III. Influences qui dérivent de l'habitation nautique : mouvements du bâtiment, atmosphère, encombrement, moyens d'assainissement du navire, et hygiène comparative des diverses sortes de bâtiments. — Liv. IV. Influences extérieures au navire, c'est-à-dire influences pélagiennes, climatériques et sidérales, et hygiène des climats excessifs. — Liv. V. Bromatologie nautique : eaux potables, eau distillée, boissons alcooliques, aromatiques, acidules, aliments exotiques. Parmi ces derniers, ceux qui présentent des propriétés vénéneuses, permanentes ou accidentelles, sont étudiés avec le plus grand soin. — Liv. VI. Influences morales, c'est-à-dire régime moral, disciplinaire et religieux de l'homme de mer.

FONSSAGRIVES. Thérapeutique de la phthisie pulmonaire basée sur les indications, ou l'art de prolonger la vie des phthisiques par des ressource combinées de l'hygiène et des médicaments, par Foussagrive, professeur d'hygiène à la Faculté de médecine de Montpellier. Paris, 1866. 1 vol. in-8 dse 588 pages . . . . 7 fr.

— Hygiène alimentaire des malades, des convalescents et des valétudinaires, ou du Régime envisagé comme moyen thérapeutique. Paris, 1861. 1 vol. in-8 de 660 pages. . . . . 8 fr.

FRERICHS. Traité pratique des maladies du foie et des voies biliaires, par Fr. Th. Frerichs, professeur de clinique médicale à l'Université de Berlin, traduit de l'allemand par les docteurs Dumenil et Pellagot. *Deuxième édition*, revue et corrigée, avec des additions nouvelles de l'auteur. Paris, 1866, 1 vol. in-8 de xvi-896 pages avec 158 figures. 12 fr.

GALIEN. Œuvres anatomiques, physiologiques et médicales de Galien, traduites sur les textes imprimés et manuscrits; accompagnées de sommaires, de notes, de planches, par le docteur Ch. Daremberg, bibliothécaire à la bibliothèque Mazarine. Paris, 1854-1857. 2 vol. grand in-8 de 800 pages. . . . . 20 fr.
Séparément, le tome II. . . . . 10 fr.

Cette importante publication comprend : 1° Que le bon médecin est philosophe; 2° Exhortations à l'étude des arts; 3° Que les mœurs de l'âme sont la conséquence des tempéraments du corps; 4° Des habitudes; 5° De l'utilité des parties du corps humain; 6° Des facultés naturelles; 7° Du mouvement des muscles; 8° des Sectes, aux étudiants; 9° De la meilleure secte, à Thrasybule; 10° Des lieux affectés; 11° De la Méthode thérapeutique, à Glaucon.

GALISSET et MIGNON. Nouveau traité des vices rédhibitoires ou **Jurisprudence vétérinaire**, contenant la législation et la garantie dans les ventes et échanges d'animaux domestiques, d'après les principes du code Napoléon et la loi modificatrice du 20 mai 1838, la procédure à suivre, la description des vices rédhibitoires, le formulaire des expertises, procès-verbaux et rapports judiciaires, et un précis des législations étrangères, par Ch. M. Galisset, ancien avocat au Conseil d'Etat et à la Cour de cassation, et J. Mignon, ex-chef du service à l'Ecole impériale vétérinaire d'Alfort, chirurgien de l'Hôtel-Dieu d'Orléans. *Troisième édition*, mise au courant de la jurisprudence et augmentée d'un appendice sur les épizooties et l'exercice de la médecine vétérinaire. Paris, 1864. in-18 jésus de 542 pages. . . . . 6 fr.

Les auteurs de cet ouvrage pensent avoir fait une chose utile en mettant en commun leurs connaissances spéciales et en se réunissant pour donner un commentaire complet de la loi du 20 mai 1838. Ce commentaire est en quelque sorte l'ouvrage d'un jurisconsulte-vétérinaire.

GERVAIS et VAN BENEDEN. Zoologie médicale. Exposé méthodique du règne animal basé sur l'anatomie, l'embryogénie et la paléontologie, comprenant la description des espèces employées en médecine, de celles qui sons venimeuses et de celles qui sont parasites de l'homme et des animaux, par Paul Gervais, doyen de la Faculté des sciences de Montpellier, et J. Van Beneden, professeur de l'Université de Louvain. Paris. 1859 2 volumes in-8, avec 198 figures. 15 fr.

GIRARD. Études pratiques sur les Maladies nerveuses et mentales, accompagnées de tableaux statistiques, suivies du rapport à M. le sénateur préfet de la Seine sur les aliénés traités dans les asiles de Bicêtre et de la Salpêtrière, et de considérations générales sur l'ensemble du service des aliénés du département de la Seine; par le docteur H. Girard de Cailleux, inspecteur général du service des aliénés de la Seine. Paris, 1863. 1 vol. grand in-8 de 234 pages. . . . . 12 fr.

GIRAUD-TEULON. Leçons sur le Strabisme et la Diplopie, Pathogénie et Thérapeutique, par le docteur Félix Giraud-Teulon, lauréat de l'Institut. Paris, 1863. In-8 de x-220 pages, avec 5 fig. . . . . . . 4 fr.

GRISOLLE. Traité de pneunomie, par A. Grisolle, professeur à la Faculté de médecine de Paris, médecin de l'Hôtel-Dieu, etc. *Deuxième édition*, refondue et considérablement augmentée, Paris, 1864, in-8, xvi-744 pages. . . . . 9 fr.

Ouvrage couronné par l'Académie des sciences et l'Académie de médecine (Prix Itard).

GUARDIA (J. M.). **La médecine à travers les siècles.** Histoire et philosophie, par J. M. Guardia, docteur en médecine et docteur ès lettres, bibliothécaire adjoint de l'Académie de médecine. 1 vol. in-8 de 800 pages. . . . . 10 fr.

Table des matières.— Histoire. La tradition médicale; la médecine grecque avant Hippocrate; la légende hippocratique; classification des écrits hippocratiques; documents pour servir à l'histoire de l'art. — Philosophie. Questions de philosophie médicale; évolution de la science; des systèmes philosophiques; nos philosophes naturalistes; sciences anthropologiques; Buffon; la philosophie positive et ses représentants; la métaphysique médicale; Asclépiade, fondateur du méthodisme; esquisse des progrès de la physiologie cérébrale; de l'enseignement de l'anatomie générale; méthode expérimentale de la physiologie; les vivisections à l'Académie de médecine; les misères des animaux; abus de la méthode expérimentale; philosophie sociale.

GUERRY. Statistique morale de l'Angleterre comparée avec la statistique morale de la France, d'après les comptes de l'Administration de la justice criminelle en Angleterre et en France, les comptes de la police de Londres, de Liverpool, de Manchester, etc., les procès-verbaux de la cour criminelle centrale et divers autres documents administratifs et judiciaires, par A. M. Guerry, correspondant de l'Institut, membre honoraire de la Société de statistique de Londres, etc. Ouvrage couronné par l'Académie des sciences. Paris, 1864. In-folio, avec 17 planches imprimées en couleur . . . . 100 fr.

HAHNEMANN. Exposition de la doctrine médicale homœopathique, ou Organon de l'art de guérir, par S. Hahnemann; traduit de l'allemand, sur la dernière édition, par le docteur A. J. L. Jourdan. *Quatrième édition*, augmentée de commentaires et précédée d'une notice sur la vie, les travaux et la doctrine de l'auteur, par le docteur Léon Simon. Paris, 1856. 1 vol. in-8 de 568 pages avec le portrait de S. Hahnemann. . . . . . 8 fr.

— **Études de médecine homœopathique**, par le docteur S. Hahnemann. Paris, 1855. 2 séries publiées chacune en 1 vol. in-8 de 600 pages. Prix de chaque. . . . . 7 fr

Opuscules servant de complément à ses œuvres. PREMIÈRE SÉRIE : 1° Traité de la maladie vénérienne; 2° Esprit de la doctrine homœopathique; 3° La médecine de l'expérience; 4° L'observateur en médecine; 5° Esculape dans la balance; 6° Lettre à un médecin de haut rang sur l'urgence d'une réforme en médecine; 7° Valeur des systèmes en médecine, considérés surtout eu égard à la pratique qui en découle; 8° Conseils à un aspirant au doctorat; 9° L'allopathie, un mot d'avertissement aux malades de toutes les classes; 10° Réflexions sur les trois méthodes accréditées de traiter les maladies; 11° Obstacles à la certitude et à la simplicité de la médecine pratique; 12° Examen des sources de la matière médicale ordinaire; 13° Des formules en médecine; 14° Des faibles doses des médicaments; 15° Répétition d'un médicament homœopathique; 16° Exemples de traitement homœopathique; 17° La belladone, préservatif de la scarlatine; 18° Des effets du café.

DEUXIÈME SÉRIE. — Du choix du médecin. — Essai sur un nouveau principe pour découvrir les vertus curatives des substances médicinales. — Antidotes de quelques substances végétales héroïques. — Des fièvres continues et rémittentes. — Des maladies périodiques à type hebdomadaire. — De la préparation et de la dispensation des substances médicinales par les médecins homœopathes. — Dissertation historique et médicale sur l'ellébore et l'elléborisme. — Un cas de folie. — Une chambre d'enfants. — Traitement du choléra. — De la satisfaction des sens. — Lettres et discours. — Etudes cliniques, par le docteur HARTUNG, recueil de 166 observations, fruit de vingt-cinq ans d'une grande pratique.

HÉRING. Médecine homœopathique domestique, par le docteur C. HÉRING. *Quatrième édition* française, traduite sur la sixième édition américaine récemment publiée par l'auteur lui-même, revue, corrigée et augmentée d'un grand nombre d'additions tirées de la onzième édition allemande, et précédées d'indications générales d'hygiène et de prophylaxie des maladies héréditaires; par le docteur LÉON MARCHANT. Paris, 1860. In-12 de 700 pages. . . . . 6 fr.

HERPIN (J. Ch.). **De l'acide carbonique**, de ses propriétés physiques, chimiques et physiologiques, de ses applications thérapeutiques comme anesthésique, désinfectant, cicatrisant, résolutif, etc., dans les plaies et ulcérations; dans les maladies des organes de la digestion, de la respiration, de l'innervation, de la génération, et spécialement de l'utérus, de la vessie, etc., par J. Ch. HERPIN (de Metz), docteur en médecine, lauréat de l'Institut de France, de l'Académie impériale de médecine. Paris, 1864, in-8 de 564 pages. . . . . 6 fr.

— **Du raisin et de ses applications thérapeutiques**, Études sur la médication par les raisins connue sous le nom de cure aux raisins ou Ampélothérapie. Paris, 1865, in-18 jésus de 364 pages. . . . . 3 fr. 50

HIFFELSHEIM. Des Applications médicales de la pile de Volta, précédées d'un exposé critique des différentes méthodes d'électrisation, par le docteur HIFFELSHEIM, lauréat de l'Institut, membre de la Société de biologie. Paris, 1861. In-8 de 152 pages. . . . . 3 fr.

HIPPOCRATE. Œuvres complètes, traduction nouvelle, avec le texte en regard, collationné sur les manuscrits et toutes les éditions; accompagnée d'une introduction, de commentaires médicaux, de variantes et de notes philologiques; suivies d'une table des matières, par E. LITTRÉ, membre de l'Institut de France. — Ouvrage complet. Paris, 1839-1861. 10 forts vol. in-8, de 700 p. chacun. . . . . 100 fr.

Il a été tiré quelques exemplaires sur jésus vélin. Prix de chaque volume. . . . . 20 fr

T. I. Préface (16 p.). — Introduction (554 p.). — De l'ancienne médecine (83 p.).

T. II. Avertissement (56 p.). — Traité des airs, des eaux et des lieux (93 p.). — Le pronostic (100 p.). — Du régime dans les maladies aiguës (337 p.). — Des épidémies, liv. I (190 p.).

T. III. Avertissement (46 p.). — Des épidémies, liv. III (149 p.). — Des plaies de tête (211 p.). — De l'office du médecin (76 p.). — Des fractures (224 p.).

T. IV. Des articulations (527 p.). — Le mochlique (66 p.). — Aphorismes (150 p.). — Le serment (20 p.). — La loi (20 p.).

T. V. Des épidémies, liv. II, IV, V, VI, VII (469 p.).— Des humeurs (55 p.).— Les Prorrhétiques, liv. I (71 p.). — Prénotions coaques (161 p.).

T. VI. De l'art (28 p.). — De la nature de l'homme (31 p.). — Du régime salutaire (27 p.). — Des vents (29 p.). — De l'usage des liquides (22 p.). — Des maladies (68 p.). — Des affections (67 p.). — Des lieux dans l'homme (40 p.).

T. VII. Des maladies, liv. II, III (162 p.). — Des affections internes (140 p.). — De la nature de la femme (50 p.). — Du fœtus à 7, 8 et 9 mois. De la génération; de la nature de l'enfant (80 p.). — Des maladies, liv. IV (76 p.), etc.

T. VIII. Maladies des femmes, des jeunes filles, de la superfétation, de l'anatomie, de la dentition, des glandes, des chairs, des semaines, etc.

T. IX. Prorrhétiques, liv. II (75 p.). — Du cœur (18 p.). — De l'aliment (28 p.). — De la vision (40 p.). — De la nature des os (20 p.). — Du médecin (24 p.). — De la bienséance (24 p.). — Préceptes (28 p.). — Des crises. — Des jours critiques. — Lettres, décrets et harangues. — Appendice.

T. X et dernier. Dernier coup d'œil et dernières remarques. — Appendices. — Table alphabétique des matières, des noms propres et des noms de lieux (400 p.).

HUGUIER. Mémoire sur les allongements hypertrophiques du col de l'Utérus, dans les affections désignées sous les noms de *descente*, de *précipitation de cet organe*, et sur leur traitement par la résection ou l'amputation de la totalité du col suivant la variété de cette maladie, par P. C. Huguier, membre de l'Académie impériale de médecine, de la Société impériale de chirurgie, chirurgien de l'hôpital Beaujon. Paris. 1860, in-4, 231 pages, avec 13 planches lithographiées. . . . . . . 15 fr.

— **De l'hystérométrie** et du cathétérisme utérin, de leurs applications au diagnostic et au traitement des maladies de l'utérus et de ses annexes et de leur emploi en obstétrique; leçons professées à l'hôpital Beaujon. Paris, 1865, in-8 de 400 pages avec 4 planches lithographiées. . . 6 fr.

HUNTER. Traité de la Maladie vénérienne, par J. Hunter, traduit de l'anglais par G. Richelot, avec des notes et des additions, par le docteur Ph. Ricord, chirurgien de l'hospice des Vénériens. *Troisième édition*, revue, corrigée et augmentée. Paris, 1859. In-8 de 800 pages, avec 9 planches. . . . . 9 fr.

† **HUSSON. Étude sur les hôpitaux** considérés sous le rapport de la construction, de la distribution de leurs bâtiments, de l'ameublement de l'hygiène et du service des salles de malades; par M. Armand Husson, directeur de l'assistance publique, membre de l'Institut (Académie des sciences morales), et de l'Académie de Médecine. Paris, 1863, in-4, 609 pages avec 24 planches, tableaux et figures. . . . . 25 fr.

JAHR. Nouveau Manuel de Médecine homœopathique, divisé en deux parties : 1° Manuel de matière médicale, ou Résumé des principaux effets des médicaments homœopathiques, avec indication des observations cliniques, 2° Répertoire thérapeutique et symptomatologique, ou table alphabétique des principaux symptômes des médicaments homœopathiques avec des avis cliniques, par le docteur G. H. G. Jahr. *Septième édition*, revue et augmentée. Paris, 1862. 4 vol. in-18 jésus. . . . . . . 18 fr.

JAHR. Principes et règles qui doivent guider dans la pratique de l'Homœopathie. Exposition raisonnée des points essentiels de la doctrine médicale de Hahnemann. Paris, 1857. In-8 de 528 pages. . . . . . 7 fr.

— **Notions élémentaires d'Homœopathie.** Manière de la pratiquer avec les effets les plus importants de dix des principaux remèdes homœopathiques, à l'usage de tous les hommes de bonne foi qui veulent se convaincre par des essais de la vérité de cette doctrine; par G. H. G. Jahr. *Quatrième édition*, corrigée et augmentée. Paris, 1861. In-18 de 144 p. . . . 1 fr. 25

JAHR. Du Traitement homœopathique des Maladies des Femmes, par le docteur G. H. G. Jahr. Paris, 1856. 1 vol. in-12, VII-496 pages. 6 fr.

— **Du Traitement homœopathique des Affections nerveuses** et des maladies mentales. Paris, 1854. 1 vol. in-12 de 600 pages. . . . . . . 6 fr.

— **Du Traitement homœopathique des Maladies des Organes de la Digestion,** comprenant un précis d'hygiène générale et suivi d'un répertoire diététique à l'usage de tous ceux qui veulent suivre le régime rationnel de la méthode de Hahnemann. Paris, 1859. 1 vol. in-18 jésus de 520 pages. . . . . 6 fr.

— **et CATELLAN. Nouvelle Pharmacopée homœopathique,** ou Histoire naturelle, Préparation et Posologie ou administration des doses des médicaments homœopathiques, par le docteur G. H. G. Jahr et Catellan frères, pharmaciens homœopathes. *Troisième édition*, revue et augmentée. Paris, 1862. In-18 jésus de 430 pages, avec 144 figures. . . . . . 7 fr.

JOBERT. De la réunion en Chirurgie, par Jobert (de Lamballe), chirurgien de l'Hôtel-Dieu, professeur de clinique chirurgicale à la Faculté de médecine de Paris, membre de l'Institut. Paris, 1864. 1 volume in-8, XVI-720 pages, avec 7 planches dessinées d'après nature, gravées en taille-douce et coloriées. 12 fr.

JOURDANET. Le Mexique et l'Amérique tropicale, climats, hygiène, et maladies, par D. Jourdanet, docteur en médecine des Facultés de Paris et de Mexico. Paris, 1864. 1 vol. in-18 jésus de VIII-460 pages avec une carte du Mexique. . . . . 4 fr.

KŒBERLÉ. De l'ovariotomie, par E. Kœberlé, professeur agrégé à la Faculté de médecine de Strasbourg. Paris, 1865. In-8, 2 parties avec 6 planches. . . . . 6 fr.

LACASSIN. Guide-pratique du vétérinaire ou mémento thérapeutique, par M. J. A. Lacassin, médecin vétérinaire. Paris, 1865, in-18 de 472 pages. . . . . 4 fr.

LA POMMERAIS. Cours d'Homœopathie, par le docteur Ed. Couty de la Pommerais. Paris, 1863. In-8, 555 pages. . . . . 4 fr.

LEBERT. Traité pratique des Maladies cancéreuses et des Affections curables confondues avec le Cancer, par le docteur H. Lebert. Paris, 1851. 1 vol. in-8 de 892 pages. . . . . 9 fr.

— **Physiologie pathologique,** ou Recherches cliniques, expérimentales et microscopiques sur l'inflammation, la tuberculisation, les tumeurs, la formation du cal, etc., par le docteur H. Lebert, professeur à l'Université de Breslau. Paris, 1845. 2 vol. in-8, avec atlas de 22 planches gravées. . . . . 23 fr.

— **Traité pratique des maladies scrofuleuses et tuberculeuses,** par le docteur H. Lebert. Ouvrage couronné par l'Académie impériale de médecine. Paris, 1849. 1 vol. in-8 de 820 pages. . . . . 9 fr.

LEBERT. Traité d'Anatomie pathologique générale et spéciale, ou Description et iconographie pathologique des affections morbides, tant liquides que solides, observées dans le corps humain, par le docteur H. Lebert, professeur de clinique médicale à l'Université de Breslau, membre des Sociétés anatomiques, de biologie, de chirurgie et médicale d'observation de Paris. *Ouvrage complet.* Paris, 1855-1861. 2 vol. in-fol. de texte, et 2 vol. in-fol. comprenant 200 planches dessinées d'après nature, gravées et coloriées. . . . . 615 fr.

Le tome Ier, comprend : texte, 760 pages, et tome Ier, planches 1 à 94 (livraisons I à XX).

Le tome II comprend : texte, 734 pages, et le tome II, planches 95 à 200 (livraisons XXI à XLI).

On peut toujours souscrire en retirant régulièrement plusieurs livraisons. Chaque livraison est composée de 30 à 40 pages de texte, sur beau papier vélin, et de 5 planches in-folio gravées et coloriées. Prix de la livraison. . . . . 15 fr.

Cet ouvrage est le fruit de plus de douze années d'observations dans les nombreux hôpitaux de Paris. Aidé du bienveillant concours des médecins et des chirurgiens de ces établissements, trouvant aussi des matériaux précieux et une source féconde dans les communications et les discussions des Sociétés anatomiques, de biologie, de chirurgie et médicale d'observation, M. Lebert réunissait tous les éléments pour entreprendre un travail aussi considérable. Placé depuis à la tête du service médical d'un grand hôpital à Breslau, dans les salles duquel il a constamment cent malades, l'auteur continua à recueillir des faits pour cet ouvrage, vérifiant et contrôlant les résultats de son observation dans les hôpitaux de Paris par celle des faits nouveaux à mesure qu'ils se produisaient sous ses yeux.

Cet ouvrage se compose de deux parties.

Après avoir, dans une INTRODUCTION rapide, présenté l'histoire de l'anatomie pathologique depuis le XIVe siècle jusqu'à nos jours, M. Lebert embrasse, dans la première partie l'ANATOMIE PATHOLOGIQUE GÉNÉRALE; il passe successivement en revue l'Hypérémie et l'Inflammation, l'Ulcération et la Gangrène, l'Hémorrhagie, l'Atrophie, l'Hypertrophie en général et l'Hypertrophie glandulaire en particulier, les TUMEURS (qu'il divise en productions Hypertrophiques, Homœomorphes hétérotopiques, Hétéromorphes et Parasitiques), enfin les modifications congénitales de conformation. Cette première partie comprend les pages 1 à 426 du tome Ier, et les planches 1 à 61.

La deuxième partie, sous le nom d'ANATOMIE PATHOLOGIQUE SPÉCIALE, traite des lésions considérées dans chaque organe en particulier. M. Lebert étudie successivement, dans le livre I (p. 427 à 581, et planches 62 à 78), les maladies du Cœur, des Vaisseaux sanguins et lymphatiques.

Dans le livre II, les maladies du Larynx et de la Trachée, des Bronches, de la Plèvre, de la Glande thyroïde et du Thymus (p. 582 à 753 et planches 79 à 94). Telles sont les matières décrites dans le Ier volume du texte et figurées dans le tome Ier de l'atlas.

Avec le tome II commence le livre III, qui comprend (p. 1 à 132 et pl. 95 à 104), les maladies du système nerveux, de l'Encéphale et de ses membranes, de la Moelle épinière et de ses enveloppes, des Nerfs, etc.

Le livre IV (p. 133 à 327 et planches 105 à 135) est consacré aux maladies du tube digestif et de ses annexes (maladie du Foie et de la Rate, du Pancréas, du Péritoine, altérations qui frappent le Tissu cellulaire rétro-péritonéal, Hémorrhoïdes).

Le livre V (p. 328 à 381 et planches 136 à 142) traite des maladies des Voies urinaires (maladies des Reins, des Capsules surrénales, Altérations de la Vessie, Altérations de l'Urèthre).

Le livre VI (p. 382 à 484 et planches 143 à 164), sous le titre de Maladies des organes génitaux, comprend deux sections : 1° Altérations anatomiques des organes génitaux de l'homme (Altérations du pénis et du scrotum, Maladies de la prostate, maladies des glandes de Méry et des vésicules séminales, altérations du Testicule et de ses enveloppes); 2° Maladies des organes génitaux de la femme (maladies de la vulve et du vagin, etc.).

Le livre VII (p. 485 à 604 et planches 165 à 182) traite des maladies des Os et des Articulations.

Le livre VIII (p. 605 à 658, et planches 183 à 196), comprend l'anatomie pathologique de la peau.

Livre IX (p. 662 à 696 et planches 197 à 200) traite des changements moléculaires que les maladies produisent dans les tissus et les organes du corps humain. — TABLE GÉNÉRALE ALPHABÉTIQUE, 38 p.

Après l'examen des planches de M. Lebert, un des professeurs les plus compétents et les plus illustres de la Faculté de Paris écrivait : « J'ai admiré l'exactitude, la beauté, la nouveauté des planches qui composent la majeure partie de cet ouvrage : j'ai été frappé de l'immensité des recherches originales et toutes propres à l'auteur qu'il a dû exiger. *Cet ouvrage n'a pas d'analogue en France ni dans aucun pays.* »

LECANU. Éléments de Géologie, par L. R. Lecanu, docteur en médecine, professeur titulaire à l'Ecole supérieure de pharmacie de Paris. Seconde édition, revue et corrigée. Paris, 1857. 1 vol. in-18 jésus. . . . . 3 fr.

LE GENDRE. Anatomie chirurgicale homalographique, ou Description et figures des principales régions du corps humain représentées de grandeur naturelle, d'après des sections planes pratiquées sur des cadavres congelés, par le docteur E. Q. Le Gendre, prosecteur de l'Amphithéâtre des hôpitaux, lauréat de l'Institut de France. Paris, 1858. 1 vol. in-folio de 25 planches dessinées et lithographiées par l'auteur, avec un texte descriptif et raisonné. . . . . 20 fr.

— **De la Chute de l'Utérus.** Paris, 1860. In-8, avec 8 planches dessinées d'après nature. . . . . 3 fr. 50

LEGOUEST. Traité de Chirurgie d'armée, par L. Legouest, médecin principal de l'armée, professeur de clinique chirurgicale à l'Ecole impériale d'application de la médecine et de la pharmacie militaires (Val-de-Grâce). Paris, 1863. 1 fort vol. in-8 de 1000 p. avec 128 fig. . . . . 12 fr.

Ce livre est le résultat d'une expérience acquise par une pratique de vingt ans dans l'armée et par dix années de campagnes en Afrique, en Orient et en Italie. Il se termine par de nombreux documents inédits sur le mode de fonctionnement du service de santé en campagne, sur le service dont il dispose en personnel, en moyens chirurgicaux, en matériel, en moyens de transport pour les blessés.

LÉLUT. Du Démon de Socrate, Spécimen d'une application de la science psychologique à celle de l'histoire, par le docteur L. F. Lélut, membre de l'Institut et de l'Académie de médecine. *Nouvelle édition*, revue, corrigée et augmentée d'une préface. Paris, 1856, in-18 de 348 p. . . . . 3 fr. 50

LEMOINE. Du Sommeil, au point de vue physiologique et psychologique, par Albert Lemoine, maître de Conférences à l'École Normale. Ouvrage couronné par l'Institut de France (Académie des sciences morales et politiques). Paris, 1855. In-12 de 410 pages. . . . . 3 fr. 50

LEURET et GRATIOLET. Anatomie comparée du système nerveux considéré dans ses rapports avec l'intelligence; par Fr. Leuret, médecin de l'hospice de Bicêtre, et P. Gratiolet, aide-naturaliste au Muséum d'histoire naturelle, professeur à la Faculté des sciences de Paris. Paris, 1839-1857. *Ouvrage complet.* 2 vol. in-8 et atlas de 32 planches in-folio, dessinées d'après nature et gravées avec le plus grand soin. Figures noires. . . . . 48 fr.

Le même, figures coloriées. . . . . 96 fr.

Tome I, par Leuret, comprend la description de l'encéphale et de la moelle rachidienne, le volume, le poids, la structure de ces organes chez l'homme et les animaux vertébrés, l'histoire du système ganglionnaire des animaux articulés et des mollusques, et l'exposé de la relation qui existe entre la perfection progressive de ces centres nerveux et l'état des facultés instinctives, intellectuelles et morales.

Tome II, par Gratiolet, comprend l'anatomie du cerveau de l'homme et des singes, des recherches nouvelles sur le développement du crâne et du cerveau, et une analyse comparée des fonctions de l'intelligence humaine.

Séparément le tome II. Paris, 1857. In-8 de 692 pages, avec atlas de 16 planches dessinées d'après nature, gravées. Figures noires. . . 24 fr.

Figures coloriées. . . . . 48 fr.

LÉVY. Traité d'Hygiène publique et privée, par le docteur Michel Lévy, directeur de l'Ecole impériale de médecine et de pharmacie militaires du Val-de-Grâce, membre de l'Académie impériale de médecine. *Quatrième édition,* revue, corrigée et augmentée. Paris, 1862. 2 vol. in-8. Ensemble, 1900 pages . . . . 18 fr.

LORAIN. De l'Albuminurie, par Paul Lorain, professeur agrégé de la Faculté de médecine, médecin des hôpitaux, membre de la Société de biologie. Paris, 1860. In-8, avec une planche. . . . . 2 fr. 50

— Voyez Valleix.

LOUIS. Éloges lus dans les séances publiques de l'Académie royale de chirurgie de 1750 à 1792, par A. Louis, recueillis et publiés pour la première fois, au nom de l'Académie impériale de médecine, et d'après les manuscrits originaux, avec une introduction, des notes avec des éclaircissements, par Fréd. Dubois (d'Amiens), secrétaire perpétuel de l'Académie impériale de médecine. Paris, 1859, 1 vol. in-8 de 548 pages.

Cet ouvrage contient : Introduction historique par M. Dubois, 76 pages; Éloges de J. L. Petit, Bassuel, Malavel, Verdier, Rœderer, Molinelli, Bertrandi, Faubert, Lecat, Ledran, Pibrac, Benomont, Morand, Swieten, Quesnay, Haller, Flurent, Willius, Lamartinière, Houstet, de la Faye, Bordenave, David, Faure, Caqué, Fagner, Camper, Hevin, Pipelet; éloge de Louis, par Sue. Embrassant tout un demi-siècle et renfermant outre les détails historiques et biographiques, des appréciations et des jugements sur les faits, cette collection forme une véritable histoire de la chirurgie française au XVIIIe siècle.

LUYS. Recherches sur le système nerveux cérébro-spinal, sa structure, ses fonctions et ses maladies, par J. B. Luys, médecin des hôpitaux de Paris. Paris, 1865, 1 vol. grand in-8 de 660 pages avec atlas de 40 pl. lithographiés et texte explicatif. Fig. noires. . . . . . 35 fr.

Le même, figures coloriées. . . . . 70 fr.

Comprenant qu'une bonne anatomie est et sera toujours le point de départ indispensable de tout diagnostic précis des maladies du système nerveux, l'auteur a entrepris, à l'aide d'une description plus minutieuse qu'elle ne l'était jusqu'alors et aussi rigoureuse que possible, de pénétrer plus avant dans le domaine encore si peu connu de la pathologie nerveuse. Honoré des encouragements de l'Académie des sciences, l'auteur a consacré six années d'études à compléter et à perfectionner ses observations et ses recherches.

— **Des Maladies héréditaires,** par J. Luys, médecin des hôpitaux, lauréat de l'Académie de médecine et de l'Institut. Paris, 1863. In-8 de 140 pages. . . . . 2 fr. 50

LYELL. L'ancienneté de l'homme, prouvée par la géologie, et remarques sur les théories relatives à l'origine des espèces par variation, par sir Charles Lyell, membre de la Société royale de Londres, traduit avec le consentement et le concours de l'auteur par M. Chaper. Paris, 1864. In-8 de XVI, 560 pages avec de nombreuses figures. — **L'Ancienneté de l'homme.** Appendice par Ch. Lyell; et **l'Homme fossile en France,** communications faites à l'Institut (Académie des sciences), par MM. Boucher de Perthes, Boutin, Cazalis de Fondouce, Christy, J. Desnoyers, H. et Alph. Milne Edwards, H. Filhol, A. Fontan, J. Garrigou, P. Gervais, Scipion Gras, Ed. Hébert, Ed. Lartet, Martin, Pruner-Bey, de Quatrefages, Trutat, de Vibraye. Paris, 1864. In-8, 265 p. Avec 2 pl. et 2 fig. . . . . 15 fr.

— Séparément, *l'Appendice* et *l'Homme fossile en France.* In-8, XVIII-296 p. avec 2 planches et figures. . . . . 5 fr.

MAGNE. Hygiène de la vue, par le docteur A. Magne. *Quatrième édition* revue et augmentée. Paris, 1866, in-18 jésus de 350 pages avec 30 figures. . . . . 5 fr.

MALGAIGNE. Traité des Fractures et des Luxations, par J. F. MALGAIGNE, professeur à la Faculté de médecine de Paris, membre de l'Académie impériale de médecine. Paris, 1847-1855. 2 beaux vol. in-8, et atlas de 30 planches in-folio. . . . . 35 fr.

— **Traité d'Anatomie chirurgicale et de Chirurgie expérimentale**, par J. F. MALGAIGNE, professeur de médecine opératoire à la Faculté de médecine de Paris, membre de l'Académie de médecine. *Deuxième édition* revue et considérablement augmentée. Paris, 1859. 2 forts volumes in-8. . . . . 18 fr.

MANDL. Anatomie microscopique, par le docteur L. MANDL, professeur de microscopie. Paris, 1838-1857. Ouvrage complet. 2 vol. in-folio, avec 92 planches. . . . . 276 fr.

Le tome Ier, comprenant l'HISTOLOGIE, et divisé en deux séries : *Tissus et organes*, — *Liquides organiques*, est complet en XXVI livraisons, accompagnées de 52 planches lithographiées. Prix de chaque livraison, composée chacune de 5 feuilles de texte et 2 pl. lithographiées. . . 6 fr.

Le tome IIe, comprenant l'HISTOGÉNÈSE, ou Recherches sur le développement, l'accroissement et la reproduction des éléments microscopiques, des tissus et des liquides organiques dans l'œuf, l'embryon et les animaux adultes, est complet en XX livraisons, accompagnées de 40 pl. Prix de chaque livraison. . . . . 6 fr.

MARCÉ. Traité pratique des Maladies mentales, par le docteur L. V. MARCÉ, professeur agrégé à la Faculté de médecine de Paris, médecin des aliénés de Bicêtre. Paris, 1862. In-8 de 670 pages. . . . . 8 fr.

— **Des Altérations de la sensibilité**, par le docteur L. V. MARCÉ, professeur agrégé de la Faculté de médecine de Paris, etc. Paris, 1860. In-8. . . . . 2 fr. 50

MARTINS. Du Spitzberg au Sahara. Etapes d'un naturaliste au Spitzberg, en Laponie, en Écosse, en Suisse, en France, en Italie, en Orient, en Égypte et en Algérie par CHARLES MARTINS, professeur d'histoire naturelle à la Faculté de médecine de Montpellier, directeur du jardin des plantes de la même ville. Paris, 1866, in-8, XVI-620 pages. . . . . . . 8 fr.

MASSE. Traité pratique d'Anatomie descriptive, mis en rapport avec l'Atlas d'anatomie et lui servant de complément, par le docteur J. N. MASSE, professeur d'anatomie. Paris, 1858. 1 vol. in-12 de 700 pages, cartonné à l'anglaise. . . . . 7 fr.

L'accueil fait au *Petit Atlas d'anatomie descriptive*, tant en France que dans les diverses Écoles de médecine de l'Europe, a prouvé à l'auteur que son livre répondait à un besoin, et cependant ces planches ne sont accompagnées que d'un texte explicatif insuffisant pour l'étude. C'est pourquoi M. Masse, cédant aux demandes qui lui ont été faites, publie le *Traité pratique d'anatomie descriptive*, suivant l'ordre des planches de l'atlas. C'est un complément indispensable qui servira dans l'amphithéâtre et dans le cabinet à l'interprétation des figures.

MAYER. Des Rapports conjugaux, considérés sous le triple point de vue de la population, de la santé et de la morale publique, par le docteur ALEX. MAYER, médecin de l'inspection générale de salubrité et de l'hospice impérial des Quinze-Vingts. *Quatrième édition*, corrigée et augmentée. Paris, 1860. In-18 jésus de 422 pages. . . . . 3 fr.

MELIER. Relation de la fièvre jaune, survenue à Saint-Nazaire en 1861, lue à l'Académie de médecine en avril 1863, suivie d'une réponse aux discours prononcés dans le cours de la discussion et de la loi anglaise sur les quarantaines, par F. MELIER, inspecteur général des services sanitaires, membre de l'Académie de médecine et du Comité consultatif d'hygiène publique de France. Paris, 1863. In-4 de 276 pages avec 3 cartes. . . . . 10 fr.

MENVILLE. Histoire philosophique et médicale de la Femme considérée dans toutes les époques principales de la vie, avec ses diverses fonctions, avec les changements qui surviennent dans son physique et son moral, avec l'hygiène applicable à son sexe et toutes les maladies qui peuvent l'atteindre aux différents âges. *Seconde édition*, revue, corrigée et augmentée. Paris, 1858. 3 vol. in-8 de 600 pages (24 fr.). . . . . . 10 fr.

MONTAGNE. Sylloge generum specierumque Cryptogamarum quas in variis operibus descriptas iconibusque illustratas, nunc ad diagnosim reductas, nonnullasque novas interjectas, ordine systematico disposuit J. F. C. MONTAGNE, Academiæ scientiarum Instituti imperialis Gallici. Parisiis, 1856. In-8 de 500 pages . . . . 12 fr.

MOQUIN-TANDON. Histoire naturelle des Mollusques terrestres et fluviatiles de France, contenant des études générales sur leur anatomie et leur physiologie, et la description particulière des genres, des espèces, des variétés, par MOQUIN-TANDON, professeur d'histoire naturelle médicale à la Faculté de médecine de Paris, membre de l'Institut. Ouvrage complet. Paris, 1855. 2 vol. grand in-8 de 450 pages, avec un Atlas de 54 planches dessinées d'après nature et gravées. L'ouvrage complet, avec figures noires. . . . . 42 fr.

L'ouvrage complet avec figures coloriées. . . . . 66 fr.

Cartonnage de 3 vol. grand in-8. . . . . 4 fr. 50

Le tome Ier comprend les études sur l'anatomie et la physiologie des mollusques. — Le tome II comprend la description particulière des genres, des espèces et des variétés.

L'ouvrage de M. Moquin-Tandon est utile non-seulement aux savants, aux professeurs, mais encore aux collecteurs de coquilles, aux simples amateurs.

— **Éléments de Zoologie médicale,** contenant la description des animaux utiles à la médecine et des espèces nuisibles à l'homme, venimeuses ou parasites, précédée de considérations sur l'organisation et la classification des animaux et d'un résumé sur l'histoire naturelle de l'homme. *Deuxième édition*, revue et augmentée. Paris, 1862. 1 volume in-18, avec 150 figures. . . . . 6 fr.

— **Éléments de Botanique médicale,** contenant la description des végétaux utiles à la médecine et des espèces nuisibles à l'homme, vénéneuses ou parasites, précédée de considérations sur l'organisation et la classification des végétaux, par MOQUIN-TANDON, professeur d'histoire naturelle médicale à la Faculté de médecine de Paris, membre de l'Institut. *Deuxième édition*. Paris, 1866 1 vol. in-18 jésus, avec 128 figures. . . . . . . 6 fr.

MOREJON. Étude médico-psychologique sur l'histoire de don Quichotte, traduite et annotée par J. M. GUARDIA. Paris, 1858. In-8. . 1 fr.

MOREL. Traité des Dégénérescences physiques, intellectuelles et morales de l'Espèce humaine et des causes qui produisent ces variétés maladives, par le docteur B. A. MOREL, médecin en chef de l'Asile des aliénés de Saint-Yon (Seine-Inférieure), ancien médecin en chef de l'Asile de Maréville (Meurthe), lauréat de l'Institut (Académie des sciences). Paris, 1857. 1 vol. in-8 de 700 pages avec un atlas de 12 planches lithographiées in-4. . . . . 12 fr.

MOREL. Traité élémentaire d'Histologie humaine normale et pathologique, précédé d'un Exposé des moyens d'observer au microscope, par C. Morel, professeur agrégé à la Faculté de médecine de Strasbourg. Paris, 1864. 1 vol. in-8 de 200 p. avec un atlas de 34 planches dessinées d'après nature par le docteur A. Villemin, professeur agrégé à l'École d'application de médecine militaire du Val-de-Grâce. . . . . . . 12 fr.

MULDER. De la Bière, sa composition chimique, sa fabrication, son emploi comme boisson, par G. J. Mulder, professeur à l'université d'Utrecht, traduit du hollandais avec le concours de l'auteur, par M. A. Delondre. Paris, 1861. In-18 jésus de VIII-444 pages. . . . . 5 fr.

MULLER. Manuel de physiologie, par J. Muller, professeur d'anatomie et de physiologie de l'Université de Berlin, etc.; traduit de l'allemand sur la dernière édition, avec des additions, par A. J. L. Jourdan, membre de l'Académie impériale de médecine. *Deuxième édition revue et annotée* par E. Littré, membre de l'Institut, de l'Académie de médecine, de la Société de biologie, etc. Paris, 1851, 2 beaux vol. grand in-8, de chacun 800 pages, avec 320 figures. . . . . 20 fr

NYSTEN. Dictionnaire de Médecine, de Chirurgie, de Pharmacie, des Sciences accessoires et de l'Art vétérinaire, d'après le plan suivi par Nysten. *Douzième édition*, entièrement refondue par E. Littré, membre de l'Institut de France, et Ch. Robin, professeur à la Faculté de médecine de Paris, membre de l'Académie de médecine. Ouvrage contenant la synonymie *grecque, latine, allemande, anglaise, italienne et espagnole* et le Glossaire de ces diverses langues. Paris, 1865. 1 beau vol. grand in-8 de 1700 pages à deux colonnes, avec plus de 550 figures. . . . . 18 fr.

Demi-reliure maroquin, plats en toile . . . . 5 fr.

Demi-reliure maroquin à nerfs, plats en toile, très-soignée. . . . 4 fr.

Les progrès incessants de la science rendaient nécessaires, pour cette douzième édition, une révision générale de l'ouvrage et l'addition d'un grand nombre d'articles nouveaux et de figures nouvelles, présentant la description et la représentation de toutes les découvertes modernes.

M. Littré, connu par sa vaste érudition et par son savoir étendu dans la littérature médicale, nationale et étrangère, et M. le professeur Ch. Robin, que de récents travaux ont placé si haut dans la science, se sont chargés de cette tâche importante. Une addition qui sera justement appréciée, c'est la Synonymie *grecque, latine, anglaise, allemande, italienne, espagnole*, qui, avec les glossaires, fait de ce Dictionnaire un Dictionnaire polyglotte.

Cette *douzième édition* forme dans son ensemble et dans son unité une *encyclopédie complète* des sciences médicales et vétérinaires, et présente seule, à cause de la rapidité avec laquelle les éditions se sont succédées, le tableau toujours exact de l'anatomie générale, normale et pathologique, de la physiologie, de la pathologie, de la pharmacie, de la zoologie, de la botanique et de l'art vétérinaire : c'est le *vade-mecum* de l'élève et du maître, du savant et du praticien.

ORIBASE. Œuvres, texte grec, en grande partie inédit, collationné sur les manuscrits, traduit pour la première fois en français, avec une introduction, des notes, des tables et des planches, par les docteurs Bussemacker et Daremberg. Paris, 1851-1862, tomes I à IV, in-8 de 700 pages chacun. Prix du volume . . . . 12 fr.

Les tomes V et VI, sous presse, comprendront *la Synopsis*, en neuf livres; le *Traité des médicaments*, en quatre livres; l'Introduction générale et les tables.

OUDET. **Recherches anatomiques, physiologiques et microscopiques sur les Dents** et sur leurs maladies, comprenant : 1° Mémoire sur l'altération des dents désignée sous le nom de carie ; 2° sur l'odontogénie ; 3° sur les dents à couronnes ; 4° de l'accroissement continu des dents incisives chez les Rongeurs, par le docteur J. E. OUDET, membre de l'Académie impériale de médecine, etc. Paris, 1862. In-8, avec une pl. . . . . . 4 fr.

PARÉ. **Œuvres complètes d'Ambroise Paré,** revues et collationnées sur toutes les éditions, avec les variantes ; ornées de 217 pl. et du portrait de l'auteur ; accompagnées de notes historiques et critiques, et précédées d'une introduction sur l'origine et le progrès de la chirurgie en Occident du VIe au XVIe siècle et sur la vie et les ouvrages d'AMBROISE PARÉ, par J. F. MALGAIGNE, professeur à la Faculté de médecine de Paris, etc. Paris, 1840, 3 vol. grand in-8 à deux colonnes avec figures. *Ouvrage complet.* . 36 fr.

PARENT-DUCHATELET. **De la Prostitution dans la ville de Paris,** considérée sous le rapport de l'hygiène publique, de la morale et de l'administration ; ouvrage appuyé de documents statistiques puisés dans les archives de la préfecture de police, par A. J. B. PARENT-DUCHATELET, membre du Conseil de salubrité de la ville de Paris. *Troisième édition*, complétée par des documents nouveaux et des notes, par MM. A. TRÉBUCHET et POIRAT-DUVAL, chefs de bureau à la préfecture de police, suivie d'un précis hygiénique, statistique et administratif sur la prostitution dans les principales villes de l'Europe. Paris, 1857. 2 forts volumes in-8 de chacun 750 pages avec cartes et tableaux . . . . 18 fr.

Le *Précis hygiénique, statistique et administratif sur la Prostitution dans les principales villes de l'Europe* comprend pour la France : Bordeaux, Brest, Lyon, Marseille, Nantes, Strasbourg, l'Algérie ; pour l'Etranger : l'Angleterre et l'Ecosse, Berlin, Berne, Bruxelles, Christiania, Copenhague, l'Espagne, Hambourg, la Hollande, Rome, Turin.

PARISEL. *Voyez* REVEIL.

PARSEVAL (LUD.). **Observations pratiques** de SAMUEL HAHNEMANN, et Classification de ses recherches sur les **Propriétés caractéristiques des médicaments.** Paris, 1857-1860. In-8 de 400 pages. . . . . 6 fr

PATIN (GUI). **Lettres.** Nouvelle édition augmentée de lettres inédites, précédée d'une notice biographique, accompagnée de remarques scientifiques, historiques, philosophiques et littéraires, par REVEILLÉ-PARISE, membre de l'Académie impériale de médecine. Paris, 1846, 3 vol. in-8, avec le *portrait* et le fac-simile de GUI PATIN. . . . . 21 fr.

PAULET et LÉVEILLÉ. **Iconographie des Champignons,** de PAULET. Recueil de 217 planches dessinées d'après nature, gravées et coloriées, accompagné d'un texte nouveau présentant la description des espèces figurées, leur synonymie, l'indication de leurs propriétés utiles ou vénéneuses, l'époque et les lieux où elles croissent, par J. H. LÉVEILLÉ, docteur en médecine. Paris, 1855. 1 vol. in-folio de 135 pages, avec 217 planches coloriées, cartonné. . . . . 170 fr

Séparément le texte, par M. LÉVEILLÉ, petit in-folio de 135 pages . . . . 20 fr.

Séparément chacune des dernières planches in-folio coloriées. . 1 fr.

PEISSE. **La Médecine et les Médecins,** philosophie, doctrines, institutions, critiques, mœurs et biographies médicales, par LOUIS PEISSE. Paris, 1857. 2 vol. in-18 jésus. . . . . 7 fr.

Cet ouvrage comprend : 1re partie. *Philosophie médicale.* — I. Une Critique pour la médecine. — II. Découvertes et découvreurs. — III. Sciences exactes et sciences non exactes. — IV. De la Superstition scientifique et des sciences occultes. — V. Critique des faits dits impossibles, extraordinaires. — VI. Vulgarisation des sciences. — VII. Méthode numérique. — VIII. Le Microscope et les Microscopistes. — IX. Méthodologie et doctrine. — X. Montpellier. — XI. La vraie médecine. — XII. L'encyclopédisme et le spécialisme en médecine. — XIII. Mission sociale de la médecine et du médecin. — XIV. Philosophie des sciences naturelles. — XV. La Philosophie et les Philosophes par-devant les médecins. — 2e partie. *Médico-Psychologie et Psycho-Physiologie* (*Folie, Phrénologie, Psychologie comparée*). — 3e partie. *Etudes de mœurs médicales et de critique médico-littéraire.* — 4e partie. *Fragments biographiques.*

PENARD. Guide pratique de l'Accoucheur et de la Sage-Femme, par le docteur Lucien Penard, chirurgien principal de la marine, professeur d'accouchements à l'École de médecine de Rochefort. 2e *édition*, revue et augmentée. Paris, 1865. 1 vol. in-18, xxiv-528 pages, avec 112 fig. 4 fr.

PHILIPEAUX. Traité pratique de la Cautérisation, d'après l'enseignement clinique de M. le professeur A. Bonnet (de Lyon), par le docteur R. Philipeaux, ancien interne des hôpitaux civils de Lyon. Paris, 1856. In-8 de 630 pages, avec 67 figures. . . . . 8 fr.

PICTET. Traité de Paléontologie, ou Histoire naturelle des animaux fossiles considérés dans leurs rapports zoologiques et géologiques, par F. J. Pictet, professeur de zoologie et d'anatomie comparée à l'Académie de Genève, etc. *Deuxième édition*, corrigée et considérablement augmentée. Paris, 1853-1857. Ouvrage complet. 4 forts volumes in-8, avec un bel atlas de 110 planches grand in-4. . . . . 80 fr.

Cet ouvrage est divisé en trois parties :

Tome Ier. — 1re partie. Considérations générales sur la Paléontologie, sur la manière dont les fossiles ont été déposés, leurs apparences diverses, l'exposition des méthodes qui doivent diriger dans la détermination et la classification des fossiles. — 2e partie. Histoire naturelle spéciale des animaux fossiles. — I. Vertébrés. 1° Mammifères; 2° Oiseaux; 3° Reptiles.

Tome II. 4° Poissons. — II. Articulés ou Annelés. 1° Insectes; 2° Myriapodes; 3° Arachnides; 4° Crustacés; 5° Annélides. — III. Mollusques. 1° Céphalopodes.

Tome III. 2° Gastéropodes; 3° Acéphales.

Tome IV. 4° Brachiopodes; 5° Bryozoaires. — IV. Zoophytes ou Rayonnés. 1° Echinodermes; 2° Acalèphes; 3° Polypes; 4° Foraminifères; 5° Infusoires; 6° Spongiaires. — 3e partie. Applications de la Paléontologie à l'Histoire du globe. — Table alphabétique des quatre volumes.

PIESSE. Des odeurs, des parfums et des cosmétiques, histoire naturelle, composition chimique, préparation, recettes, industrie, effets physiologiques et hygiène des poudres, vinaigres, dentifrices, pommades, fards, savons, eaux aromatiques, essences, infusions, teintures, alcoolats, sachets, etc., par S. Piesse, chimiste parfumeur à Londres, édition française publiée avec le consentement et le concours de l'auteur, par O. Reveil, professeur agrégé à l'École de pharmacie. Paris, 1865, in-18 jésus de 527 pages, avec 86 figures. . . . . 7 fr.

PLÉE. Glossologie botanique, ou Vocabulaire donnant la définition des mots techniques usités dans l'enseignement. Appendice indispensable des livres élémentaires et des traités de botanique, par F. Plée, auteur des *Types des familles des plantes de France.* Paris, 1854. 1 volume in-12, 72 pages . . . . 1 fr. 25

POGGIALE. Traité d'Analyse chimique par la méthode des volumes, comprenant l'analyse des Gaz et des Métaux, la Chlorométrie, la Sulfhydrométrie, l'Acidimétrie, l'Alcalimétrie, la Saccharimétrie, etc., par le docteur POGGIALE, professeur de chimie à l'Ecole impériale de médecine et de pharmacie militaires (Val-de-Grâce), membre de l'Académie impériale de médecine. Paris, 1858. 1 vol. in-8 de 610 pages, avec 171 fig. . . 9 fr.

Les dosages volumétriques appliqués à l'analyse chimique offrent des avantages incontestables, et quelquefois ils fournissent des résultats plus rigoureux dans la balance. Ainsi, l'analyse de la plupart des gaz ou des mélanges gazeux ne peut être effectuée que par cette méthode. Le dosage du carbonate de potasse et du carbonate de soude, du chlore contenu dans les chlorures décolorants de l'argent, du sucre, de l'acide sulfhydrique et des sulfures, des manganèses, du fer, du cuivre, etc., ne peut se faire exactement et rapidement que par l'emploi des liqueurs normales. Il n'est pas nécessaire, pour la plupart de ces essais, que l'opérateur soit initié aux procédés de la chimie analytique, et, dans les usines, tout le monde aujourd'hui sait les faire.

POUCHET. Hétérogénie ou Traité de la génération spontanée, basé sur de nouvelles expériences, par F. A. POUCHET, correspondant de l'Institut de France. Paris, 1859. 1 vol. in-8 de 672 pages, avec 3 planches gravées. . . . . 9 fr.

— **Recherches et expériences sur les Animaux ressuscitants**, faites au Muséum d'histoire naturelle de Rouen, par F. A. POUCHET. Paris, 1859. 1 vol. in-8 de 94 pages, avec 3 figures. . . . . 2 fr.

— **Histoire des Sciences naturelles au moyen âge**, ou Albert le Grand et son époque considérés comme point de départ de l'époque expérimentale; par F. A. POUCHET. Paris, 1853. 1 beau vol. in-8, VI-656 pages . . 9 fr.

— **Théorie positive de l'ovulation spontanée** et de la fécondation dans l'espèce humaine et les mammifères, basée sur l'observation de toute la série animale, par le docteur F. A. POUCHET, professeur de zoologie au Musée d'histoire naturelle de Rouen. *Ouvrage qui a obtenu le grand prix de physiologie à l'Institut de France.* Paris, 1847. 1 vol. in-8 de 600 pages, avec atlas in-4 de 20 planches renfermant 250 figures dessinées d'après nature, gravées et coloriées. . . . . 36 fr.

PROST-LACUZON. Formulaire pathogénétique usuel, ou Guide homœopathique pour traiter soi-même les maladies. *Deuxième édition*, corrigée et augmentée. Paris, 1861. In-18 de 583 pages. . . . . . . 6 fr.

PROST-LACUZON et BERGER. Dictionnaire vétérinaire homéopatique ou guide homéopatique pour traiter soi-même les maladies des animaux domestiques, par J. PROST-LACUZON, membre correspondant de la Société homéopathique de France, et H. BERGER, élève des Ecoles vétérinaires, ancien vétérinaire de l'armée. Paris, 1865, in-18 jésus de 486 pages. . . . . 4 fr. 50

QUATREFAGES. Physiologie comparée. Métamorphoses de l'Homme et des Animaux, par A. DE QUATREFAGES, membre de l'Institut, professeur au Muséum d'histoire naturelle. Paris, 1862. In-18 de 324 p. . . 3 fr. 50

RACLE. Traité de Diagnostic médical, ou Guide clinique pour l'étude des signes caractéristiques des maladies, par le docteur V. A. RACLE, médecin de l'hôpital des Enfants malades, professeur agrégé de la Faculté de médecine de Paris. *Troisième édition*, revue, augmentée et contenant un Précis des procédés physiques et chimiques applicables à l'exploration clinique. Paris, 1864. In-18 jésus, 684 pages avec 17 figures. . . 6 fr.

La troisième édition a reçu de nombreuses et importantes additions. Nous signalerons en première ligne des considérations d'ensemble sur le diagnostic des maladies générales et des fièvres, travail que nous croyons éminemment utile au point de vue clinique, et qu'on chercherait vainement ailleurs.

Nous mentionnerons encore d'une manière spéciale un livre tout nouveau sur quelques procédés et recherches physiques et cliniques, faciles à appliquer en clinique.

Nous ne parlerons pas des modifications de détail qui nous permettent de présenter notre livre comme le résumé des travaux les plus récents sur le diagnostic (Extrait de la préface de l'auteur).

RACLE. De l'Alcoolisme, par le docteur Racle. Paris, 1860, in-8. . 2 fr. 50

REMAK. Galvanothérapie, ou de l'application du courant galvanique constant au traitement des maladies nerveuses et musculaires par Robert Remak, professeur extraordinaire à la Faculté de médecine de l'université de Berlin. Traduit de l'allemand par le docteur A. Morpain, avec les additions de l'auteur. Paris, 1860. 1 vol. in-8 de 467 pages. . . . . . . 7 fr.

RENOUARD. Lettres philosophiques et historiques sur la Médecine au XIXe siècle, par le docteur P. V. Renouard. *Troisième édition*, corrigée et considérablement augmentée. Paris, 1861. In-8 de 240 p. . . 3 fr. 50

REVEIL. Formulaire raisonné des Médicaments nouveaux et de médications nouvelles, suivi de notions sur l'aérothérapie, l'hydrothérapie, l'électrothérapie, la kinésithérapie et l'hydrologie médicale; par le docteur O. Réveil, pharmacien en chef de l'hôpital des Enfants, professeur agrégé à la Faculté de médecine et l'Ecole de pharmacie. *Deuxième édition*, revue et corrigée. Paris, 1865. 1 vol. in-18 jésus de XII-698 pages avec figures . . . . 6 fr.

— Annuaire pharmaceutique, ou Exposé analytique des travaux de pharmacie, physique, histoire naturelle pharmaceutique, hygiène, toxicologie et pharmacie légale. Première année, 1863. 1 volume in-18, XX-396 pages, avec figures. . . . . 1 fr. 50

Deuxième année, 1864. 1 vol. in-18, XXVI-360 pages avec figures. 1 fr. 50

Troisième année, 1865, 1 volume in-18, XXIV-361 pages avec figures. . . . . 1 fr. 50

REVEIL et PARISEL. Annuaire pharmaceutique, fondé par O. Reveil et Parisel, continué par Parisel. Quatrième année formant la 5e *Année pharmaceutique*. 1866, 1 vol. in-18 avec figures. . . . . . . 1 fr. 50

RIBES. Traité d'Hygiène thérapeutique, ou Application des moyens de l'hygiène au traitement des maladies, par Fr. Ribes, professeur d'hygiène à la Faculté de médecine de Montpellier. Paris, 1860. 1 volume in-8 de 828 pages . . . . 10 fr.

RICORD. Lettres sur la Syphilis adressées à M. le rédacteur en chef de *l'Union médicale*, suivies des discours à l'Académie impériale de médecine sur la syphilisation et la transmission des accidents secondaires, par Ph. Ricord, chirurgien consultant du Dispensaire de salubrité publique, ex-chirurgien de l'hôpital du Midi, avec une Introduction par Am. Latour. *Troisième édition*, revue et corrigée. Paris, 1863. 1 joli volume in-18 jésus de VI-558 pages. . . . . 4 fr.

Ces *Lettres*, par le retentissement qu'elles ont obtenu, par les discussions qu'elles ont soulevées, marquent une époque dans l'histoire des doctrines syphilographiques.

ROBIN. Histoire naturelle des végétaux parasites qui croissent sur l'homme et sur les animaux vivants, par le docteur CH. ROBIN, professeur à la Faculté de médecine de Paris. Paris, 1853. 1 vol. in-8 de 700 pages, accompagné d'un bel atlas de 15 planches, dessinées d'après nature, gravées, en partie coloriées. . . . . 16 fr

—— **Programme du cours d'Histologie**, professé à l'Ecole de médecine pendant les années 1862-63, et 1863-64, par CH. ROBIN, professeur d'histologie à la Faculté de médecine de Paris, membre de l'Académie de médecine. Paris, 1864. 1 volume in-8 de VII-280 pages. . . . . 5 fr

En publiant les notes mêmes qui servent de cadre à chacune des leçons qu'il a professées à la Faculté de médecine et dans ses cours particuliers, M. Robin donne aux élèves, en même temps que le plan d'un traité complet, un résumé de son enseignement et des questions qui leur sont posées aux examens.

Pour un certain nombre de ces leçons, il ne s'est pas contenté d'une simple reproduction de ses notes : pour celles qui traitent des rapports de l'histologie avec les autres branches de l'anatomie, de la physiologie et de la médecine, qui tracent ses divisions principales, qui marquent son but et ses applications, ou qui touchent à quelque sujet difficile, il a ajouté quelques développements.

ROBIN et VERDEIL. Traité de Chimie anatomique et physiologique normale et pathologique, ou des Principes immédiats normaux et morbides qui constituent le corps de l'homme et des mammifères, par CH. ROBIN, docteur en médecine et docteur ès sciences, professeur à la Faculté de médecine de Paris, et F. VERDEIL, docteur en médecine, chef des travaux chimiques à l'Institut agricole, professeur de chimie. Paris, 1853. 3 forts volumes in-8, accompagnés d'un atlas de 45 planches dessinées d'après nature, gravées, en partie coloriées. . . . . . . 36 fr.

Le but de cet ouvrage est de mettre les anatomistes et les médecins à portée de connaître exactement la constitution intime ou moléculaire de la substance organisée en ses trois états fondamentaux, liquide, demi-solide et solide. Son sujet est l'examen, fait au point de vue organique, de chacune des espèces de corps ou principes immédiats qui, par leur union molécule à molécule, constituent cette substance.

Le bel atlas qui accompagne le *Traité de chimie anatomique et physiologique* renferme les figures de 1,200 formes cristallines environ, choisies parmi les plus ordinaires et les plus caractéristiques de toutes celles que les auteurs ont observées. Toutes ont été faites d'après nature, au fur et à mesure de leur préparation. M. Robin a choisi les exemples représentés parmi 1,700 à 1,800 figures que renferme son album; car il a dû négliger celles de même espèce qui ne différaient que par un volume plus petit ou des différences de formes trop peu considérables.

ROQUETTE. Physiologie des vénériens, exposé des phénomènes caractéristiques qui accompagnent et suivent les accidents vénériens, par CH. ROQUETTE, élève du docteur Ricord, etc. Paris, 1865, in-18 jésus de 548 pages. . . . . 5 fr.

ROUBAUD. Traité de l'Impuissance et de la Stérilité chez l'homme et chez la femme, comprenant l'exposition des moyens recommandés pour y remédier; par le Dr FÉLIX ROUBAUD. Paris, 1855. 2 vol. in-8 de 450 p. 10 fr.

ROUSSEL. Traité de la pellagre, de la cachexie pellagreuse et des maladies pellagroïdes ou pseudo-pellagres, par le docteur J. B. TH. ROUSSEL. Ouvrage qui a obtenu le grand prix de médecine à l'Institut de France Paris, 1866. 1 vol. in-8 d'environ 700 pages.

ROUX. De l'Ostéomyélite, et des Amputations secondaires à la suite des coups de feu, d'après des observations recueillies à l'hôpital de la marine de Saint-Mandrier (Toulon, 1859), sur des blessés de l'armée d'Italie, mémoire lu à l'Académie impériale de médecine, par le docteur JULES ROUX, directeur du service de santé de la marine à Toulon, professeur de clinique chirurgicale, membre correspondant de l'Académie impériale de médecine, etc. Paris, 1860. In-4 de 115 p. avec 6 pl. . . . . . 5 fr.

SAINT-GERMAIN (de). Traité de petite Chirurgie, contenant les bandages, pansements, appareils, opérations d'urgence, etc., par le docteur L. A. DE SAINT-GERMAIN, chirurgien des hôpitaux de Paris. Paris, 1866. 1 volume in-18 jésus avec 100 figures.

SAINT-VINCENT. Nouvelle médecine des familles à la ville et à la campagne. Les remèdes sous la main, en attendant le médecin, en attendant le chirurgien, l'art de soigner les malades et les convalescents, à l'usage des curés, des sœurs hospitalières, des dames de charité, et de toutes les personnes bienfaisantes qui se dévouent au soulagement des malades, par le docteur A. C. DE SAINT-VINCENT. Paris, 1866, 1 vol. in-18 jésus de 450 pages avec 134 figures. Cartonné à l'anglaise. . . 3 fr. 50

SALVERTE. Des Sciences occultes, ou Essai sur la magie, les prodiges et les miracles, par EUSÈBE SALVERTE. *Troisième édition*, précédée d'une Introduction par ÉMILE LITTRÉ, de l'Institut. Paris, 1856. 1 vol. in-8 de LXXIV-516 pages, avec 1 portrait. . . . . 7 fr. 50

SAUREL. Traité de Chirurgie navale, par L. SAUREL, chirurgien de la marine, professeur agrégé à la Faculté de médecine de Montpellier, suivi d'un Résumé de leçons sur le **service chirurgical de la flotte,** par le docteur J. ROCHARD, premier chirurgien en chef de la marine. Paris, 1861. In-8 de 600 pages, avec 106 figures. . . . . 8 fr.

SCOUTETTEN. De l'Électricité considérée comme cause principale de l'action des Eaux minérales sur l'organisme, par H. SCOUTETTEN, docteur et professeur en médecine. Paris, 1864. In-8, 420 pages. . . . 6 fr.

SESTIER. De la foudre, de ses formes, de ses effets sur les corps bruts, les végétaux, les animaux et l'homme, des paratonnerres et des autres moyens de préservation, par le docteur SESTIER, professeur agrégé à la Faculté de médecine de Paris, ouvrage mis en ordre, revu et complété par M. MEHU, pharmacien en chef de l'hôpital Necker. Paris, 1866. 2 vol. in-8 de chacun 700 pages.

SICHEL. Iconographie ophthalmologique, ou Description avec figures coloriées des maladies de l'organe de la vue, comprenant l'anatomie pathologique, la pathologie et la thérapeutique médico-chirurgicales, par le docteur J. SICHEL, professeur d'ophthalmologie, médecin-oculiste des maisons d'éducation de la Légion d'honneur. Paris, 1852-1859. Ouvrage complet, 2 vol. grand in-4 dont 1 volume de 840 pages de texte, et 1 volume de 80 planches dessinées d'après nature, gravées et coloriées avec le plus grand soin, accompagnées d'un texte descriptif. . . . . . . 172 fr. 50

Demi-reliure des deux volumes, dos de maroquin, tranche supérieure dorée. . . . . 15 fr.

Cet ouvrage est complet en 23 livraisons, dont 20 composées chacune de 28 pages de texte in-4 et de 4 planches dessinées d'après nature, gravées, imprimées en couleur, retouchées au pinceau, et 30 livraisons (17 bis, 18 bis et 20 bis de texte complémentaires). Prix de chaque livraison. . . . . 7 fr. 50

On peut se procurer séparément les dernières livraisons.

Le texte se compose d'une exposition théorique et pratique de la science, dans laquelle viennent se grouper les observations cliniques, mises en concordance entre elles, et dont l'ensemble formera un *Traité clinique des maladies de l'organe de la vue*, commenté et complété par une nombreuse série de figures.

Les planches sont aussi parfaites qu'il est possible; elles offrent une fidèle image de la nature; partout les formes, les dimensions, les teintes ont été conscencieusement observées; elles présentent la vérité pathologique dans ses nuances les plus fines, dans ses détails les plus minutieux; gravées par des artistes habiles, imprimées en couleur et souvent avec repère, c'est-à-dire avec une double planche, afin de mieux rendre les diverses variétés des injections vasculaires des membranes externes; toutes les planches sont retouchées au pinceau avec le plus grand soin.

L'auteur a voulu qu'avec cet ouvrage le médecin, comparant les figures et la description, puisse reconnaître et guérir la maladie représentée lorsqu'il la rencontrera dans la pratique.

SIMON (LÉON). Des Maladies vénériennes et de leur traitement homœopathique, par le docteur LÉON SIMON fils. Paris, 1860. 1 vol. in-18 jésus, XII-744 pages. . . . . 6 fr.

SYPHILIS VACCINALE (de la) Communications à l'Académie impériale de médecine, par MM. DEPAUL, RICORD, BLOT, JULES GUÉRIN, TROUSSEAU, DEVERGIE, BRIQUET, GIBERT, BOUVIER, BOUSQUET, suivies de mémoires sur la transmission de la syphilis par vaccination animale, par MM A. VIENNOIS (de Lyon), PELLIZARI (de Florence), PALASCIANO (de Naples), PHILLIPEAUX (de Lyon), et AUZIAS-TURENNE. Paris, 1865, in-8 de 392 pages. . . . . 6 fr.

TARDIEU. Dictionnaire d'Hygiène publique et de Salubrité, ou Répertoire de toutes les Questions relatives à la santé publique, considérées dans leurs rapports avec les Subsistances, les Épidémies, les Professions, les Établissements et institutions d'Hygiène et de Salubrité, complété par le texte des Lois, Décrets, Arrêtés, Ordonnances et Instructions qui s'y rattachent; par AMBROISE TARDIEU, doyen et professeur de médecine légale à la Faculté de médecine de Paris, médecin de l'hôpital Lariboisière, membre du Comité consultatif d'hygiène publique. *Deuxième édition*. considérablement augmentée. Paris, 1862. 4 forts vol. grand in-8. (Ouvrage couronné par l'Institut de France.) . . . . 32 fr.

— **Étude médico-légale sur les Attentats aux mœurs**, par A. TARDIEU, professeur de médecine légale à la Faculté de médecine. *Quatrième édition*. Paris, 1862. in-8 de 224 pages, 3 planches grav. . . . 3 fr. 50

— **Étude médico-légale sur l'Avortement**, suivie d'observations et de recherches pour servir à l'histoire médico-légale des grossesses fausses et simulées; par A. TARDIEU. Paris, 1863. In-8. VIII-208 pages. 3 fr. 50

— **Relation médico-légale de l'affaire Couty de la Pommerais**, empoisonnement par la digitaline, par MM. AMBROISE TARDIEU et F. ZACHARIE ROUSSIN, pharmacien major de première classe, professeur agrégé de chimie et de toxicologie à l'École impériale de médecine militaire. Paris, 1864, in-8 de 68 pages. . . . . 1 fr. 50

— **Relation médico-légale de l'affaire Armand** (de Montpellier). Simulation de tentative homicide (commotion cérébrale et strangulation), avec les adhésions de MM. les professeurs G. TOURGES (de Strasbourg), CH. ROUGET (de Montpellier), ÉMILE GROMIER (de Lyon), SIRUS PIRONDI (de Marseille), et JACQUEMET (de Montpellier). Paris, 1864, in-8 de 80 pag. 2 fr.

— **Étude médico-légale sur l'empoisonnement**. Paris, 1866. In-8 de 600 p. avec planches.

— **Étude hygiénique sur la profession de Mouleur en cuivre**, pour servir à l'histoire des professions exposées aux poussières inorganiques. Paris, 1855. In-12. . . . . 1 fr. 25

TARNIER. — De la fièvre puerpérale observée à l'hospice de la Maternité, par le docteur STÉPHANE TARNIER, professeur agrégé à la Faculté de médecine de Paris, chirurgien des Hôpitaux. Paris, 1858, in-8 de 216 pages. . . . . 3 fr. 50

TEMMINCK et LAUGIER. Nouveau Recueil de planches coloriées d'Oiseaux, pour servir de suite et de complément aux planches enluminées de Buffon; par MM. Temminck, directeur du Musée de Leyde, et Meiffren-Laugier, de Paris. Ouvrage complet en 102 livr. Paris, 1822-1838. 5 vol. grand in-folio, avec 600 planches dessinées d'après nature, par Prêtre et Huet, gravées et coloriées. . . . . 1,000 fr.

Le même avec 600 planches grand in-4, figures coloriées. . . . 750 fr.

Demi-reliure, dos en maroquin, des 5 vol. grand in-fol. . . . 90 fr.

Dito des 5 vol. grand in-4. . . . . 60 fr.

Acquéreurs de cette grande et belle publication, l'une des plus importantes et l'un des ouvrages les plus parfaits pour l'étude de l'ornithologie, nous venons offrir le *Nouveau Recueil de planches coloriées d'oiseaux* en souscription en baissant le prix d'un tiers.

Chaque livraison, composée de 6 planches gravées et coloriées avec le plus grand soin, et le texte descriptif correspondant. L'ouvrage est *complet* en 102 livraisons.

Prix de la livraison in-folio, fig. coloriées, (15 fr.) 10 fr.
— gr. in-4, fig. col., (10 fr. 50) 7 fr. 50.

La dernière livraison contient des tables scientifiques et méthodiques. Les personnes qui n'ont point retiré les dernières livraisons pourront se les procurer aux prix indiqués ci-dessus.

TESTE. Manuel pratique de Magnétisme animal. Exposition méthodique des procédés employés pour produire les phénomènes magnétiques et leur application à l'étude et au traitement des maladies. *Quatrième édition*, revue, corrigée et augmentée. Paris, 1853. In-12. . . . . 4 fr.

— **Systématisation pratique de la Matière médicale homœopathique,** par le docteur A. Teste, membre de la Société de médecine homœopathique. Paris, 1853. 1 vol in-8 de 616 pages. . . . . 8 fr.

— **Comment on devient homœopathe.** Paris, 1865, in-18 jésus, 322 pages. . . . . 3 fr. 50

— **Traité homœopathique des maladies aiguës et chroniques des Enfants,** par le docteur A. Teste. *Deuxième édition*, revue, corrigée et augmentée. Paris, 1856. In-18 de 420 pages. . . . . 4 fr. 50

TOPINARD. De l'ataxie locomotrice et en particulier de la maladie appelée ataxie locomotrice progressive, par le docteur Paul Topinard, ancien interne des hôpitaux. *Ouvrage couronné par l'Académie impériale de médecine* (prix Civrieux, 1864). Paris, 1864, in-8 de 576 pages. 8 fr.

TRIPIER. Manuel d'électrothérapie. Exposé pratique et critique des applications médicales et chirurgicales de l'électricité, par le docteur Aug. Tripier. Paris, 1861. 1 vol. in-18 jésus, XII-624 pages, avec 89 figures . . . . 6 fr.

TRIQUET. Traité pratique des Maladies de l'Oreille, par le docteur E. H. Triquet, chirurgien et fondateur du Dispensaire pour les maladies de l'oreille. Paris, 1857. 1 vol. in-8, X-516 pages, avec 26 figures. . . . . 7 fr. 50

Cet ouvrage est la reproduction des leçons que M. Triquet professe chaque année à l'Ecole pratique de médecine. Ces leçons reçoivent chaque jour leur sanction à la Clinique de son dispensaire, en présence des élèves et des jeunes médecins qui désirent se familiariser avec l'étude pratique des maladies de l'oreille.

TROUSSEAU. Clinique médicale de l'Hôtel-Dieu de Paris, par A. Trousseau, professeur de clinique interne à la Faculté de médecine de Paris, médecin de l'Hôtel-Dieu, membre de l'Académie impériale de médecine. *Deuxième édition*, revue et augmentée. Paris, 1865. 3 vol. in-8 de chacun 800 pages. . . . . 30 fr.

Cette seconde édition a reçu des augmentations considérables. Les sujets principaux que j'ai ajoutés à cette édition sont : les névralgies, la paralysie glosso-laryngée, l'aphasie, la rage, la cirrhose, l'ictère grave, le rhumatisme noueux, le rhumatisme cérébral, la chlorose, l'infection purulente, la phlébite utérine, la phlegmatia alba dolens, les phlegmons péri-hystériques, les phlegmons iliaques, les phlegmons périnéphriques, l'hématocèle rétro-utérine, l'ozène, etc., etc. (*Extrait de la préface de l'auteur.*)

On peut toujours se procurer séparément le tome II de la *première édition.* Paris, 1862, in-8, 772 pages. . . . . 10 fr.

TURCK. Méthode pratique de laryngoscopie, par le docteur L. Turck, médecin en chef de l'hôpital général de Vienne. Édition française publiée avec le concours de l'auteur. Paris, 1861. In-8 de 80 pages, avec une planche lithographiée et de 29 figures. . . . . 3 fr. 50

— **Recherches cliniques sur diverses maladies du larynx, de la trachée et du pharynx**, étudiées à l'aide du laryngoscope, par le docteur Ludwig Turck, médecin en chef de l'hôpital général de Vienne (Autriche). Paris, 1862. In-8 de VIII-100 pages. . . . . 2 fr. 50

VALLEIX. Guide du Médecin praticien, ou Résumé général de Pathologie interne et de Thérapeutique appliquées, par le docteur F. L. I. Valleix, médecin de l'hôpital de la Pitié. *Cinquième édition*, revue, augmentée, et contenant le résumé des travaux les plus récents, par P. Lorain, médecin des hôpitaux de Paris, professeur agrégé de la Faculté de médecine. Paris, 1866, 5 beaux volumes grand in-8 de chacun 800 pages. 45 fr.

Tome I. Fièvres, maladies pestilentielles, maladies constitutionnelles, névroses. — Tome II. Maladies des centres nerveux, maladies des voies respiratoires. — Tome III. Maladies des voies circulatoires, maladies des voies digestives. — Tome IV. Maladies des annexes des voies digestives, maladies des voies génito-urinaires. — Tome V. Maladies des femmes, maladies du tissu cellulaire, de l'appareil locomoteur et des organes des sens. Intoxications. Table générale.

VERNOIS. Traité pratique d'Hygiène industrielle et administrative, comprenant l'étude des établissements insalubres, dangereux et incommodes; par le docteur Maxime Vernois, membre de l'Académie impériale de médecine, du Conseil d'hygiène publique et de salubrité de la Seine médecin de l'hôpital Necker. Paris, 1860. 2 forts vol. in-8 de chacun 700 pages. . . . . 16 fr.

— **De la Main des ouvriers et des artisans** au point de vue de l'hygiène et de la médecine légale, par M. Max. Vernois. Paris, 1862. In-8 avec 4 pl. chromo-lithographiées. . . . . 3 fr. 50

VIDAL. Traité de Pathologie externe et de Médecine opératoire, avec des Résumés d'anatomie des tissus et des régions, par A. Vidal (de Cassis), chirurgien de l'hôpital du Midi, professeur agrégé à la Faculté de médecine de Paris, etc. *Cinquième édition*, revue, corrigée, avec des additions et des notes, par le docteur Fano, professeur agrégé de la Faculté de médecine de Paris, ex-prosecteur à la même Faculté. Paris, 1861. 5 vol. in-8 de chacun 850 pages, avec 761 figures. . . . . . . 40 fr.

Le Traité de Pathologie externe de M. Vidal (de Cassis), dès son apparition, a pris rang parmi les livres classiques ; il est devenu entre les mains des élèves un guide pour l'étude, et les maîtres le considèrent comme le *Compendium du chirurgien praticien*, parce qu'à un grand talent d'exposition dans la description des maladies, l'auteur joint une puissante force de logique dans la discussion et dans l'appréciation des méthodes et procédés opératoires. La *cinquième édition* a reçu des augmentations tellement importantes, qu'elle doit être considérée comme un ouvrage neuf; et ce qui ajoute à l'utilité pratique du *Traité de Pathologie externe*, c'est le grand nombre de figures intercalées dans le texte. Ce livre est le seul ouvrage complet où soit représenté l'état actuel de la chirurgie.

VIRCHOW. La pathologie cellulaire basée sur l'étude physiologique et pathologique des tissus, par R. VIRCHOW, professeur d'anatomie pathologique, de pathologie générale et de thérapeutique à la Faculté de Berlin, médecin de la Charité, membre correspondant de l'Institut. Traduit de l'allemand sur la seconde édition, par le docteur P. PICARD, édition revue et corrigée par l'auteur. *Deuxième tirage*. Paris, 1866. 1 vol. in-8 de XXXII-416 pages, avec 144 figures. 8 fr.

VOISIN. De l'Hématocèle rétro-utérine et des Épanchements sanguins non enkystés de la cavité péritonéale du petit bassin, considérés comme accidents de la menstruation; par le docteur AUGUSTE VOISIN, ancien chef de clinique de la Faculté de médecine, médecin de Bicêtre. Paris, 1860. In-8 de 368 pages, avec une planche. . . . . 4 fr. 50

WOILLEZ. Dictionnaire de diagnostic médical, comprenant le diagnostic raisonné de chaque maladie, leurs signes, les méthodes d'exploration et l'étude du diagnostic par organe et par région, par E. J. WOILLEZ, médecin des hôpitaux de Paris. Paris, 1861, in-8 de 932 pages. . . . . 11 fr.

M. Woillez s'est attaché à fournir au jeune praticien un guide écrit à l'aide duquel, en présence d'un système prédominant ou de la constatation du siége principal des phénomènes locaux accusés par le malade, il puisse se servir de ces notions comme d'un fil conducteur pour arriver au diagnostic cherché. S'il traite d'un symptôme, il énumère rapidement les principaux caractères de ce symptôme, ce qu'il appelle encore les éléments du diagnostic; après quoi dans un autre paragraphe intitulé : Introductions diagnostiques, il recherche les conditions diverses dans lesquelles on le rencontre pour remonter définitivement à son origine, autrement dit, à la maladie qui le produit. C'est un livre rempli de faits, destiné à rendre de grands services non-seulement à ceux, qui débutent dans la carrière, comme semble se l'être proposé modestement l'auteur, mais encore à ceux, qui, ayant su, ont oublié et aussi aux médecins qui savent, et qui, au moment donné, pour la pratique ou l'enseignement, ont besoin de trouver résumés dans une discussion succincte les principaux caractères diagnostiques d'une maladie. (Hérard, *Union médicale*, 24 oct. 1863.)

Sous presse pour paraître en 1866 :

ÉLÉMENTS D'HISTOIRE NATURELLE, BOTANIQUE, par DUCHARTRE, professeur à la Faculté des sciences de Paris, membre de l'Institut (Académie des sciences). 1 vol. in-8 avec 500 figures.

LES POISSONS D'EAU DOUCE, histoire naturelle, générale et particulière, mœurs, distribution géographique, pisciculture, etc., par Emile BLANCHARD, membre de l'Institut (Académie des sciences), professeur au Muséum d'histoire naturelle de Paris. 1 vol. grand in-8 de 500 pages avec 100 figures.

PHYSIOLOGIE DES MOUVEMENTS démontrée par l'expérimentation physiologique et par l'observation clinique, par le docteur G. B. DUCHENNE (de Boulogne), lauréat de l'Institut (Académie des sciences) et de l'Académie de médecine. In-8 d'environ 500 pages, avec 80 figures.

TRAITÉ DE LA SYPHILIS CONSTITUTIONNELLE, par le docteur E. LANCEREAUX, chef de clinique de la Faculté de médecine de Paris 1 vol. in-8 de 500 pages, avec figures et planches.

RECHERCHES SUR LES GAZ étudiés au point de vue physiologique, pathologique et thérapeutique, ou Essai de pneumatologie expérimentale et clinique, par DEMARQUAY, chirurgien de la Maison municipale de santé. 1 vol. in-8 d'environ 800 pages avec figures.

BULLETIN BIBLIOGRAPHIQUE
DES SCIENCES
PHYSIQUES, NATURELLES
ET
MÉDICALES

PUBLIÉ

PAR J. B. BAILLIÈRE ET FILS

Notre but est de donner un Catalogue de tous les livres publiés en France et des livres les plus importants publiés à l'étranger sur les sciences physiques, naturelles et médicales, pour l'utilité des savants qui voudront se tenir au courant de tout ce qui paraît dans la spécialité de leurs études, et des libraires, qui trouveront réunis des renseignements souvent difficiles à rassembler.

Nous diviserons notre Bulletin en deux parties :

La PREMIÈRE PARTIE comprendra les publications nouvelles, sous les deux titres de *Livres* et *Publications périodiques*.

Pour les Livres, nous ferons connaître, d'après l'ouvrage lui-même, autant que possible, et quand nous ne le pourrons pas, d'après la Bibliographie de la France ou les Bibliographies étrangères, le titre, le format, le nombre de pages et de planches, le nom de l'éditeur, le prix en francs. Nous dirons où en est la publication des ouvrages par souscription, et à quelle époque elle a commencé. Nous donnerons, sans prix, le titre de quelques extraits des journaux, des mémoires des Sociétés savantes, importants par le nom de leur auteur, ou intéressants par leur sujet, qu'on ne peut trouver dans le commerce, mais que nos indications permettront toujours d'aller chercher dans les collections. Les traductions françaises de livres étrangers rentrent naturellement dans notre cadre ; quant aux traductions étrangères de livres français, nous citerons les plus importantes. Nous espérons ajouter de l'intérêt à notre Recueil, en rappelant quelquefois, à l'occasion d'un livre nouveau, les publications antérieures *du même auteur*, ou les principaux ouvrages qui ont paru précédemment *sur le même sujet*.

Pour les Publications périodiques, nous dirons à quelle époque elles ont commencé, à quelle année, à quel tome elles en sont, quel en est le prix, quels en sont les rédacteurs; et pour quelques-unes des plus importantes, nous indiquerons les principales matières de l'année écoulée.

Dans la SECONDE PARTIE, nous donnerons une liste d'ouvrages anciens ou modernes, publiés en France ou à l'étranger, sur un sujet donné : les épidémies, l'histoire de la médecine, les accouchements, les maladies des femmes et des enfants, la médecine légale, l'anatomie pathologique, par exemple, sans toutefois avoir la prétention de publier une bibliographie complète sur la matière. Ce sera l'indication et la description des livres qui se trouvent dans nos magasins, et dont nous ferons connaître la condition et le prix.

Le *Bulletin bibliographique* paraît tous les trois mois par cahier de 2 à 3 feuilles in-8 (32 à 48 pages). Le prix de l'abonnement annuel est de 5 francs pour toute la France; il varie pour l'étranger, d'après les conventions postales.

SOUS PRESSE POUR PARAITRE EN 1866

CODEX MEDICAMENTARIUS

PHARMACOPÉE FRANÇAISE

PUBLIÉE

par ordre du Gouvernement.

1 volume grand in-8 d'environ 700 pages, cartonné.

Le Codex de 1837 n'étant plus en harmonie avec les progrès de la science, la publication du nouveau Codex remplira une lacune depuis longtemps signalée.

EN DISTRIBUTION

CATALOGUE GÉNÉRAL

DES LIVRES DE MÉDECINE

Chirurgie, Anatomie, Physiologie, Histoire naturelle, Physique, Chimie, Pharmacie, français et étrangers qui se trouvent chez J. B. Baillière et fils. Un volume in-8 de XLVIII-312 pages. . . . . 1 fr.

CATALOGUE GÉNÉRAL

DES LIVRES D'HISTOIRE NATURELLE

Français et étrangers qui se trouvent chez J. B. Baillière et fils. Un vol. in-8 de XVI, 216 pages. . . . . 1 fr.

Histoire naturelle générale, 16 pages.
Géologie, Minéralogie, Paléontologie, 30 pages.
Botanique, 65 pages.
Zoologie, 103 pages

Les Catalogues spéciaux seront envoyés *franco* à toute personne qui en fera la demande par lettre affranchie.

Tous les ouvrages portés dans ce Catalogue seront expédiés par la poste franco, dans les départements et en Algérie, à toute personne qui en aura envoyé le montant en un mandat sur Paris ou en timbres-poste.

PARIS. — IMP. SIMON RAÇON ET COMP., RUE D'ERFURTH, 1.

3

www.ingramcontent.com/pod-product-compliance
Lightning Source LLC
LaVergne TN
LVHW010119230826
846091LV00001BA/91

9782014114317